CLINIQUE

MÉDICO-CHIRURGICALE

DU

PROFESSEUR **LALLEMAND**

PUBLIÉE PAR

HERMANN KAULA,

SON ÉLÈVE PARTICULIER.

Je suivais ses explications avec un vif intérêt, car elles étaient claires, séduisantes
et répondaient d'avance aux objections
LE HACHYCH.

TOME PREMIER.—1re PARTIE.

AFFECTIONS VÉNÉRIENNES. — RÉTRÉCISSEMENS DE L'URÈTHRE.
— AFFECTIONS DE LA PROSTATE.

PARIS,

LABÉ, LIBRAIRE DE LA FACULTÉ DE MÉDECINE,

PLACE DE L'ÉCOLE-DE-MÉDECINE, N° 4.

—

1845.

CLINIQUE

MÉDICO-CHIRURGICALE.

PARIS. IMPRIMERIE DE HAUQUELIN ET BAUTRUCHE,
rue de la Harpe, 90.

CLINIQUE
MÉDICO-CHIRURGICALE

DU

PROFESSEUR LALLEMAND

PUBLIÉE PAR

HERMANN KAULA,

SON ÉLÈVE PARTICULIER.

Je suivais ses explications avec un vif intérêt, car elles étaient claires, séduisantes et répondaient d'avance aux objections.
LE HACHYCH.

TOME PREMIER.— 1re PARTIE.

AFFECTIONS VÉNÉRIENNES. — RÉTRÉCISSEMENS DE L'URÈTHRE. — AFFECTIONS DE LA PROSTATE.

PARIS,

LABÉ, LIBRAIRE DE LA FACULTÉ DE MÉDECINE,

PLACE DE L'ÉCOLE-DE-MÉDECINE, N° 4.

1845.

A

M. F. Lallemand,

PROFESSEUR DE CLINIQUE CHIRURGICALE A LA FACULTÉ DE MÉDECINE DE MONTPELLIER, CHIRURGIEN EN CHEF DE L'HOPITAL CIVIL ET MILITAIRE SAINT-ÉLOI, MEMBRE DE LA LÉGION - D'HONNEUR, MEMBRE CORRESPONDANT DE L'INSTITUT, ETC., ETC.

En m'accordant la faveur de publier vos leçons, vous mettez le comble à toutes vos bontés pour moi; permettez à l'élève de vous exprimer le témoignage de sa reconnaissance, et au jeune homme que vous avez accueilli comme un père, de vous faire connaître les sentimens qui se pressent dans son cœur.

H. Kaula.

A mon Père,

Le Dr Aronssohn,

MÉDECIN CONSULTANT DU ROI,
CHEVALIER DE LA LÉGION-D'HONNEUR, AGRÉGÉ LIBRE
PRÈS LA FACULTÉ DE MÉDECINE DE STRASBOURG, ETC.

PRÉFACE.

Déjà, en 1834, MM. Verdier et Marchal, tous deux élèves particuliers du Professeur Lallemand, avaient entrepris la publication des leçons de clinique de leur maître; mais il ne parut que deux livraisons de ce travail.

J'ai conçu la pensée de compléter l'œuvre qu'ils avaient commencée. Un service riche en malades et en faits remarquables m'a permis, pendant les années 1843 et 1844, de recueillir un grand nombre d'observations; les leçons orales dont elles fournissaient le texte se rattachaient à des sujets du plus haut intérêt, envisagés sous des points de vue tout à fait nouveaux. En outre, ayant été assez heureux pour être admis, comme élève particulier de M. Lallemand, à l'accompagner dans ses visites, à suivre ses consultations dans son cabinet, il m'a été donné d'examiner de près tous les cas qui se présentaient dans une clientelle nombreuse et variée.

La réunion de circonstances aussi favorables a fait naître en moi le désir bien naturel de recueillir ces faits et d'y joindre les réflexions auxquelles ils avaient donné lieu.

Mon savant maître a daigné m'encourager dans mon projet et m'aider dans son exécution. Le champ était vaste, je n'ai pu que glaner.

Les vérités sur lesquelles il ne s'élève plus aucun doute sont du ressort des ouvrages didactiques, dans lesquels l'ensemble de la science doit être passé en revue, sans laisser de lacunes ; aussi, n'ai-je pas cru devoir rapporter les exemples, d'ailleurs bien connus, qui se présentent chaque jour dans les hôpitaux, ni mentionner les méthodes de traitement, les procédés opératoires généralement admis. Je me suis attaché surtout à rassembler les cas insolites, remarquables par des succès difficiles ou par des accidens inattendus, afin de faire connaître de nouveaux points de vue pratiques ou de mettre en garde les praticiens contre des circonstances insidieuses. M. Lallemand ayant toujours cherché à grouper autour des faits particuliers qui se présentaient, tout ce qui pouvait s'y rattacher, il m'a été permis d'offrir des idées générales sur beaucoup de maladies, quoique tous les cas ne se soient pas offerts à mon observation. Quand les exemples ont été nombreux, je n'ai rapporté que les plus saillants, sous le point de vue théorique ou pratique, ou ceux qui ont présenté quelque intérêt par l'inspection cadavérique.

Pour rendre ce travail plus complet, je me suis aidé de publications antérieures ; j'ai puisé aux sources dans lesquelles se trouvent consignés des faits pleins d'intérêt, mais isolés, disséminés, presque perdus pour la science. Tous ces matériaux empruntés sont l'œuvre de studieux élèves du Professeur Lallemand, et se trouvent souvent enfouis dans des recueils périodiques, à titre de compte-rendu de la clinique chirurgicale, dans des mémoires particuliers publiés à différentes époques, etc. Pourquoi ne pas mettre à profit tous ces travaux épars; pourquoi ne pas transcrire des réflexions auxquelles ont donné lieu, de la part du maître, les faits eux-mêmes à l'époque où ils se sont rencontrés?

Je n'ai donné qu'un résumé de quelques-uns de ces travaux, parce que, depuis leur publication, la science est fixée sur les points qui étaient alors en litige, et les discussions dont ils ont été l'objet ne présenteraient plus aujourd'hui le même intérêt.

La collection des thèses de la Faculté de médecine de Montpellier ; les divers journaux de médecine de la même ville ; les deux livraisons de la clinique médico-chirurgicale publiées par MM. Verdier et Marchal ; les ouvrages remarquables de M. le docteur Franc, professeur agrégé à la Faculté de Montpellier ; les mémoires de M. le docteur Bermond, les écrits de MM. les docteurs Verdier, Hubert Rodrigues, etc., m'ont fourni une grande quantité de faits et de considérations théoriques dont je me suis servi ; enfin, les œuvres de M. Lallemand lui-même, ont été la base principale et naturelle de mon travail.

Je dois aussi des remerciements tout particuliers à mon excellent ami Courty, ancien chef de clinique externe à l'Hôtel-Dieu St-Éloi de Montpellier, et à M. Jallaguier, chef interne dans le même hôpital, pour l'extrême obligeance avec laquelle ils ont mis leurs notes à ma disposition.

Si quelque erreur, si quelque inexactitude s'est glissée dans cet ouvrage, c'est sur moi qu'il faut en rejeter la faute. Tous ceux qui ont suivi, dans ses leçons de Clinique, l'élève et le continuateur de Dupuytren savent avec quelle clarté il développait sa pensée, jusqu'à quelle hauteur il s'élevait, avec quelle précision il déduisait les conséquences des faits, et quel immense horizon il embrassait. Quelque défectueux, d'ailleurs, que soit ce travail, quelle que soit la forme sous laquelle je le livre au public, j'ai la conviction qu'au fond, les observations qui s'y trouvent consignées et les idées générales qui s'y rattachent, auront toujours un vif intérêt pour la science et pour les praticiens.

CLINIQUE

MÉDICO-CHIRURGICALE.

CHAPITRE PREMIER.

AFFECTIONS VÉNÉRIENNES.

BLENNORRHAGIES SYPHILITIQUES.

Toutes les causes capables d'irriter la membrane muqueuse de l'urèthre peuvent donner lieu à des uréthrites, dont l'intensité est en rapport avec l'activité de l'agent morbide et avec la susceptibilité des surfaces muqueuses.

Ainsi, de longs voyages en voiture, une équitation forcée, la masturbation, des excès vénériens, l'abus de certaines liqueurs, etc., déterminent souvent une sécrétion exagérée de la membrane muqueuse uréthrale et surtout de ses follicules : dans tous ces cas, l'action de la cause déterminante est trop claire pour qu'il puisse y avoir confusion dans le diagnostic.

Lorsque l'écoulement est survenu à la suite de rapports sexuels, soit pendant la menstruation, soit sous l'influence d'une leucorrhée, ou d'une affection dartreuse vaginale, etc., on pourrait soupçonner l'existence d'un virus contagieux; mais, si les écoulements ne se communiquent pas ultérieurement, la transmission s'arrêtant, il n'existe là qu'une inflammation plus ou moins intense des follicules muqueux de la prostate et de l'urèthre, acompagnée d'une altération et d'un accroissement de leur sécrétion. D'autres fois, une disposition individuelle, la répercussion d'une dartre, la longueur ou l'étroitesse du prépuce, l'accumulation de la matière sébacée entre le prépuce et le gland, etc., peuvent être cause qu'un individu est affecté d'uréthrite, tandis qu'un autre, ayant cohabité avec la même femme, à la même époque, n'éprouve rien de semblable.

Tous ces écoulements doivent être désignés sous le nom de *Blennorrhées* : il faut réserver le nom de *Blennorrhagies* à ceux·qui résultent de l'impression directe d'un virus spécial sur la muqueuse de l'urèthre, virus qui est contagieux, et qui agit toujours de la même manière sur toutes les muqueuses où il est déposé.

Nous ne croyons pas devoir nous arrêter plus longtemps à ces deux espèces d'écoulements, sur lesquels les praticiens sont aujourd'hui parfaitement d'accord.

Mais il arrive que des écoulements contagieux persistent malgré tous les moyens employés pour les combattre, et ne guérissent que par l'administration d'un traitement anti-vénérien ; d'autres fois, ils existent simultanément avec d'autres formes vénériennes, et leur caractère ne saurait être douteux. D'un autre côté, des écoulements qui ne semblent différer en rien des *Blennorrhagies* ordinaires, sont suivis, souvent après un temps plus ou moins long, de symptômes secondaires variés, tout-à-fait semblables à ceux des véroles constitutionnelles, bien qu'il n'ait existé dans le principe ni chancres, ni bubons. Enfin, dans quelques cas, des symptômes de syphilis constitutionnelle, des exostoses, des périostoses, des bubons même, ayant disparu spontané-ment, ont été remplacés par des écoulements abondants, et ceux-ci ont nécessité pour leur guérison un traitement antivé-nérien complet.

Dans tous ces cas, il faut bien admettre une autre cause que celle qui produit un écoulement blennorrhagique ordinaire ; il faut admettre nécessairement l'existence d'un virus syphilitique.

Ces deux principes contagieux diffèrent l'un de l'autre en ce que le virus blennorrhagique n'est pas susceptible de se transmettre par inoculation, n'affecte que les membranes muqueuses, et n'y provoque jamais que des écoulements. Le virus syphilitique, au contraire, est susceptible d'être inoculé, de se transmettre par toutes les voies d'absorption et d'affecter consécutivement tous les tissus de l'économie en y produisant des altérations variées mais *spéciales*, réclamant une médication *spécifique*.

C'est pour ne pas avoir établi cette distinction d'une manière précise qu'on a si longtemps agité la grande question de savoir si toutes les blennorrhagies contagieuses étaient ou non syphilitiques : de là les nombreuses théories imaginées pour expliquer de la même manière deux choses différentes. Un examen attentif de ce qui se passe au dehors aurait pourtant suffi pour résoudre ce problème. Ceux qui se sont occupés de la nature des écoulements blennorrhagiques ont en général été trop exclusifs. Il y a des écoulements blennorrhagiques qui ne peuvent provoquer que des blennorrhagies, et ceux-ci constituent la majeure partie de ces affections ; mais il y a aussi incontestablement des blennorrhagies syphilitiques, comme nous allons le démontrer.

Dans le principe on avait attribué tous les écoulements uréthraux à des ulcérations de la muqueuse du canal ; lorsque, plus tard, les recherches cadavériques vinrent éclairer les conjectures qu'on établissait sur les causes des maladies, l'attention fut aussi portée sur l'état de l'urèthre à la suite de la blennorrhagie. On constata l'absence de ces ulcérations, souvent même chez des individus qui avaient succombé avec des blennorrhagies très-intenses, et on en conclut que, dans cette affection, il n'y a jamais ulcération du canal.

Puis vint Morgagni qui reprit la question. Dans ses nom-

breuses recherches, il reconnut dans l'intérieur de l'urèthre,
à la suite de la blennorrhagie, des brides, des valvules, de
véritables cicatrices, qu'il attribua à l'existence d'anciennes
ulcérations cicatrisées par le rapprochement du centre vers
la circonférence. Le grand anatomiste remarqua aussi la fréquence de ces désordres à la portion prostatique de l'urèthre,
et un certain renversement en arrière des canaux éjaculateurs, dans les cas où la cicatrice s'était développée entre les
orifices de ces canaux et le col de la vessie. D'autres anato-
mistes constatèrent la même chose après lui.

On ne saurait douter de l'existence de ces ulcérations en
tenant compte de ce qu'on observe pendant la vie. Qui n'a
vu, à l'ouverture du gland, ou bien en écartant les lèvres du
méat, une ou deux ulcérations vénériennes isolées, à bords
renversés, taillés à pic, à fond grisâtre, siégeant quelquefois à 12 ou 15 millimètres de profondeur ? Que l'infection
s'étende dans l'intérieur du canal, ou qu'elle soit bornée à
l'ouverture du méat, elle déterminera dans ces points les
mêmes altérations, en même temps qu'elle provoquera un
écoulement plus ou moins abondant.

Ces ulcérations de l'urèthre sont du reste d'un diagnostic
assez facile, même lorsqu'elles sont soustraites à la vue ; elles
sont caractérisées par une douleur vive, lancinante, au moment où l'urine passe sur un point fixe du canal, ce sentiment d'ardeur est comparé par les malades à un coup de canif ; les urines contiennent de petits filaments vermiformes,
ou des stries de sang, quelquefois même des caillots qui
paraissent fournis par la surface altérée ; on a même vu des
hémorrhagies assez abondantes se produire dans des circonstances semblables. Quelquefois, lorsque ces malades veulent
vider leur vessie, la verge se gonfle, entre dans une espèce
d'érection, et le conduit urinaire se resserre d'une manière
assez forte pour arrêter sur-le-champ la miction. Si, d'après
ces accidents, on croit à une coarctation uréthrale, le cathétérisme détermine une douleur extrêmement vive dans un

point fixe du canal, et le contact prolongé de la sonde est insupportable.

Mais, dira-t-on peut-être, ces ulcérations ne sont autre chose que de simples excoriations de la muqueuse uréthrale, puisque, dans certains cas, les écoulements disparaissent par l'usage seul des antiphlogistiques, ou même spontanément, pour peu que l'affection ait revêtu une forme chronique. Il suffit, pour répondre à cette objection, de considérer ce qui se passe à l'extérieur. Tous les praticiens savent que bien des ulcérations vénériennes primitives peuvent se cicatriser sous l'influence d'un traitement antiphlogistique ou seulement émollient, et par quelques soins de propreté. Ce sont même des faits de ce genre qui ont servi d'arguments à quelques novateurs pour soutenir que la syphilis n'est qu'une inflammation ordinaire.

Cependant il n'est pas toujours facile de constater d'une manière précise l'existence d'une ulcération intérieure. Les malades n'ont pas toujours éprouvé tous les symptômes dont nous venons de parler, ou bien ceux-ci se sont dissipés assez promptement pour ne pas fixer l'attention.

Mais il n'est pas nécessaire d'admettre une ulcération du canal pour concevoir la nature syphilitique de ces écoulements. Les chancres, les bubons, les pustules, etc., en un mot, tous les symptômes primitifs ne paraissent eux-mêmes que plusieurs jours après l'infection; ils en sont donc la conséquence et non pas la cause. Les bubons d'*emblée* qui surviennent sans qu'il se manifeste ni chancres, ni écoulements, suffiraient pour le prouver. Pourquoi le virus vénérien, agissant sur la muqueuse de l'urèthre, ne pourrait-il pas, à son tour, y déterminer des écoulements sans ulcération? Pourquoi ces blennorrhagies ne conserveraient-elles pas leur caractère vénérien? C'est ce que montrent, d'ailleurs, les écoulements accompagnés de chancres, sans apparence d'ulcération intérieure. On ne dirige pas alors de traitement spécial contre la blennorrhagie, mais contre les symptômes syphilitiques; cependant l'écoulement disparaît ainsi que ces derniers. Si on avait tiré de tous ces faits les conséquences qui en découlent naturellement, la question serait certainement résolue depuis longtemps.

Quoi qu'il en soit, lorsqu'à la suite de blennorrhagies, des symptômes consécutifs peuvent faire soupçonner une cause vénérienne, les spécifiques sont indiqués, et sous leur influence les accidents ne tardent pas à se dissiper. Il faut être prévenu de ces faits pour ne pas rejeter un traitement anti-vénérien dans ces cas douteux, sous prétexte que le malade n'a jamais présenté d'autres symptômes qu'un écoulement ordinaire.

Quelques exemples saillants éclairciront ces généralités.

Deux soldats se présentent à Saint-Éloi, l'un avec des chancres, l'autre avec une blennorrhagie, qu'ils ont contractés le même jour avec la même femme. Soumis tous deux à l'usage du *sublimé*, ils guérissent rapidement.

Un officier est affecté d'un écoulement qui, pendant trois mois, résiste aux moyens ordinaires : un étudiant de ses amis, auquel il a raconté toutes les circonstances de sa maladie, reconnaît à l'hôpital général de Montpellier la femme qui a causé l'infection ; elle a des chancres au fond du vagin et autour du col utérin, en même temps qu'un écoulement abondant. La blennorrhagie contractée par cet officier est en conséquence regardée comme syphilitique. Les *antivénériens* sont administrés, et le malade guérit promptement.

Lorsque les écoulements sont accompagnés de symptômes vénériens, ou suivis, après leur disparition, de phénomènes syphilitiques consécutifs, la cause qui les a produits ne peut également être douteuse.

Un militaire âgé de 32 ans avait été plusieurs fois affecté de blennorrhagies qui avaient cédé à l'usage des antiphlogistiques, et de chancres qui avaient disparu par des cautérisations. Six années plus tard, à une époque où l'économie était infectée de syphilis, une nouvelle blennorrhagie fut contractée, et céda au baume de copahu ; la cessation de l'écoulement fut suivie d'un *bubon*, qui lui-même se termina par résolution sous l'influence d'évacuations sanguines locales et de quelques frictions mercurielles. Une année après, le malade vint à Saint-Éloi dans l'état suivant : pustules au cuir chevelu, au front, à la poitrine et au dos, dartres à la face, excoriations de la muqueuse buccale, *écoulement uréthral* abondant, verdâtre, remontant à six mois, douleurs obscures dans la région de la prostate, érections douloureuses (*Traitement par les mercuriaux et les sudorifiques*). Au bout de deux mois, l'écoulement avait complétement disparu, en même temps que les symptômes généraux.

Ici encore on ne saurait douter de la nature syphilitique de ces nombreux écoulements.

D'autres fois, après un temps très-long, on voit survenir des affections qui, au premier abord, ne paraissent avoir aucun rapport avec des écoulements contractés antérieurement : on remonte à l'origine du mal, et l'on trouve une blennorrhagie guérie par les moyens ordinaires ; on administre les antivénériens, et le traitement est couronné d'un plein succès.

OBSERVATION 1. Blennorrhagie ; 23 ans plus tard, orchite syphilitique simulant un sarcocèle. — Antivénériens. — Guérison rapide.

Au mois de janvier 1844, un vitrier étant venu remplacer un carreau chez le professeur Lallemand, profita de cette circonstance pour le consulter.

Cet homme fit voir un testicule énorme qui remontait dans l'anneau, et simulait, au premier aspect, un sarcocèle. Il existait en même temps et du même côté une hernie inguinale ancienne, qui aurait compliqué toute opération tentée pour enlever cette tumeur. Celle-ci cependant avait une forme régulière, tandis que dans les dégénérescences cancéreuses des testicules, les parties affectées sont inégales, bosselées.

Le malade avait eu, 23 ans auparavant, un simple écoulement, sans aucun autre symptôme vénérien. Traité par le docteur Chrestien, il avait toujours continué à travailler sans observer aucun régime. Ces renseignements et la forme du testicule engagèrent à regarder le gonflement comme vénérien : d'ailleurs la présence d'une hernie rendait l'opération à pratiquer encore plus grave. M. Lallemand ne crut pas devoir se résoudre à ce parti extrême, avant d'avoir employé d'autres moyens.

Le malade objecta qu'il n'avait ressenti aucun symptôme vénérien depuis 23 ans, que l'affection du testicule s'était développée lentement, etc. Néanmoins, un traitement spécifique fut commencé (*saignée de* 500 *gr.*, 200 *pil. de Sédillot*, 30 *gr. iodure de potassium, sudorifiques à haute dose*); dans l'espace de trois mois, le testicule avait repris sa forme et son volume normal.

Voilà donc un simple écoulement suivi, après 23 ans de santé parfaite, d'une affection très-grave du testicule, qui disparaît rapidement sous l'influence d'un traitement anti-vénérien. Comment douter que cette blennorrhagie ait été syphilitique ?

———

Dans des cas plus rares, des symptômes consécutifs, des périostoses, des pustules, etc., guérissent spontanément, et font place à un écoulement abondant, qui ne cède qu'aux anti-vénériens ; de même qu'on voit quelquefois la disparition d'une affection dartreuse suivie d'une blennorrhée.

En résumé, il y a trois espèces d'écoulements uréthraux :

1° Les *blennorrhées* non contagieuses, résultant d'une irritation ou d'une inflammation accidentelle des follicules muqueux du canal et surtout de la prostate ;

2° Les *blennorrhagies* contagieuses, dues à un virus particulier, dont les effets sont purement locaux ;

5º Les *blennorrhagies syphilitiques*, plus rares que les autres, suivies d'accidents consécutifs de nature vénérienne, ou succédant à d'autres symptômes primitifs.

Ainsi donc on a eu tort d'admettre, d'une manière absolue, que tous les écoulements blennorrhagiques sont syphilitiques, et de rejeter ensuite, d'une manière tout aussi générale, l'existence des blennorrhagies syphilitiques. Le virus vénérien peut agir sur la muqueuse de l'urèthre aussi bien que le virus blennorrhagique.

D'après cela, quand un écoulement se montre rebelle à tous les moyens, même à la cautérisation, il faut le combattre par un traitement *antivénérien*, quand bien même il n'existerait aucune indication spéciale sur laquelle on pût se fonder ; l'absence de symptômes extérieurs ne suffit pas pour rejeter l'idée d'une origine vénérienne. Le diagnostic sera de suite éclairci lorsque des symptômes vénériens existeront simultanément, lorsque d'autres individus auront contracté avec la même femme des chancres, des bubons, etc. Dans les cas où la blennorrhagie aura remplacé des symptômes de syphilis constitutionnelle, on devra s'occuper avant tout de l'infection générale et négliger l'écoulement, à moins que la trop grande intensité de l'inflammation ne réclame d'abord l'emploi des antiphlogistiques.

MODES D'INFECTION SYPHILITIQUE.

La syphilis peut être communiquée de trois manières :

1º *Directement*, d'un individu à un autre. C'est ce qui arrive chaque fois que le virus est introduit dans l'économie par les organes génitaux, par toute autre surface absorbante, la bouche, l'anus, les paupières, etc.; par une piqûre, ou quelque portion de peau dénudée.

2º *Indirectement*, par le contact d'un corps intermédiaire

imprégné de virus, tel qu'un verre, une cuiller, une pipe, etc.

5° *Par transmission héréditaire;* alors le virus n'est plus introduit dans l'économie *saine* par contagion directe ou indirecte; et cependant il manifeste son action d'une manière tout aussi énergique.

Nous allons citer quelques exemples remarquables par la manière dont l'infection a été contractée, ou par le long espace de temps qui s'est écoulé avant que les symptômes vénériens aient fait explosion.

———

OBSERVATION 2. Ophthalmie syphilitique par infection directe.

Pierre Donniez, âgé de 29 ans, plombier, est entré à Saint-Eloi, dans le mois de novembre 1843. Deux mois auparavant, il avait contracté à Barcelonne un écoulement, qui d'abord négligé par lui, fut plus tard soumis à divers modes de traitement. Au mois d'octobre, les phénomènes morbides se sont déclarés aux yeux, après que le malade eût porté à ces parties ses doigts imprégnés de la matière de l'écoulement. A son entrée, on constata des *chancres* sous le prépuce, qui était fort étroit; l'écoulement persistait encore. Les progrès de l'ophthalmie avaient déjà amené une ulcération sur la cornée de l'œil gauche, et une taie sur celle de l'œil droit. (*Séton à la nuque; circoncision; pilules de Sédillot.*)

L'ophthalmie a cédé, en même temps que les chancres du prépuce, au traitement antivénérien.

Cette ophthalmie n'était pas simplement blennorrhagique, comme celles qui sont contractées directement par les doigts chargés de la matière d'un écoulement ordinaire, puisqu'il existait des chancres à l'extérieur du gland. Aussi le traitement antivénérien a-t-il amené la guérison rapide de l'inflammation de l'œil, en même temps que celle des chancres du prépuce.

D'un autre côté, cette ophthalmie était bien différente des ophthalmies syphilitiques constitutionnelles, puisqu'elle avait été transmise directement à l'œil. On comprend alors qu'elle ait offert des caractères différents de ceux qu'on observe dans les ophthalmies syphilitiques consécutives, qu'elle ait suivi une marche plus aiguë, qu'elle ait amené l'altération rapide des cornées; etc.

OBSERVATION 3. Fissure à l'anus. — Trois opérations sans amélioration. — Antivénériens. — Guérison.

Un militaire était atteint d'une fissure à l'anus pour laquelle il avait déjà été opéré deux fois avant son entrée à l'hôpital. M. Lallemand pratiqua une troisième opération, qui resta tout aussi infructueuse que les précédentes.

Le malade interrogé longuement et à plusieurs reprises, assura constamment n'avoir jamais connu de femmes; mais le rectum fut examiné avec plus de soin, et l'on trouva qu'il était le siége d'un écoulement assez abondant.

Des injections avec le *sublimé*, l'introduction de mèches *mercurielles* dans le rectum, et les *antivénériens* à l'intérieur, amenèrent promptement la disparition de l'écoulement et la cicatrisation de la fissure.

Probablement ce malade avait dit vrai quand il affirmait n'avoir jamais connu de femmes, mais il a dû contracter l'affection directement. La fissure n'était pas une simple déchirure du rectum, puisqu'elle a cédé rapidement à un traitement spécifique, après avoir résisté à trois opérations.

Quant aux pustules à l'anus qu'on observe plus fréquemment, ce sont presque toujours des symptômes consécutifs d'une maladie introduite par les organes génitaux; cependant, il s'est présenté des cas où l'infection avait eu lieu directement, par des rapports infâmes, chez des matelots, des militaires, surtout des galériens, etc. Ces exemples sont si connus, leur diagnostic est si facile, que nous n'avons pas cru devoir en rapporter.

OBSERVATION 4. Ulcérations vénériennes à l'ombilic.

Il y a quelques années, M. Lallemand fut consulté par une jeune dame qui avait autour de l'ombilic un suintement mucoso-purulent, dont l'odeur était la même que celle qui s'exhale des ulcérations vénériennes développées entre les orteils ; *des émollients, des bains généraux et locaux*, plus tard *des toniques, des astringents*, n'amenèrent aucun changement avantageux. Frappé de la persistance du mal, M. Lallemand demanda de plus amples renseignements à la malade ; elle avoua qu'elle avait eu des liaisons intimes avec un jeune homme, chez lequel il sut que des symptômes de syphilis s'étaient supprimés spontanément depuis peu. D'un côté, la crainte d'une grossesse, de l'autre, celle de communiquer une affection vénérienne l'avaient rendu circonspect ; mais la liqueur séminale avait été souvent projetée jusque dans le creux de l'ombilic. C'était depuis lors que ce suintement s'était manifesté dans cette partie. (*Lotions avec le sublimé ; antivénériens à l'intérieur.*) Bientôt l'écoulement cessa ; la peau qui le fournissait perdit son aspect muqueux, et se recouvrit d'épiderme.

Puisque la liqueur séminale infectée a pu transmettre la maladie à travers l'épiderme de l'ombilic, à plus forte raison, elle eût agi de même, si elle eût été déposée à la surface d'une membrane muqueuse, comme celle du vagin.

Il est probable aussi qu'une fécondation eût été suivie de syphilis héréditaire, comme nous en rapporterons bientôt des exemples.

Observation 5. Ulcérations vénériennes au scrotum.

Un jeune homme, redoutant une infection vénérienne, avait employé pour s'en préserver un moyen bien connu, et, par surcroît de précautions, il avait doublé le préservatif ordinaire. Aucun symptôme ne se manifesta du côté de la verge, mais il se déclara des pustules vénériennes au scrotum qui n'avait pas pu être protégé pendant l'acte. Elles résistèrent pendant longtemps à tous les moyens, et un traitement antivénérien complet et prolongé fut nécessaire pour les faire disparaître.

Le scrotum est rarement le siége des pustules vénériennes sans autre symptôme, parce que l'infection est plus facile à la surface du prépuce ou du gland ; mais, dans certaines conditions qu'il est facile de concevoir, les symptômes primitifs peuvent ne se montrer qu'au scrotum ; s'ils sont légers, superficiels, ils pourront disparaître comme tous les autres par l'usage de bains répétés, d'un régime doux, etc., et donner lieu plus tard à des symptômes consécutifs dont les malades ignoreront l'origine.

Observation 6. Ulcération à la lèvre supérieure, sans cause connue ; engorgement sous-maxillaire.— Antivénériens. — Guérison.

Un militaire arrive au mois de janvier 1844, avec une ulcération à la lèvre supérieure, et un engorgement considérable des ganglions sous-maxillaires. Il ne se rappelle pas comment il a contracté cette maladie. Cependant la plaie de la lèvre offre un aspect bien caractéristique ; les bords sont durs, renversés, taillés à pic. (200 *pilules de Sédillot ; sudorifiques*) ; après l'administration de 100 pilules, l'ulcère s'était déjà cicatrisé.

Les lèvres sont dans les mêmes conditions d'absorption que

les organes génitaux. L'épiderme de ces parties, extrèmement vasculaires, n'a pas une grande épaisseur ; on comprend donc que l'infection ait lieu facilement par cette voie, et que le malade conserve une complète sécurité, lorsqu'il ne se doute pas qu'il a eu des rapports avec une personne infectée.

Le gonflement des ganglions sous-maxillaires est analogue aux bubons de l'aine, quand l'infection a lieu par les organes génitaux.

OBSERVATION 7. Ulcère à la lèvre d'apparence cancéreuse. — Traitements nombreux. — Guérison par les antivénériens.

Un collégien, âgé de 17 ans, portait depuis dix-huit mois un ulcère à la lèvre, qui fut pris pour un cancer. Tous les traitements employés avaient échoué. M. Lallemand fut consulté ; il crut reconnaître à cette ulcération un caractère syphilitique. Pressé de questions, le jeune homme avoua que, rentrant un soir au collége, il avait été embrassé dans la rue par une fille publique, peu de temps avant l'apparition de l'ulcère à la lèvre ; mais, comme il avait repoussé les caresses de cette fille, il n'y avait pas attaché d'importance, et n'en avait pas fait mention. Un traitement *antivénérien* fut suivi d'une prompte amélioration, et bientôt d'une guérison complète.

Si l'on avait continué à envisager cet ulcère vénérien comme un cancer, il aurait certainement dégénéré d'une manière funeste ; car déjà, irrité par des caustiques et une foule d'autres moyens, il avait fait des progrès considérables.

OBSERVATION 8. Ulcères à la lèvre, d'apparence cancéreuse, chez trois amis infectés séparément et à leur insu par la même femme. — Guérison par les antivénériens.

Il y a environ vingt ans que M. Lallemand fut consulté par

un jeune homme de Montpellier pour un ulcère de la lèvre inférieure, regardé jusqu'alors comme cancéreux, et pour lequel l'excision avait été proposée comme dernière ressource. La plaie, cependant, avait quelque chose de syphilitique qui frappa au premier abord. L'affection durait depuis trois mois, le malade n'avait jamais eu de mal vénérien, il n'avait vu aucune femme suspecte, il ne se rappelait aucun incident qui pût expliquer l'apparition de ces symptômes, bien qu'il eût été remis sur cette voie à plusieurs reprises, par les praticiens qui l'avaient traité; c'est pourquoi il se refusa longtemps au traitement antivénérien que M. Lallemand lui conseilla. Mais les caractères de la syphilis parurent tellement évidents à ce praticien, auquel d'ailleurs des cas semblables s'étaient déjà présentés, qu'un traitement *antivénérien* fut commencé. Au bout de trois semaines l'ulcère fut guéri. Néanmoins la cure fut continuée pendant un temps égal.

A cette époque un autre jeune homme vint trouver M. Lallemand, portant, au même endroit, une plaie qui remontait à peu près à la même date, et offrait le même aspect que chez le premier malade. Même interrogatoire, même réponse, même traitement. Guérison aussi rapide que chez son ami.

Très-peu de temps après, un troisième jeune homme se présenta, envoyé par les deux amis déjà guéris, afin d'être débarrassé comme eux d'une plaie à la lèvre, également d'apparence syphilitique, et jugée cancéreuse à cause de son opiniâtreté et de son mauvais aspect. Les mêmes moyens amenèrent un résultat aussi heureux et aussi prompt.

Mais comment expliquer cette coïncidence si parfaite de cette ulcération chez ces trois jeunes gens, ignorant tous trois comment ils avaient contracté cette maladie? Si l'un d'eux eût été infecté, en buvant dans le même verre, en fumant dans la même pipe, en se servant du même flageolet (l'un d'eux jouait de cet instrument), ils auraient pu s'être communiqué le principe de la contagion.

M. Lallemand en était là de ses conjectures, lorsqu'un jour il rencontra un des trois amis qui sortait d'une maison au moment où il y entrait lui-même. A la vue du docteur qui l'aborde, le jeune homme rougit, se trouble, et, pressé de questions avec l'assurance qu'elles ne sont pas dictées par une vaine curiosité, finit par avouer qu'il vient de visiter une jeune personne qui occupe le deuxième étage de cette maison.

Dès-lors tout le mystère fut dévoilé ; M. Lallemand allait voir dans cette même maison, et à ce même deuxième étage, une malade des Cévennes, qu'il traitait depuis quatre mois d'une syphilis constitutionnelle, accompagnée d'ulcérations à la gorge et à la partie interne des lèvres.

Cette jeune fille, du reste, fraîche et jolie, ignorant sans doute qu'elle pouvait ainsi communiquer la maladie dont elle était atteinte, avait été courtisée par chacun des trois amis séparément ; elle les avait infectés chacun, au même endroit, les croyant à l'abri de tout danger, si elle leur laissait prendre un simple baiser, sans permettre autre chose. Ainsi leur récit était vrai ; il n'y avait pas eu de cohabitation, et, quoique très-liés ensemble, ils ne pouvaient pas se rendre compte de l'existence simultanée et parfaitement identique de leur mal. Ils n'avaient jamais été reçus en même temps par la jeune personne, et son apparence florissante de santé, sa résistance opiniâtre, auraient fait rejeter la moindre supposition d'une affection syphilitique invétérée.

OBSERVATION 9. Éruption tuberculeuse sur tout le corps, apparaissant sans cause connue. — Traitements nombreux sans résultat. — Guérison par les antivénériens.

Un jeune médecin, d'un grand mérite, vit tout à coup, sans cause connue, survenir à la figure des espèces de tubercules d'un aspect bizarre, qui eurent bientôt envahi la peau de tout le corps. Le malade, malgré ses connaissances pratiques, ne reconnut pas la nature des symptômes, pas plus qu'aucun des collègues qu'il avait jusqu'alors consultés.

Après cinq ou six mois de traitements infructueux et variés, les accidents s'aggravant toujours, le malade vint à Montpellier consulter M. Lallemand.

L'aspect de ces croûtes tuberculeuses, leur persistance, leurs envahissements dans certains endroits, malgré la guérison de quelques-unes d'entre elles, les cicatrices qu'elles avaient laissées, et surtout de nombreux exemples de ce genre entraînèrent la conviction de M. Lallemand, malgré les dénégations formelles et constantes du malade, qui ne trouvait dans sa mémoire aucune circonstance propre à justifier chez lui l'hypothèse d'une syphilis constitutionnelle. Un traitement *antivénérien* (*pilules de Sédillot, préparations d'or, sudorifiques à haute dose*) procura, dans l'espace de trois mois, la disparition complète de tous les symptômes, sauf les difformités produites par les cicatrices.

Ce malade n'ignorait pas de quelle importance il était pour sa guérison de pouvoir assigner à l'affection qui le dévorait une cause bien déterminée; il avait entrepris un long voyage pour se remettre aux mains d'un maître dans lequel il avait une entière confiance ; tous les traitements essayés étaient restés impuissants, et cependant il ne trouvait dans sa mémoire aucune circonstance propre à expliquer l'existence d'une syphilis constitutionnelle. Il faut donc admettre que l'infection s'est opérée à son insu, comme dans les cas précédents, et que des symptômes primitifs, légers et superficiels, ont disparu presque aussitôt sans laisser de traces.

Depuis longtemps les praticiens sont obligés d'admettre des bubons *d'emblée*, c'est-à-dire dont l'apparition n'est accompagnée d'aucune ulcération extérieure, d'aucune pus-

I.   2

tule, etc., ou du moins n'est précédée que d'excoriations légères, superficielles, promptement guéries sous l'influence des
moyens adoucissants, ou même de simples soins de propreté.
D'ailleurs les ulcérations à la peau, les pustules, etc., ne surviennent jamais qu'après l'infection; il s'écoule quelquefois
douze ou quinze jours entre l'époque de la contagion et
l'apparition des premiers symptômes; ils en sont donc toujours l'effet et non la cause; on peut donc concevoir qu'ils
manquent parfois complètement, ainsi que les bubons, ou
qu'ils n'ont qu'une existence éphémère, et qu'alors la constitution peut être infectée sans que les malades en aient été
avertis par aucun phénomène extérieur suffisant pour attirer
leur attention.

Ce que nous venons de dire des organes génitaux s'applique
à plus forte raison à la langue, à la bouche, aux lèvres, en un
mot à toutes les parties du corps où l'absorption du virus
peut avoir lieu.

La conséquence pratique à tirer de tous ces faits, c'est que
dans les affections vénériennes, surtout dans les affections
consécutives, constitutionnelles, il faut attacher plus d'importance à l'aspect des symptômes qu'aux antécédents; car les
malades peuvent ignorer complétement comment ils ont été
infectés, lors même qu'ils n'ont aucun intérêt à dissimuler.

Ainsi, quand les symptômes sont bien caractéristiques, il
ne faut pas tenir compte des dénégations des malades, même
lorsque leur bonne foi ne peut être suspectée; on doit agir
d'après les indications qui se présentent, surtout lorsque de
nombreux traitements antérieurs sont restés sans résultats.

OBSERVATION 10. Transmission indirecte de syphilis chez trois enfants.

Dans un régiment du génie en garnison à Montpellier,
trois enfants de troupe avaient été confiés à un sapeur, affecté
de pustules vénériennes à la bouche.

Ces enfants se servirent d'un verre et d'une cuiller dont il avait lui-même fait usage. Tous les trois présentèrent peu de temps après des pustules aux lèvres, qui prirent bientôt un caractère fâcheux, et ne cédèrent qu'à un traitement antivénérien, administré après que des recherches eurent fait reconnaître la cause première de cette affection.

Ce mode de transmission étant bien connu, nous n'en rapporterons pas d'autres exemples.

OBSERVATION 11. Syphilis congéniale; ulcères vénériens aux deux pieds. — Frictions mercurielles. — Guérison.

Une femme entra, en février 1842, à l'hôpital de St-Éloi pour se faire traiter d'une fièvre intermittente; elle présenta en même temps sa fille, âgée de 2 ans, laquelle, depuis six mois environ, portait, sur les parties latérales des deux pieds, des ulcères d'un aspect tout à fait vénérien. Malgré les dénégations constantes de la mère, qui prétendait n'avoir jamais été infectée, l'enfant fut traitée par des frictions *mercurielles*, sous l'influence desquelles les ulcères guérirent promptement.

OBSERVATION 12. Ulcérations syphilitiques chez la mère, envahissant la partie droite de la face et du front. — Ulcération à la fesse chez l'enfant, à l'âge de dix ans.

Au mois de juillet 1844, une femme vint à la Clinique, portant un vaste ulcère, qui avait rongé la partie supérieure gauche de la face depuis l'aile du nez jusqu'à la naissance des cheveux; les surfaces ulcérées étaient rouges, saignantes, couvertes de bourgeons de mauvaise nature, fournissaient une suppuration sanieuse, et présentaient, au premier abord, l'aspect d'un cancer ou d'un lupus. Cependant le commémoratif fit reconnaître l'origine vénérienne de ces désordres; la malade avait été infectée de syphilis à plusieurs reprises, et les traitements administrés avaient été incomplets.

A la suite de douleurs excessives dans la tête, un petit bouton s'était développé à la face; il s'était ulcéré, agrandi, et, peu à peu, avait occupé une surface aussi étendue que la main.

En même temps cette femme fit voir une petite fille âgée de 10 ans, à l'œil vif et intelligent, d'une constitution vigoureuse, qui présentait à la région fessière un vaste ulcère, à bords taillés à pic, à fond grisâtre, ainsi que des ulcérations aux grandes lèvres. Six mois avant, un petit bouton s'était déclaré sur sa fesse; l'enfant incommodée l'avait écorché, et bientôt après le mal avait fait des progrès rapides. Une dartre farineuse à la vulve avait été suivie, à peu près à la même époque, d'un suintement abondant, et d'excoriations promptement transformées en ulcérations bien caractéristiques.

Un examen attentif des parties génitales de la mère, de nombreuses questions adressées à cette femme, des renseignements recueillis sur sa moralité, ne laissèrent aucun doute sur l'existence d'une syphilis congéniale, restée pendant dix années à l'état latent.

La mère fut traitée par les *pilules de Sédillot;* ensuite par l'*iodure de potassium*, un gramme matin et soir, suivi de l'usage des *sudorifiques;* en même temps on appliqua des cataplasmes émollients sur l'ulcération et des sangsues au voisinage. **L'enfant** fut également soumise aux *pilules de Sédillot* et *aux sudorifiques;* en même temps elle fit des injections locales avec une dissolution de *sublimé*.

Quand M. Lallemand céda le service à M. le docteur Franc (Août 1844), ces deux malades avaient déjà ressenti une amélioration très-grande, et les ulcérations manifestaient une tendance bien marquée vers la cicatrisation.

OBSERVATION 13. *Maladie vénérienne reproduite au bout de vingt ans chez la mère, développée chez l'enfant à l'âge de sept ans, traitée sans succès par divers moyens, guérie par l'or divisé et les sudorifiques* (1).

Madame E..., d'une forte constitution, pubère à 11 ans, mariée à 15, eut à 16 un garçon qui a toujours joui d'une bonne santé. Séparée de son mari parce qu'il était libertin, elle s'en rapprocha pendant quelques jours, et, peu de temps après, éprouva de vives douleurs à l'anus, des démangeaisons, etc. Pendant trois mois on lui fit faire des lotions, et prendre des remèdes dont elle ignore la composition ; après quoi elle parut guérie. Quatre ans plus tard, son mari revint se fixer près d'elle, et, jusqu'à sa mort, il ne cessa d'être malade. Elle en eut cependant quatre enfants, dont trois succombèrent à des affections dont la véritable cause paraît ne pas avoir été soupçonnée.

A 40 ans madame E... éprouva des maux de gorge qui augmentèrent sous l'influence des moyens ordinaires, et ne cédèrent qu'à un traitement par le *sublimé* et les *sudorifiques*.

Le quatrième enfant, né fort et bien portant, jouit jusqu'à l'âge de 7 ans d'une bonne santé. Alors il rendit souvent son urine involontairement pendant la nuit, devint pâle et faible; bientôt après, il eut à la plante des pieds plusieurs petites plaies qu'on prit d'abord pour des engelures, et qui ne cédèrent qu'à l'application d'une pommade contenant du *précipité rouge de mercure*.

Depuis cette époque, des accidents de toute espèce, qui tous paraissaient sous la dépendance du vice scrofuleux, firent recourir aux moyens employés contre cette affection. Parmi ces moyens les bains de mer furent toujours suivis de fâcheux effets, tandis que les préparations d'or produisirent une amélioration marquée.

---

(1) Lallemand, *Éphémérides médicales de Montpellier*, t. 5, 1827.

Enfin il survint un gonflement douloureux à l'avant-bras gauche, qu'on attribua à l'étude du piano suivie avec trop de zèle. Les douleurs augmentaient, surtout la nuit. Pendant quatre mois et demi, les traitements les plus variés furent encore employés sans succès ; des symptômes d'inflammation gastro-intestinale, provoqués par l'emploi exagéré d'une foule de médicaments, forcèrent de renoncer à leur emploi.

C'est alors que le jeune E..., âgé de 14 ans, fut conduit par sa mère à M. Lallemand. L'avant-bras gauche avait deux fois le volume du droit, surtout vers le poignet ; il était le siége de vives douleurs. Le petit malade ne pouvait s'en servir pour aucun usage ; les mouvements de pronation et de supination étaient impossibles ; le nez était déformé, enfoncé à la racine, couvert de larges ulcérations qui s'étendaient jusqu'aux paupières ; les yeux étaient très-rouges, chassieux, et très-sensibles à la lumière ; la moitié des paupières du côté gauche était envahie, la voûte du palais perforée dans une grande étendue, la luette presque détruite ; des ulcérations larges et profondes recouvraient les amygdales, le pharynx, les gencives et les parois de la bouche ; une excroissance charnue obstruait entièrement la narine droite ; une suppuration abondante en sortait, ainsi que par la gauche ; la lèvre supérieure commençait à se fendre au-dessous du nez, et l'ulcération semblait vouloir rejoindre celle des gencives.

Après avoir pris connaissance des faits qui précèdent, M. Lallemand ne douta pas que la maladie traitée comme une affection scrofuleuse, ne fût de nature vénérienne, et il ne tarda pas à en avoir la certitude, lorsqu'il vit les ulcères changer d'aspect sous l'influence de lotions faites avec une *solution de sublimé*. Il était urgent, surtout pour les yeux, de s'opposer aux progrès de ces ulcères, et il y avait trop d'excitation pour qu'on osât employer un traitement interne ; aussi, pendant environ quinze jours, on se contenta d'arrêter les progrès du mal par ce *palliatif explorateur ;* mais cela ne suffisait pas : il fallait combattre le virus vénérien à l'intérieur. Plusieurs moyens pouvaient être employés. M. Lallemand ayant remarqué que le malade avait déjà été guéri une fois, dans des circonstances semblables, par l'*or divisé*, crut devoir lui donner la préférence. Seulement il y joignit des boissons *sudorifiques ;* il fit aussi suspendre les lotions avec le *sublimé*, afin de pouvoir juger, par la marche des ulcérations, des effets du traitement sur toute l'économie.

Pendant quinze jours, les frictions furent faites sur la langue avec 5 centigr. d'*or divisé* ; pendant quinze autres, avec 7 centigr. Au bout d'un mois, elles furent faites matin et soir avec 5 centigr. En même temps, le malade prit 30 gram. de *sirop de salsepareille* le matin, puis 45 et 60 gram., et but dans la journée de la *tisane* de *salsepareille ;* mais, pour cette dernière partie du traitement, on fut souvent obligé de consulter la susceptibilité des organes digestifs, et de laisser beaucoup de latitude au malade. Ainsi les sudorifiques ont été souvent suspendus pendant plusieurs jours.

Il serait fastidieux de suivre pas à pas les progrès de la guérison ; nous dirons seulement qu'au bout de six semaines toutes les ulcérations étaient complétement cicatrisées, les yeux avaient recouvré leurs fonctions : le traitement fut cependant encore continué pendant deux mois. A cette époque, l'avant-bras gauche avait à peu près repris son volume naturel et toute la liberté de ses mouvements.

Depuis vingt ans, la guérison ne s'est pas démentie. L'intelligence s'est développée avec le retour de la santé, et ce malheureux enfant, qui paraissait voué à une mort certaine, est devenu un des instituteurs les plus distingués du Midi.

Cette observation n'est pas seulement intéressante sous le point de vue pathologique, elle présente encore des considérations physiologiques importantes. Ainsi, sans parler des nombreuses altérations survenues tour à tour chez cet enfant, et traitées sans succès par une foule de moyens, nous voyons chez la mère le virus vénérien, combattu par des applications locales et des modificateurs généraux, complétement assoupi pendant vingt ans, faire explosion à l'époque de la cessation des règles. D'autre part, trois enfants ont déjà été enlevés par des maladies dont la véritable cause n'a pas été reconnue; un quatrième, né bien portant, ne commence à ressentir les premières atteintes de l'affection qu'à l'âge de sept ans, sous la forme de prétendues engelures, qui cèdent à l'application d'un topique *mercuriel* pour reparaître plus tard.

Voilà donc une syphilis qui se reproduit chez la mère vingt années après avoir cédé à un traitement antivénérien; qui se montre successivement, sans être reconnue, chez quatre enfants, et qui, chez le dernier, ne se déclare qu'à l'âge de sept ans, quoique les parents ne présentent aucun signe extérieur de maladie vénérienne.

Ainsi, l'infection de l'enfant est de beaucoup postérieure à la guérison apparente de la mère, et précède de longtemps la rechute éprouvée par elle. L'enfant n'a pu être contagionné pendant l'accouchement; il faut donc admettre que le traitement de la mère n'avait pas été radical. Enfin, que l'enfant ait été infecté par le père ou par la mère, atteints d'une affection constitutionnelle, il est bien remarquable que ceux-ci n'en présentaient aucun symptôme apparent lors de la conception.

OBSERVATION 14. Syphilis congéniale mortelle chez trois enfants, guérie chez un quatrième par les antivénériens, après avoir été transmise à deux nourrices, etc. (1).

Le comte de C... contracta, dans la campagne d'Iéna, une maladie vénérienne caractérisée par des ulcérations situées sur le gland. Il la traita en faisant la guerre, et cessa de s'en

------

(1) Lallemand, *Journal universel des sciences médicales*, 1826.

occuper dès que les chancres furent guéris. Deux ou trois ans après il se maria; un chirurgien consulté ne jugea pas convenable de prescrire un nouveau traitement, aucun signe extérieur, aucun dérangement dans la santé ne faisant soupçonner l'existence d'une affection constitutionnelle.

Mais, six mois après son mariage, M. de C... remarqua quelques excoriations autour du gland, et cessa de cohabiter avec son épouse. Peu de temps après, ces excoriations ayant pris un caractère syphilitique non équivoque, on lui fit subir un traitement antivénérien avec le *sublimé*, des *tisanes sudorifiques*, etc. A peu près à la même époque, madame de C... éprouva dans les organes de la génération une vive irritation, puis de la douleur, accompagnée d'une chaleur insupportable et d'un écoulement ichoreux, qu'elle supporta longtemps sans oser se plaindre. On feignit d'attribuer les accidents qu'elle ressentait à sa grossesse, et sous ce prétexte, on lui fit prendre diverses *préparations mercurielles* en ayant seulement le soin d'en déguiser la nature.

Les incommodités disparurent ; l'époque des couches approchait ; le traitement, qui, d'ailleurs n'était pas très-bien supporté, ne fut pas poussé plus loin.

Les couches furent heureuses, l'enfant gros et gras jouit d'une bonne santé jusqu'au quatrième mois. Alors il maigrit, son corps se couvrit de pustules, et il mourut dans le marasme deux ou trois mois après.

Dans le même temps, la santé de la mère s'altéra, elle perdit son embonpoint ; des boutons survinrent à la figure, des ulcérations parurent à la gorge ; un nouveau traitement antivénérien était nécessaire ; on fit connaître à madame de C. sa situation ; elle se soumit, et exécuta ponctuellement tout ce qui lui fut prescrit (*frictions mercurielles, sublimé en dissolution, tisane et sirop sudorifiques*). Il survint plusieurs fois de la salivation, les cheveux tombèrent, la maigreur devint extrême. D'après ces effets, le traitement fut discontinué au bout de trois mois.

Peu de temps après, madame de C... accoucha à terme et sans accident. Ce second enfant dépérit vers le cinquième mois, et mourut bientôt après couvert de taches et d'éruptions cutanées. Prescription à madame de C... d'un troisième traitement *mercuriel*, dans lequel on insista davantage sur les *sudorifiques* et surtout sur le *rob de Laffecteur;* mêmes dérangements dans la santé que lors du second traitement.

Un an plus tard, un troisième enfant subit le sort des deux autres. Après plusieurs consultations, on s'arrêta à l'idée que la mère était guérie, et l'on attribua au père l'infection à laquelle ces trois enfants avaient succombé : il subit en conséquence un traitement très-long et très-compliqué.

Madame de C... devint enceinte quelques mois plus tard pour la quatrième fois, et accoucha à terme. A l'âge de quatre ou cinq mois, la peau de l'enfant, jusqu'alors bien portant, se couvrit de taches de couleur lie de vin, accompagnées d'engorgement et de dureté, qu'on regarda d'abord comme scorbutiques. Mais bientôt il survint des pustules à l'anus, le sein gauche de la nourrice s'excoria.

M. Lallemand fut consulté à cette époque; l'enfant avait sept mois, il était maigre, faible, décoloré, sa peau était flasque et sa figure ridée; il était évidemment miné par une vérole constitutionnelle, puisqu'il avait infecté sa nourrice.

On garantit le sein droit, avec lequel l'allaitement fut continué, en recommandant à la nourrice de ne pas laisser trop longtemps la bouche de l'enfant en contact avec le mamelon, et de laver celui-ci immédiatement après avec une solution de sublimé (80 *centig. pour* 500 *gram. d'eau*), de le laver encore avec du lait avant de le rendre à l'enfant, pour faire disparaître la saveur désagréable que laissait le sublimé sur la peau, saveur qui avait produit du dégoût le premier jour. Le sein gauche fut bientôt guéri par les mêmes lotions et le *céral mercuriel;* en même temps, on administra à la nourrice 30 *frictions mercurielles,* 300 *pilules de Sédillot, une fort, décoction de salsepareille et le sirop sudorifique à haute dose.*

A la suite de ce traitement tous les symptômes extérieurs disparurent chez l'enfant.

Une nouvelle nourrice lui fut donnée à cette époque : environ trois mois après, de nouvelles pustules revinrent à l'anus, d'autres se manifestèrent sur la langue ; les commissures des lèvres s'ulcérèrent ; les mêmes précautions, qui avaient garanti de la contagion le sein droit de la première nourrice, furent prescrites à la seconde.

Quant à l'enfant, il fut traité par les bains de sublimé (*depuis* 2 *gram. jusqu'à* 8 *gram. dans* 5 *kilogr. d'eau*), dans lesquels on ajouta cinq ou six cuillerées d'alcool pour les rendre toniques et favoriser la dissolution du sublimé. Après le sixième bain, les fissures des lèvres se cicatrisèrent. La nourrice ayant alors négligé les précautions indiquées, vit, deux ou trois jours après, une ulcération se manifester autour du mamelon.

L'enfant avait pris une vingtaine de bains de sublimé, leurs effets s'étaient ralentis à mesure que la peau avait guéri : leur usage fut discontinué ; les forces s'étaient développées sous l'influence de ces moyens, le petit malade était devenu assez robuste pour pouvoir être sevré. Il faut aussi dire qu'on fit subir à cette seconde nourrice un traitement anti-vénérien dont l'enfant profita pendant les deux derniers mois de l'allaitement.

Bien que l'état sanitaire de cet enfant parût complet, un traitement interne était indispensable pour le débarrasser des restes d'une affection constitutionnelle aussi profondément enracinée. En conséquence, dès qu'il put manger, on lui fit prendre à l'intérieur du *mercure doux ;* on varia les excipients suivant les caprices que le dégoût faisait naître ; des aphthes mercuriels se manifestèrent plusieurs fois à la bouche, il survint du dévoiement, des symptômes spasmodiques, etc. Cependant, au bout de trois mois, la cure était achevée, et, depuis lors, la nutrition est devenue si active, qu'on a été obligé, durant plusieurs années, de soumettre cet enfant à un régime sévère. Depuis plus de vingt ans, cette guérison ne s'est pas un instant démentie.

Mais revenons à la mère : une cinquième grossesse s'étant déclarée, il fallait songer à la santé du nouvel être qu'elle portait dans son sein ; d'un autre côté, sa vue s'affaiblissait considérablement ; elle perdait ses cheveux, son embonpoint, ses couleurs. Ces symptômes, attribués par plusieurs médecins à l'état puerpéral, parurent à M. Lallemand l'indice d'une constitution encore imprégnée du virus vénérien. Pour soustraire cet enfant au sort des autres, il était urgent de traiter la mère pendant sa grossesse ; mais restait à choisir le mode de traitement ; les *pilules de Sédillot* essayées déterminèrent des coliques, qui firent craindre un avortement ; le *sublimé* donné ensuite fatigua l'estomac ; on renonça donc entièrement au *mercure ;* d'autant plus que, dans les traitements précédents, il avait été administré sous toutes les formes et en quantité considérable.

Le *muriate d'or*, malgré les préventions qui, à cette époque, s'élevaient contre lui, fut donné d'abord à la dose de 3 milligr., puis successivement jusqu'à 6 milligr. Pendant son usage, il ne survint d'autre changement remarquable dans la santé qu'une excitation générale, une augmentation d'activité dans toutes les fonctions, et de la constipation. L'amaurose diminua peu à peu ; les cheveux devinrent aussi épais qu'auparavant, les joues reprirent le plus vif incarnat, et l'embonpoint augmenta progressivement.

L'accouchement survint : il fut facile et régulier. Le traitement fut suspendu pendant quinze jours, après lesquels on fit encore prendre 15 centigr. de *muriate d'or*, suivant les doses précédentes, ce qui fit en tout 35 centigr.

Le dernier enfant, nourri par la mère, jouit d'une bonne santé. Seulement il eut pendant longtemps une éruption à la peau, attribuée par les parents à un reste de maladie vénérienne, mais regardée par M. Lallemand comme une suite de l'excitation générale produite chez la mère par les préparations d'or. En effet, ces dartres, dont la figure était le siége principal, disparurent par les seuls émollients. Peu à peu, la peau se nettoya, une constipation opiniâtre céda. La guérison fut complète en quelques mois et s'est constamment maintenue depuis.

Trois ans après, madame de C... a mis au monde un garçon très-bien portant, qui n'a jamais offert la moindre éruption cutanée. Une fille, qui est encore venue augmenter sa famille, a toujours joui d'une santé parfaite.

Ainsi, cette syphilis invétérée avait été déracinée entièrement chez la mère. Après dix ans de chagrins dévorés dans le silence, cette malheureuse mère était délivrée d'un fléau qui semblait devoir empoisonner le reste de ses jours et faire le malheur des êtres qui lui étaient les plus chers.

Cependant, il nous reste encore à parler dans cette observation, déjà bien longue, des accidents consécutifs survenus chez les deux nourrices. On a vu précédemment que la première de ces deux femmes avait été soumise à un long traitement *mercuriel*. De retour chez elle, elle négligea de se soigner, fut prise d'une salivation abondante, et peu de temps après eut un enfant maigre et chétif, qui ne vécut que quelques jours, et qui, d'après les rapports, présentait tous les caractères des enfants infectés de syphilis congéniale. Cependant la mère jouissait des apparences de la plus belle santé; elle ne présentait nulle part aucun symptôme de maladie vénérienne; elle venait de subir un traitement spécifique complet. Au bout de quinze mois, cette femme accoucha d'un second enfant, qui, trois mois après sa naissance, dépérit, eut des taches brunes à la peau et des pustules à l'anus. Madame de C., qui écrivait tous ces détails à M. Lallemand, ajoutait que ces symptômes étaient exactement ceux qu'elle avait observés chez ses enfants.

Bien que cette femme parût fraîche, bien qu'elle n'eût

jamais rien communiqué à son mari avec lequel elle n'avait cessé de cohabiter, il était évident que le principe vénérien n'était pas détruit ; en conséquence, d'après les heureux effets obtenus par le *muriate d'or* chez madame de C., on fit subir à la nourrice un traitement tout à fait semblable. Il ne survint aucun accident pendant sa durée ; on ne remarqua presque pas de changement dans la santé, et l'enfant mis au monde un mois après ce traitement, n'a jamais offert la moindre trace d'affection vénérienne.

Enfin la seconde nourrice avait aussi présenté une ulcération, communiquée par la bouche de l'enfant ; un *traitement mercuriel* énergique lui fut administré ; l'influence qu'il avait produit sur la constitution de la malade permettait de croire que chez elle le virus avait été complétement détruit. Cependant, six mois après, cette femme éprouva des démangeaisons et de la chaleur dans les organes de la génération ; elle s'aperçut d'un écoulement assez abondant qui tachait sa chemise en jaune verdâtre. Trois ans plus tard, M. Lallemand la revit et trouva sur la grande lèvre gauche une pustule humide, d'environ 4 centim. d'étendue en longueur, sur près de 2 centim. de large, et saillante de plus de 1 millim. ; d'autres plus petites occupaient le pourtour du vagin et de l'anus ; ces pustules étaient certainement vénériennes, et cependant jamais le mari de cette femme n'avait eu la moindre excoriation, le moindre écoulement. Un traitement par le *muriate d'or*, en tout semblable à celui qui avait été administré à la première nourrice, procura la disparition rapide de ces symptômes, qui ne se reproduisirent jamais.

Le rapprochement de ces observations présente un tableau remarquable par la ressemblance qu'offrent, chez ces différents individus, les principaux phénomènes de la maladie.

On voit le virus vénérien, incomplétement détruit chez M. de C. par un traitement superficiel, rester latent dans l'économie pendant plusieurs années, se réveiller, pour ainsi dire, après quelques mois de mariage, et se montrer sur les organes les plus excités. Communiquée alors à son épouse, combattue de nouveau par un traitement incomplet, passant ensuite aux enfants, puis à leurs nourrices, la maladie est altérée sans doute par plusieurs traitements mercuriels énergiques; mais elle ne cède définitivement qu'aux préparations d'or. Ainsi, le virus vénérien ne peut plus être détruit par de nouveaux traitements mercuriels, auxquels il semble s'accoutumer de plus en plus; mais il en est profondément modifié, puisqu'il perd ses propriétés contagieuses chez les nourrices, dont les enfants meurent, cependant, de syphilis congéniale. Il est bien remarquable, en effet, que les maris de ces deux nourrices n'aient jamais rien éprouvé, quoique l'une d'elles ait eu, pendant deux ans, de nombreuses pustules à l'entrée du vagin.

OBSERVATION 15. Écoulement par le rectum; rougeur à la marge de l'anus, jusqu'à l'âge de sept ans. — Traitements variés sans succès. — Antivénériens. — Guérison.

Henri L..., âgé de sept ans, présentait depuis son enfance une rougeur à la marge de l'anus, ainsi qu'un suintement ichoreux, qui s'exaspérait d'une manière intermittente. Un examen attentif n'avait jamais fait constater la présence de vers intestinaux dans les matières fécales; jamais on n'avait reconnu de fissure à l'anus. La constitution chétive et délicate de l'enfant n'avait éprouvé aucune amélioration de l'emploi des anthelmintiques, des anti-scrofuleux, des bains sulfureux, etc., tour à tour administrés par les divers praticiens auxquels l'enfant avait été soumis.

Le père avait eu une jeunesse orageuse; il avait, peu de temps auparavant, été obligé de suivre un traitement spécifique pour des exostoses accompagnées de douleurs ostéocopes; cependant, la mère n'avait jamais présenté de traces d'infection vénérienne. On pensa que l'enfant était sous l'influence d'une affection congéniale; on essaya en conséquence des bains de *sublimé ;* les heureux effets qu'ils produisirent rapidement engagèrent à prescrire un traitement *antivénérien* à l'intérieur. Dès-lors, cette affection si rebelle disparut promptement.

Cet enfant est aujourd'hui âgé de douze ans; grand, vigoureux, il ne ressent plus aucune incommodité du côté du rectum ; sa constitution, jusqu'alors chétive, s'est développée, et sa vue auparavant très-faible est devenue excellente.

Il faut bien admettre que cette affection était syphilitique, puisqu'elle a cédé promptement et complétement aux *antivénériens* après avoir résisté, pendant 7 ans, à tous les traitements. Elle n'a pas été communiquée par la mère, puisque celle-ci n'en a jamais présenté la moindre apparence. Le père seul peut donc avoir transmis à l'enfant le germe de cette syphilis *congéniale*, avec les premiers éléments de la vie, ce qui suffirait pour prouver que la fécondation ne consiste pas seulement dans une excitation vitale de l'ovule.

OBSERVATION 16. Éruption cutanée; leucorrhée abondante à l'âge de la puberté. — Antivénériens. — Guérison.

Une jeune fille de dix-huit ans, eut, avant l'époque de la puberté, des éphélides qui s'étendirent sur toute la surface de la peau. Une sœur, un peu plus âgée, avait eu, à la même époque, des maux de gorge en même temps qu'une leucorrhée abondante. Le père dans sa jeunesse avait mené une existence orageuse, il avait contracté plusieurs affections vénériennes dont il ne restait plus de traces, la mère n'avait jamais été infectée. Un traitement *antivénérien* fut administré aux deux sœurs, et tous les accidents disparurent promptement; ce qui confirma l'opinion qu'on s'était faite sur leur nature.

La syphilis qu'on observe chez les enfants peut donc leur avoir été communiquée de diverses manières : ainsi, lorsque la mère est infectée sur la fin de sa grossesse, il peut arriver que l'enfant ne contracte la maladie que pendant l'accouchement, lors du passage ; dans ce cas, les symptômes se manifestent de préférence sur les parties en contact avec les surfaces malades chez la mère, et alors ils paraissent peu de temps après l'accouchement. Ces exemples sont trop fréquents pour que nous ayons cru devoir en rapporter.

Si la mère a été contaminée, soit avant sa grossesse, soit au début, elle peut ne pas présenter de symptômes locaux au moment de l'accouchement, et cependant donner le jour à un enfant infecté. Il n'y a plus alors transmission du virus syphilitique par contact direct ; elle arrive au fœtus par les matériaux de nutrition qu'il reçoit de sa mère : l'affection est alors constitutionnelle dès le début, et se manifeste à des époques plus ou moins éloignées de la grossesse. La mère peut avoir été traitée plus ou moins régulièrement ; les symptômes locaux ont disparu chez elle ; cependant, l'enfant présente plus tard les caractères d'une affection constitutionnelle. Mais ce n'est plus, comme dans l'infection directe, sur les parties en contact avec les organes génitaux de la mère que se montrent les traces de la maladie ; c'est sur des parties soustraites au contact du vagin ; ces ulcérations se manifestent le plus souvent sur une membrane muqueuse, ou sur les portions de peau qui se continuent avec elle, à la marge de l'anus, au scrotum, aux lèvres, sous les aisselles, etc.

Quoique la mère ait été à l'abri de symptômes consécutifs, quoiqu'elle ait été radicalement guérie, le traitement peut avoir été commencé trop tard pour guérir le fœtus, chez lequel, à un âge quelquefois assez avancé, on voit survenir des symptômes constitutionnels. Il ne faut donc pas, à cause de l'état de santé de la mère, se refuser à admettre l'existence d'une syphilis chez l'enfant.

Enfin, mais ces cas sont plus rares (obs. 15), des affections vénériennes consécutives ont paru chez l'enfant sans avoir été précédées d'aucun symptôme syphilitique chez la mère ;

le père alors doit être regardé comme ayant transmis directement l'infection, sans atteindre la mère. Ces symptômes consécutifs sont généralement très-superficiels, peu alarmants ; ils se bornent à des affections cutanées légères, à des maux de gorge, à une injection du globe oculaire, etc. Cependant ils réclament un traitement antivénérien.

Cette dernière catégorie prouve aussi que la liqueur séminale agit d'une manière matérielle dans l'acte de la fécondation, et n'arrive pas seulement à l'ovule pour y produire une simple excitation, comme celle du fluide électrique, mais encore que le mâle contribue pour une part importante dans la composition du fœtus, puisqu'il peut procréer des enfants qui plus tard seront infectés sans que la mère l'ait été.

FORMES CONSÉCUTIVES DES AFFECTIONS VÉNÉRIENNES.

OBSERVATION 17. Chancre sous le prépuce. — Indocilité du malade qui jette ses médicaments. — Pustules sur toute la surface du corps. — Traitements nombreux, prolongés. — Guérison.

Michel Peyre, soldat au troisième régiment du génie, entra à l'hôpital, le 4 mars 1845, avec un chancre sous le prépuce. La peau voisine était indurée, d'apparence squirrheuse ; la matière sébacée sécrétée par le gland s'accumulait dans cet espace ; d'autre part, la sanie fournie par l'ulcération y séjournait en contact avec le gland. L'excision du prépuce parut nécessaire ; mais le malade s'y refusa, prétendant qu'il pouvait tenir ces parties dans un état suffisant de propreté. On lui donna des *pilules de Sédillot*. Après qu'il en eut pris 50, le chancre, sur lequel on appliquait aussi de l'onguent *mercuriel*, était cicatrisé. Le traitement fut néanmoins continué jusqu'à 140 pilules. A cette époque, de larges pustules s'étaient développées sur tout le corps, même à la face ; la douleur était excessive ; la peau avait une teinte jaune ictérique ; la maigreur allait toujours en augmentant :

on crut devoir changer la médication. L'*iodure de potassium*
remplaça les pilules de Sédillot. Au bout d'un mois, on recourut aux préparations d'or (*Muriate d'or en solution ; oxyde
d'or en frictions sur la langue*). Le dépérissement continua
malgré l'emploi de tous ces moyens ; la teinte cadavérique
du malade, sa faiblesse extrême, l'abondance de la suppuration, l'odeur fétide que répandaient les croûtes pustuleuses,
tout faisait présumer une fin prochaine. Il fut alors évacué
du service des vénériens dans une salle de blessés. Quand
on l'eut changé de lit, on trouva un grand nombre de pilules
cachés dans sa paillasse : cette découverte expliqua aussitôt
la persistance de la maladie et sa gravité.

Cependant on ne pouvait pas abandonner ce malheureux à
sa triste position. Le spréparations *iodurées* et *aurifères* n'a-
vaient été d'aucune utilité ; les croûtes s'étendaient et s'épais-
sissaient de plus en plus ; leur surface saignait continuellement on songea à revenir au mercure. Les voies digestives
étant trop faibles pour qu'il pût être administré à l'intérieur,
on le donna en bains, avec d'autant plus de confiance que la
peau était le siége principal de l'affection. On choisit le *sublimé*, et on porta progressivement la dose de 4 à 16
gram. par bain. Ils furent alternés avec des bains de son, afin
de calmer l'irritation générale ; en même temps le malade
fut mis à un régime doux et restaurant. Sous l'influence de ces
moyens, la figure s'est promptement dépouillée, les ulcères
se sont détergés, et les nombreuses plaies des jambes et des
cuisses ont manifesté une tendance vers la cicatrisation.

Le nombre des bains, prescrits à diverses reprises, s'est
élevé à 100 ; dans les intervalles, après quelques jours de
repos, on compléta chaque fois l'action du mercure par celle
des préparations d'or. Vers le mois de novembre 1843, on
revint à l'*iodure de potassium*. Enfin, les médicaments fa-
tiguant le malade, toute espèce de traitement fut suspendu ;
on se contenta de panser les plaies avec de l'*onguent mercuriel*, et, depuis le mois de janvier 1844 jusqu'au mois de

juin de la même année, on ne fit usage que de cérat simple. Peu à peu, la figure s'est débarrassée ; les vastes ulcères aux jambes, aux trochanters, à la région lombaire, etc., se sont fermés, et, six mois après la cessation de tout traitement, Peyre a été envoyé aux bains de mer pour consolider sa guérison.

L'indocilité du malade doit être considérée comme la cause des accidents consécutifs terribles qui se sont présentés. Pour éviter de semblables mécomptes, depuis cette époque, M. Lallemand est revenu définitivement à un parti qu'il avait déjà pris ; et il a substitué, d'une manière générale, dans le quartier des vénériens, la *liqueur de Van-Swieten* aux pilules mercurielles. Bien que la première préparation ait des inconvénients, elle offre cependant cet avantage, inappréciable dans les hôpitaux, de pouvoir forcer les malades à prendre le médicament en présence de l'infirmier.

Des cas de ce genre ne sont malheureusement pas très-rares, surtout dans les hôpitaux, en raison de ce préjugé, que le mercure reste dans les tissus et y produit les effets les plus délétères, dont l'économie se ressent toujours. Aussi, dès que les premiers symptômes ont disparu, les malades se hâtent-ils de suspendre leur traitement : ils jettent leurs pilules, ou les enfouissent dans leur paillasse, etc. L'exemple de Peyre provoqua, dans le service des vénériens, de nouvelles recherches, qui amenèrent de semblables découvertes en assez grand nombre. Les surveillants affirmaient cependant avoir vu ces malades avaler leurs pilules ; mais ceux-ci les cachaient dans quelque partie de la bouche, avalaient la tisane, et, dès qu'on ne les observait plus, ils les rejetaient. Pour empêcher des faits de ce genre de se reproduire, il faudrait, de la part des agents subalternes, une surveillance extrêmement minutieuse, et de tous les instants.

On conçoit aussi combien grande doit être l'irrégularité des recherches statistiques sur cette méthode de traitement, et avec quelle circonspection il faut admettre les conclusions tirées des chiffres, sur la fréquence des récidives à la suite des traitements mercuriels, qu'on regarde comme complets d'après la quantité des médicaments indiqués sur les cahiers de visite.

Cette fraude, d'ailleurs, est aussi provoquée par certaines théories nouvelles, par quelques-uns de ces moyens annoncés sur toutes les murailles, qui inspirent à tort une répugnance invincible pour les mercuriaux ; les cas de récidive, suite de ces idées erronées, deviennent plus fréquents, et semblent confirmer ces théories : c'est un cercle vicieux dans lequel tournent les malades, qui en sont victimes, et ce cercle tend à se perpétuer, à s'accroître, si on ne remonte pas minutieusement à la cause première de ces récidives, c'est-à-dire à l'insuffisance du traitement spécifique, par une cause ou par une autre. Toutefois, les malades ne sont pas toujours coupables : souvent le traitement est suspendu trop tôt, par l'ordre même du médecin. Mais, sagement manié, et convenablement administré, le mercure n'expose pas à plus de dangers que d'autres substances thérapeutiques qu'on prescrit journellement.

<hr>

OBSERVATION 18. Syphilis constitutionnelle reparaissant après des traitements incomplets. Mort.

Un infirmier militaire, âgé d'une quarantaine d'années, entra à l'hôpital Saint-Éloi dans le courant d'avril 1841. Six années avant il avait contracté un écoulement qu'il traits durant 40 jours avec la *potion de Chopart* sans aucun succès. Au bout de six mois, la blennorrhagie persistant toujours, coït impur, à la suite duquel il survint deux bubons qu'on se contenta d'ouvrir et de couvrir de cataplasmes émollients ; ils guérirent. Deux années après, éruptions squameuses aux reins, à la tête, à la jambe droite, concurremment avec un large chancre sur le prépuce, lequel persista pendant onze mois. Le malade, d'un tempérament très-ardent, vit des femmes; de nouveaux bubons apparurent et suppurèrent : on les ouvrit. Des applications d'eau blanche et de vin aromatique furent inutiles. La cicatrisation n'eut lieu qu'après un an et demi, et au moyen de cautérisations répétées avec le nitrate d'argent. A cette époque, on lui donna des *pilules mercurielles* qu'il jetait, ainsi que les *sudorifiques*.

Quand ce militaire arriva à Saint-Éloi, deux larges ulcérations avaient envahi la région iléo-fémorale externe; leur origine remontait à dix-huit mois.

Tour à tour traité par MM. les professeurs Lallemand et Serres, le malade prit pendant quatre mois la *solution de muriate d'or*, des bains de *sublimé*, des bains *aromatiques*; le traitement *arabique* employé, paraissait réussir, mais il ne put être supporté plus de vingt jours; on fut obligé de se contenter de panser les plaies avec de l'onguent mercuriel. Épuisé par une suppuration abondante, ce malheureux succomba dans le marasme le plus profond, huit mois après son arrivée à l'hôpital.

On pourrait croire que les affections vénériennes ne sont plus susceptibles d'amener la mort; cependant, comme on vient de le voir, quand elles sont négligées ou mal traitées, elles produisent encore des effets aussi graves qu'autrefois.

OBSERVATION 19. *Affections vénériennes ; altération léproïde de la peau, particulièrement à la face.*

Aürich, tisserand, de Mahon, âgé de 42 ans, ayant eu à plusieurs reprises des chancres et des blennorrhagies qu'il a négligés, est entré à l'hôpital St-Éloi le 5 juillet 1843.

Sa figure, ses jambes, ses mains étaient horriblement déformées par un engorgement d'aspect *éléphantiasique*, qui durait depuis cinq ans ; ses pieds., ses jambes, d'un volume et d'une raideur extraordinaires, offraient une peau toute parsemée de tubercules durs, d'une couleur sombre, bronzée, recouverte de squames nombreuses. Aux mains et aux doigts, surtout aux jointures articulaires, on remarquait des nodosités osseuses semblables à des *exostoses*. La maladie avait le plus d'extension à la face, autour du nez, au-dessus des sourcils, aux oreilles dont les lobules avaient acquis des dimensions énormes ; la voix était très-rauque. Quant aux organes génitaux ; on trouva le prépuce hypertrophié, durci, portant des cicatrices de chancres à la couronne du gland (*Circoncision, saignées ; pilules de Sédillot ; sudorifiques*). Après qu'il eut pris 250 pilules, un mieux notable s'était déjà déclaré. Alors on songea aux préparations d'or (30 *centig. de muriate d'or en solution* ; 20 *centig. d'oxyde d'or en frictions sur la langue*). Enfin, après six mois, Aurich a quitté l'hopital, sinon guéri, du moins dans un état général beaucoup plus satisfaisant ; les jambes, les pieds, étaient devenus minces, secs et flexibles, les engorgements des mains et des doigts avaient disparu ; les mouvements de ces parties étaient faciles ; et son visage, plus régulier, n'offrait plus un aspect hideux.

La manière dont s'opéra la résolution de ces tubercules cutanés est très-remarquable. On voyait paraître tantôt sur l'un, tantôt sur l'autre, une petite ulcération qui en occupait le sommet ; celle-ci se recouvrait d'une croûte, qui, au bout de quelques jours, était remplacée par une petite cicatrice rétractile ; la petite tumeur se trouvait ainsi déprimée, et la peau voisine tirée vers la cicatrice.

Quelques auteurs ont avancé que la syphilis avait succédé à la lèpre. En effet, il est remarquable que dans les premiers temps de son apparition, la maladie vénérienne affectait violemment la surface cutanée. En même temps, des soins d'hygiène publique bien entendus, l'établissement de léproseries nombreuses, empêchaient la lèpre d'étendre ses ravages. Dans cette observation, on a pu voir une affection syphilitique consécutive, de l'aspect léproïde le plus hideux, rapidement améliorée par l'emploi des antivénériens, malgré son effrayante gravité.

OBSERVATION 20. Altération profonde de la face et du cuir chevelu.— Antivénériens. — Guérison.

X., tambour, âgé de 52 ans, fortement constitué, d'un tempérament sanguin, vint à l'hôpital dans les premiers jours du mois de décembre 1843. La peau de la face, du front surtout, des oreilles et d'une partie du cuir chevelu, était rouge, tuberculeuse, et présentait l'aspect d'un large *lupus* qui aurait envahi ces parties : l'apparition de ces désordres remontait à six mois : en même temps la muqueuse du pharynx était engorgée, et présentait une injection extraordinaire ; la voix avait une raucité très-forte. Le malade avait eu plusieurs chancres, et des blennorrhagies nombreuses (*Saignée de 500 gram., répétée ensuite trois fois à 8 ou 12 jours d'intervalle ; 240 pilules de Sédillot. — Plus tard 30 cuillerées de liqueur de Van-Swieten, 2 chaque jour*).

Par l'emploi de ces moyens, peu à peu la raucité de la voix a disparu, la peau est devenue moins rouge, une desquamation s'est opérée, les parties ont repris leur aspect naturel, et dans les premiers jours du mois de février 1844 le malade est sorti guéri.

Ce fait présente beaucoup d'analogie avec le précédent, seulement l'affection n'était pas si ancienne, et n'occupait pas toute la surface du corps ; aussi a-t-on pu faire disparaître complétement tous les symptômes par le seul emploi des mercuriaux.

Observation 21. Blennorrhagie chronique ; Ulcérations autour de l'ongle du gros orteil. — Antivénériens ; — Guérison (1).

V… pêcheur, éprouva pendant longtemps des douleurs au pourtour de l'ongle du gros orteil gauche, qui était devenu dur, enflé, violet ; une suppuration abondante se manifesta bientôt dans cette partie, et le malade entra à l'hôtel-Dieu-St-Eloi, le 12 janvier 1854. Des cautérisations répétées avec le *nitrate de mercure* furent pratiquées autour de l'ongle, sur la partie qui était le siége d'une suppuration abondante et de végétations charnues.

Aucune amélioration n'était encore survenue, lorsque le 24 janvier, le malade parla pour la première fois d'une blennorrhagie qui avait précédé de longtemps la maladie du gros orteil (*Saignée au bras, sangsues au périnée, tisane de graine de lin*). Les douleurs occasionnées par l'émission des urines se calmèrent ; on continua le traitement antiphlo-gistique et émollient et les cautérisations du pourtour de l'ongle.

14 février. Aucun changement favorable n'ayant encore lieu du côté de l'orteil ou de l'urèthre, on mit le malade à l'usage des *pilules de Sédillot*.

4 mars. Guérison de l'orteil et de la blennorrhagie.

D'après le résultat on voit que l'ulcération du pourtour de l'ongle et la blennorrhagie dépendaient d'une cause véné-rienne. La première affection est assez fréquente pour que nous n'en rapportions pas d'autres exemples, et nous avons parlé ailleurs des blennorrhagies syphilitiques.

Les ulcérations du pourtour de l'ongle sont souvent scro-

---

(1) Verdier et Marchal, *Clinique médico-chirurgicale* du professeur Lallemand, Avril 1834.

fuleuses et s'accompagnent du gonflement de l'extrémité du doigt ; dans ces cas la cautérisation des surfaces malades avec *le nitrate acide de mercure* ou avec *le fer rouge* constitue le moyen le plus efficace. Mais quand la cause première de ces désordres est syphilitique, ce qu'il est souvent difficile de distinguer au simple aspect des parties, la cautérisation ne produit aucun effet avantageux.

Cependant, on peut être mis sur la voie par l'existence simultanée d'autres symptômes de vérole constitutionnelle, tels que des pustules, des exostoses, etc. ; ou, comme dans le cas précédent, par la coïncidence d'un écoulement réfractaire. La difficulté du diagnostic augmente, si le malade présente tous les attributs des tempéraments scrofuleux sans symptômes de syphilis constitutionnelle ; alors l'inefficacité des moyens employés, les antécédents, etc., pourront seuls déterminer le choix du traitement.

OBSERVATION 22. Ulcérations d'apparence scrofuleuse environnant l'articulation du poignet ; pustules à la peau ; taches cuivreuses. — Antivénériens. — Guérison.

Le sujet de cette observation présentait des ulcérations scrofuleuses, d'un aspect trompeur, qui environnaient l'articulation du poignet ; les parties étaient engorgées, les mouvements impossibles, le tempérament très-lymphatique. De petites pustules et des taches cuivreuses répandues en grand nombre à la surface du corps, firent reconnaître l'origine vénérienne de ces ulcérations ; le malade fut soumis à un traitement *mercuriel* ; mais à la fin on lui donna des préparations d'*or*, eu égard à la disposition scrofuleuse de la constitution. Il quitta l'hôpital entièrement rétabli.

OBSERVATION 23. Constitution srofuleuse. — Ulcère au bras gauche;
douleurs ostéocopes nocturnes.—Antivénériens.—Guérison.

Au mois de novembre 1843 est entré à l'hôpital, pour
un gonflement au bras gauche accompagné de douleurs
nocturnes, un jeune homme, d'une constitution scrofuleuse
très-prononcée : la partie malade avait doublé de volume ;
une suppuration abondante s'écoulait par une fistule au niveau de l'attache du deltoïde. Les antiscrofuleux avaient
déjà été administrés sans aucune amélioration.

D'après le récit du malade, il avait contracté, deux années
auparavant, des chancres qu'il traita par des frictions mercurielles, discontinuées aussitôt après la disparition des
symptômes. 250 *pilules de Sédillot et les sudorifiques* suivis
de quelques bains locaux de *sublimé*, et des *préparations d'or*,
rendirent au membre son volume et ses fonctions normales ;
en même temps les douleurs disparurent.

———

OBSERVATION 24. Syphilis traitée plusieurs fois sans succès. — Ulcère à
l'aine ; symptômes très-compliqués, délire, paralysie, etc. ; mort le
15ᵉ jour.—Périostose, carie du crâne ; méningite ; encéphalite, etc. (1).

Evillard, matelot, âgé de 24 ans, petit, grêle, vif, ayant
un bubon, subit, pendant un an, divers *traitements antivénériens*, dans un des hôpitaux de Toulon, sans pouvoir
guérir complétement. Quand il entra, le 5 février 1832,
à l'hôpital Saint-Eloi, il portait au-dessus de l'aine gauche
une plaie irrégulière de 60 millimètres environ de diamètre
dans tous les sens, dont le centre était cicatrisé dans plusieurs
points, tandis que les bords découpés, rouges, renversés,
fongueux, fournissaient une suppuration aqueuse et gri-

———

(1) *Recherches anatomico-pathologiques sur l'encéphale et ses dépendances*, par F. Lallemand. Lettre 7, nᵒ 1.

sâtre. Les yeux avaient quelque chose de vague et d'insolite ; les réponses du malade étaient décousues, il semblait faire de grands efforts de mémoire pour mettre de la suite dans le récit de son histoire. Les bords décollés de la plaie furent excisés ; douleur assez vive dans la journée.

Quelques jours après (8 février), le sang se porta vers la tête avec impétuosité, la face devint violette, il se manifesta du délire, de la fatigue, de la faiblesse dans les membres ; le malade ne put plus s'en servir ; ils retombaient quand on les abandonnait à leur propre poids ; la langue devint rouge, sèche, râpeuse ; la plaie de l'aine, d'un rouge vif, ne laissait pas apercevoir la moindre trace de suppuration ; le pouls était fréquent, la constipation opiniâtre, l'abdomen très-sensible ; des douleurs vives se manifestèrent dans les membres, surtout du côté droit et en particulier à l'épaule ; un gonflement œdémateux de la paupière supérieure droite, accompagné de rougeur et étendu jusqu'à la joue, se joignit à tous ces accidents, et le malade succomba le 24 février, quinzième jour de l'invasion.

A l'autopsie on rencontra les désordres suivants :

Tête. Dans la paupière supérieure droite, abcès formé par du pus de couleur jaune verdâtre ; tissu cellulaire environnant infiltré de liquide semblable, jusqu'au milieu de la joue ; cavité orbitaire dépouillée de périoste dans sa moitié externe ; os correspondants immergés de pus, rudes, inégaux, détruits plus ou moins profondément ; au niveau du tiers externe de la suture fronto-pariétale, tumeur du volume d'une petite noix, contenant un pus jaune verdâtre, épais, filant, en contact avec l'os frontal et le pariétal, dépouillés de périoste, imprégnés de pus et rugueux à leur surface. A l'intérieur du crâne, au niveau de cette inflammation du périoste, la dure-mère est ramollie, jaunâtre, séparée de l'os par une couche mince de pus, semblable à celui qui existait à l'extérieur du crâne. On observe la même couleur entre les deux os, dans le tissu fibro-cartilagineux qui remplit la suture. La face cérébrale de la dure-mère est tapissée aussi par une matière purulente semblable, pour la couleur et pour la consistance, aux abcès extérieurs ; à mesure qu'on enlève la dure-mère, on voit, entre le feuillet arachnoïdien qui la tapisse et celui qui recouvre le cerveau, une couche très-mince de liquide purulent, visqueux, qui s'allonge en longs filaments avant de se rompre. Sous l'altération de la dure-mère, on trouve la substance cérébrale également ramollie et de la même couleur, jaune verdâtre. A la partie inférieure du lobe postérieur de chaque hémisphère, abcès de la capacité d'une petite noix, remplis d'un pus jaune verdâtre ; au-dessus du ventricule gauche, troisième abcès, deux fois plus grand que les précédents et plein d'un liquide semblable.

Cervelet sain.

La dure-mère qui tapisse la fosse antérieure droite de la base du crâne est molle, jaunâtre, séparée des os par une couche de pus, et s'enlèvea vec la plus grande facilité. L'os frontal sous-jacent est imprégné de pus et rugueux à sa surface, comme la partie du même os qui forme le côté externe de la voûte orbitaire. . . . .

L'altération de l'aine, la tumeur gommeuse du front, l'aspect rugueux et vermoulu des os du crâne, tout annonce chez ce malade l'action du virus vénérien, malgré les nombreux traitements qu'il dit avoir subis. Il paraît que l'inflammation s'est étendue du périoste à la dure-mère, à travers les sutures ; car le tissu fibro-cartilagineux qui remplit l'intervalle des os, soit au front, soit au côté externe de l'orbite, était en suppuration, et l'altération avait fait plus de progrès à l'extérieur qu'à l'intérieur du crâne. De la dure-mère, l'inflammation s'est facilement propagée à l'arachnoïde et au cerveau. A partir de cette époque, la maladie a suivi une marche aiguë ; de nombreuses complications sont venues s'y joindre, parce que la constitution était

profondément détériorée, et la mort est survenue promptement, par la même raison.

Quand les symptômes syphilitiques ont leur siége à l'extérieur, on peut en soupçonner l'origine, à certains caractères
distinctifs bien connus des praticiens; mais quand il s'agit de
parties soustraites à la vue, quand tous les symptômes dépendent de la lésion d'un organe tel que le cerveau, alors il n'y
a plus rien qui indique la nature de l'affection; on ne peut
plus se rattacher qu'aux antécédents, ou bien aux phénomènes morbides concomitants.

OBSERVATION 25. Syphilis constitutionnelle ; destruction des os propres du
nez; carie du frontal; trajet fistuleux. — Antivénériens. — Guérison.

Au mois de janvier 1844, un charretier âgé de 26 ans,
d'une constitution robuste, d'un tempérament lymphatique,
se présente à Saint-Éloi avec les désordres suivants : injection, bouffissure de la face, déformation caractéristique du
nez, rougeur luisante de la peau du front; en même temps
ulcère rongeant du frontal, à l'angle interne de l'œil du côté
gauche, trajet fistuleux fournissant une suppuration abondante, ophthalmie très-intense du même côté, ulcération
et perforation de la voûte palatine, rougeur de l'arrière
gorge, tuméfaction des amygdales, raucité de la voix, exostose à la face interne de l'humérus gauche. Le malade montre
plusieurs fragments osseux qu'on reconnaît appartenir au
vomer, aux palatins, à l'ethmoïde, et qui sont sortis par le nez.

Il y a deux ans cet homme a contracté des chancres et
deux bubons, qui ont été guéris incomplétement; depuis six
mois les symptômes consécutifs ont commencé à se manifester
et sont arrivés rapidement au degré de gravité qui vient
d'être exposé (*Saignée de 500 gram., 200 pil. de Sédillot,
30 gramm. iodure de potassium, sudorifiques à haute dose*).

Dans les premiers jours du mois de mars le malade sort
de l'hôpital complétement rétabli. Il conserve seulement les

traces des destructions qui s'étaient déjà produites lors de son arrivée.

Les maladies des os dues à une cause vénérienne ont un cachet particulier bien reconnu par Dupuytren. Elles tiennent de la carie et de la nécrose.

Les os sont perforés, vermoulus, comme dans la carie; mais ils ne sont pas mous et ne se laissent pas pénétrer par un stylet explorateur; on les trouve durs, comme éburnés : lorsque des portions s'en détachent, comme dans la nécrose, c'est qu'elles ont été cernées par la destruction des parties voisines; mais alors les portions ainsi détachées ne laissent pas voir, comme cela s'observe après la séparation des lames osseuses nécrosées, les parties sous-jacentes couvertes de bourgeons charnus qui annoncent un travail de réparation. Les os, mis ainsi à découvert, sont eux-mêmes rongés et perforés comme dans la carie, avec cette différence, qu'ils sont durs et éburnés comme tout le reste.

On ne saurait donc confondre les altérations des os produites par la syphilis avec la carie ou la nécrose, quoiqu'elles aient avec l'une et l'autre de grandes analogies.

Nous n'avons pas rapporté d'exemples d'exostose, d'ostéite, de périostose, de tumeur gommeuse, etc., parce que ces altérations sont très-fréquentes et bien connues. Tous les praticiens savent aussi que les douleurs caractéristiques dont elles s'accompagnent s'exaspèrent la nuit, et particulièrement aux heures qui précèdent le jour.

Quant aux affections qui des os du crâne s'étendent jusqu'à l'encéphale, elles commencent ordinairement par la surface externe, et pénètrent peu à peu jusqu'à la dure-mère; d'autres fois elles commencent par la table interne, et ne se font jour que très tard à l'extérieur.

Dans ces cas insidieux, l'inflammation peut s'étendre facilement de la dure-mère aux méninges, et même au cerveau, en produisant des symptômes d'encéphalite et de méningite qui ne diffèrent pas de ceux qu'on observe dans les cas ordinaires. On conçoit qu'alors, s'il n'existe aucun autre indice de syphilis, il est impossible de soupçonner de prime abord la cause première de l'inflammation.

Quand la suppuration, accumulée entre la dure-mère et la table interne, peut se faire jour à travers les perforations qui se produisent dans les os, un abcès se manifeste à l'extérieur; alors la compression éprouvée par le cerveau, et par suite, le coma, la paralysie, etc., diminuent. Si l'on ouvre ces abcès sous-cutanés, on est surpris de trouver, au-dessous du foyer, l'os profondément altéré; on est tenté de croire à une carie ordinaire, mais l'introduction d'un stylet fait bientôt reconnaître que la surface rugueuse du crâne est non-seulement plus dure que dans la carie, mais encore présente une consistance éburnée. Cette circonstance seule suffirait pour déceler une origine vénérienne et motiver l'administration d'un traitement spécifique, avec quelque espoir de succès, lorsque l'arachnoïde et le cerveau n'ont pas encore été envahis.

De quelque manière que l'affection du crâne ait débuté, elle peut s'étendre plus ou moins loin, affecter des points plus ou moins nombreux, qui viennent se joindre plus tard en partant de différentes directions; quelquefois même la voûte crânienne est envahie en totalité, sans causer immédiatement la mort, pourvu toutefois que l'affection ne dépasse pas la dure-mère et que la suppuration s'écoule librement au-dehors par des ouvertures fistuleuses.

Ainsi, nous avons vu, dans le cabinet du professeur Lallemand, une voûte crânienne entièrement perforée de toute part comme un vaste écumoire. Le sujet auquel elle avait appartenu avait présenté, pendant de longues années, de nombreuses fistules dont la véritable cause n'avait pas été reconnue. Cependant les antécédents du malade et les altérations des os ne permettaient pas de douter de l'origine syphilitique de ces nom-

breux trajets fistuleux. Cet homme était mort d'une encéphalite. Il avait donc résisté jusqu'à ce que le cerveau eût
été lui-même affecté. Cet exemple prouve jusqu'à quel point
les altérations bornées à l'extérieur de l'encéphale peuvent
être supportées. Peut-être, chez ce malade, l'affection eût-
elle été enrayée, si dès le principe on avait reconnu sa véritable cause.

OBSERVATION 26. Tumeur syphilitique à la lèvre. — Antiphlogistiques ;
antivénériens. — Guérison (1).

Joseph Rossetti, voltigeur suisse, vigoureux, né de parents sains, entre à l'hôtel-dieu Saint-Éloi le 2 février 1827.
Le bord libre de la lèvre inférieure du malade est surmonté
d'une tumeur indolente, du volume d'un très-gros pois,
assez dure, très-chaude, d'une couleur rouge cuivré, recouverte à son sommet d'une croûte noirâtre. Les ganglions lymphatiques du cou sont engorgés et de la grosseur
d'une noisette. Cette tumeur avait été produite par la réunion de deux petits boutons qui avaient paru deux mois auparavant, s'étaient rapprochés, confondus et recouverts
d'une croûte qui, enlevée à plusieurs reprises, s'était reproduite, en augmentant d'étendue.

La *pommade mercurielle* et les *sudorifiques* avaient été
mis en usage à Nîmes, quoique le malade assurât n'avoir
jamais eu d'affection vénérienne, et qu'il n'eût ressenti
aucun des symptômes qui en caractérisent les divers degrés.
Sous l'influence de ces moyens, et par l'application de cataplasmes au cou, les ganglions de cette partie diminuèrent
beaucoup de volume, mais la tumeur ne changea pas.

(1) Observations recueillies à la clinique de M. le professeur Lallemand
pendant les années 1826, 1827, par M. Boyer, chef de clinique externe,
aujourd'hui professeur à la faculté de médecine de Strasbourg. Ephém.
médicales de Montpellier, 1827.

Les antiphlogistiques (*saignées*, *sangsues*, *bains*, *cataplasmes*) furent mis en usage afin d'enlever ce qu'il pouvait y avoir d'inflammatoire dans la formation de la tumeur, et de chercher à en obtenir la résolution. Dès les premiers jours, changement remarquable dans l'état des parties; la tumeur s'affaisse et diminue de volume; mais depuis le 16 février elle reste dans le même état. Bientôt après elle reprend un accroissement rapide; Rossetti est alors soumis à un traitement *anti-vénérien*, quoiqu'il persiste à nier la possibilité d'une infection syphilitique. Au bout de quinze jours la tumeur offrait déjà une teinte vermeille bien prononcée; depuis, son volume diminua chaque jour, et, après deux mois, elle avait complétement disparu.

Cette affection était constitutionnelle et présentait des caractères bien différents de ceux qu'on observe dans les cas d'infection directe de ces parties, à la suite de baisers impurs, etc. (Obs. 7, 8, 9). Il existait en outre un état inflammatoire assez intense pour exiger l'emploi des antiphlogistiques.

———

OBSERVATION 27, Ulcération vénérienne, d'aspect cancéreux, occupant la lèvre supérieure. — Traitements antiphlogistiques et antivénériens. — Guérison (1).

Malhiouta, matelot marseillais, âgé de 52 ans, contracta vers l'âge de 18 ans une gonorrhée pour laquelle on lui fit suivre à l'hôpital de Marseille, pendant quatre mois, un traitement par les *tisanes sudorifiques* et les *pilules mercurielles;* tout avait disparu; plein de force et de santé, il continuait ses courses maritimes, lorsque, huit ans après, il lui survint

———

(1) Observations cliniques, suivies de quelques réflexions générales sur les affections cancéreuses, par F. Maréchal de Metz. Thèses de Montpellier; 1821.

une éruption générale de boutons rouges et plats, qui, prise pour la gale et traitée en conséquence, disparut en huit jours. Quatre ans plus tard, il eut une angine inflammatoire, qui fut dissipée promptement par des *gargarismes résolutifs*. Immédiatement après, il se forma à la partie antérieure droite de la lèvre supérieure une petite ulcération entourée d'un cercle rougeâtre. Comme on la croyait de nature scorbutique, on conseilla des applications de tabac mâché; l'ulcération néanmoins resta stationnaire pendant trois mois; alors elle fit des progrès rapides et eut bientôt envahi toute la lèvre supérieure.

En septembre 1819, le malade entra à l'hôpital de Marseille où l'affection fut jugée cancéreuse; on appliqua des emplâtres dont il ignore la composition et les propriétés; lui-même, sans consulter personne, toucha plusieurs fois son ulcère avec *du vitriol*, dans l'espoir de détruire le mal et d'accélérer la guérison; n'éprouvant aucune amélioration, il se rendit à Montpellier, et entra à Saint-Éloi au mois d'avril 1820. La lèvre supérieure ulcérée dans toute son étendue, depuis son bord adhérent jusqu'à son bord libre et d'une commissure à l'autre, présente à sa partie moyenne une perte de substance assez considérable; la surface ulcérée est couverte de granulations et de petites végétations inégales, parsemées de parties d'une teinte jaunâtre, et d'autres points d'une couleur noirâtre; les bords épais et renversés en dehors, les douleurs vives, brûlantes, souvent même lancinantes, donnent au premier abord l'idée d'un cancer.

Cependant, comme les antécédents semblaient indiquer que cette altération pouvait tenir au virus syphilitique, M. Lallemand prescrivit la *liqueur de Van-Swieten*. Quelque temps après, n'apercevant aucun effet de ce traitement, il eut recours simultanément aux antiphlogistiques (*sangsues, bains, cataplasmes émollients*), les bords de l'ulcère s'affaissèrent, se rapprochèrent, et dès ce moment la cicatrice marcha rapidement; elle fut complète au mois de juin; le traitement *antivénérien* avait été continué jusqu'alors ; le malade quitta l'hôpital.

En arrivant à Majorque, au mois de septembre, il s'aperçut qu'il se formait vers le bord droit de la lèvre supérieure un petit bouton blanchâtre, qui devint bientôt douloureux et s'ulcéra ; en conséquence Mailhouta rentra à l'hôpital de Montpellier au mois d'octobre de la même année. L'ulcération occupait déjà toute la lèvre supérieure, mais elle n'avait plus le même aspect que la première fois ; elle était grisâtre à toute sa surface et peu profonde ; ses bords n'étaient ni durs ni renversés. On administra de nouveau la *liqueur de Van-Swieten*, en se contentant d'appliquer sur l'ulcération des cataplasmes émollients. Vers la fin de décembre, la cicatrice étant achevée depuis longtemps, le malade sortit guéri.

Cette affection était évidemment de nature syphilitique. Cependant, la première fois, elle avait été tellement exaspérée par des topiques incendiaires, qu'elle avait fini par prendre un caractère cancéreux. Il n'est pas rare, d'ailleurs, de voir des ulcères vénériens exaspérés, dégénérer en véritables cancers. Chez ce malade, il a fallu combiner les moyens les plus propres à combattre les deux maladies ; les spécifiques de la vérole ont agi contre le virus vénérien, cause première de l'ulcération ; les antiphlogistiques ont servi à ramener les tissus dégénérés à un état plus normal. Toutefois, le premier traitement antivénérien ayant été incomplet, l'affection de la lèvre a reparu plus tard, mais avec les seuls caractères des affections syphilitiques constitutionnelles ; aussi a-t-elle disparu cette fois par l'emploi seul des antivénériens.

Dans le cas précédent, les symptômes de l'altération n'étaient pas encore aussi avancés ; la guérison a pu être obtenue plus rapidement ; dans celui-ci il a fallu du temps, de la persévérance, et l'action simultanée de deux méthodes de traitement pour arriver à ce résultat.

En général, les ulcérations aux lèvres sont primitives, c'est-à-dire produites par une infection directe ; cependant des ulcérations consécutives se manifestent quelquefois dans ces parties comme partout ailleurs, lorsqu'elles sont fréquemment irritées ; mais elles présentent des caractères différents, comme on peut le voir en comparant les observations d'infection primitive des lèvres à celles que nous ve nons de rapporter.

OBSERVATION 28. Dégénérescence de la langue d'apparence cancéreuse. —Traitements nombreux et infructueux.—Antivénériens.— Guérison.

Un praticien distingué de Lyon fit voir, il y a quelques années, à M. Lallemand, une dame chez laquelle on avait guéri, au moyen d'un traitement antivénérien, une affection de la langue, d'apparence cancéreuse, qui occupait la presque totalité de l'organe. L'étendue de la maladie et la gravité des désordres avaient seuls empêché d'opérer. En désespoir de cause, on avait administré les *antivénériens* d'après des indices très-vagues d'une syphilis communiquée par le mari, et traitée superficiellement. Peu à peu, les mouvements de la langue étaient revenus ; l'induration avait disparu, et l'organe avait repris son volume ordinaire.

Des cas analogues ne sont pas très-rares ; nous avons cité celui-ci de préférence à cause de l'extrême gravité des désordres : il permettra de comprendre les autres.

Au pourtour de la langue naissent souvent des ulcérations dues à des pointes de dents cariées. La continuité de l'irritation déterminée par les frottements peut aller jusqu'à provoquer de véritables cancers de ces parties. Quand ces dents ont été extraites dès le principe, l'ulcération change bientôt d'aspect, et marche rapidement vers la cicatrisation.

Mais il est d'autres ulcérations qui se manifestent autour de la langue sans cause apparente, ou qui persistent, après l'extraction des dents, qu'on regardait comme la seule cause de ces altérations. Dans tous ces cas, il ne faut pas se hâter de pratiquer une opération, ou d'abandonner ces malades.

En scrutant leurs antécédents, on peut y trouver des motifs suffisants pour soupçonner une cause vénérienne : alors il faut se rattacher à cette dernière ressource, et prescrire un traitement antivénérien, qui présente encore quelques chances de succès. Si le diagnostic est juste, sous l'influence des spécifiques de la vérole, le caractère cancéreux de l'affection disparaîtra sans laisser ni dureté dans les tissus, ni gêne dans les fonctions.

Dans des cas moins graves, ces ulcérations de la langue sont assez souvent accompagnées de plaques blanches, comme métalliques ; la muqueuse semble avoir subi dans ces points une véritable transformation ; elle est couverte d'une pellicule blanchâtre. Un régime sévère les fait disparaître ; mais elles se reproduisent bientôt. Elles ont de la ressemblance avec les aphthes que l'abus du tabac provoque chez quelques fumeurs. D'autres fois, la langue est fendillée dans tous les sens, et surtout suivant sa longueur ; des douleurs très-intenses s'y font en même temps ressentir.

En général, on devra d'autant plus soupçonner une origine vénérienne que l'altération se sera développée sans cause apparente.

OBSERVATION 29. Phthisie laryngée syphilitique compliquée d'hydropisie générale.— Antivénériens.— Guérison (1).

M. C....., commis banquier, âgé de 49 ans, d'un tempé-

---

(1) Moquin-Tandon, De la phthisie laryngée syphilitique. Thèses de Montpellier, 1828.

rament lymphatico-sanguin, très-porté aux plaisirs de l'amour, avait éprouvé, à l'âge de 26 ans, une extinction de voix sans douleur, qui dura deux ans environ, et fut traitée par les boissons adoucissantes. En outre, il avait eu plusieurs rhumatismes.

Dans le mois de janvier 1824, il sentit tous les soirs, vers les trois heures, un léger frisson général, suivi d'une chaleur assez considérable. Cette indisposition ne l'empêchait que rarement de travailler : il éprouvait alors un sentiment d'ardeur au gosier, et la déglutition était parfois pénible. M. le docteur Dunal (1) prescrivit des boissons adoucissantes. A la même époque, le membre supérieur gauche devint le siége de douleurs rhumatismales accompagnées d'un léger gonflement.

Au mois d'avril un accès de fièvre considérable se déclara ; la douleur du bras devint plus vive ; le malade fut obligé de cesser tout travail ; les extrémités inférieures étaient souvent gonflées, œdémateuses, surtout le soir ; la respiration était gênée, les urines épaisses et d'un rouge foncé. En même temps qu'une ascite s'était développée, il existait une hydro-péricardite et un épanchement dans la cavité des plèvres. Sous l'influence des diurétiques et des antiphlogistiques, l'ascite et les douleurs rhumatismales disparurent ; mais la fièvre lente persista, et la douleur au gosier s'accrut graduellement.

A cette époque M. Lallemand fut consulté. La poitrine parut saine ; cependant la persistance de la fièvre et l'intensité de la douleur au larynx annonçaient dans cette dernière partie un travail alarmant (*Sangsues au cou ; 2 larges cautères sur les parties latérales du larynx*). Léger soulagement. Peu de temps après, recrudescence des symptômes

____

(1) Aujourd'hui doyen de la Faculté des sciences de Montpellier.

(*Saignées du bras; pédiluves sinapisés; 6 cautères au larynx dans l'espace de six mois*). Soulagement momentané.

En examinant un jour les cautères, on aperçut une légère *exostose* sur une des clavicules. Interrogé s'il n'avait jamais été infecté de syphilis, le malade avoua qu'il avait contracté deux *blennorrhagies*, l'une 12 ans, l'autre 4 ans avant. D'après ces renseignements, un traitement mercuriel fut administré à M. C..... (*Pilules de Sédillot; 1 le matin, 1 le soir*). Au bout de cinq ou six jours, l'irritation du larynx ayant augmenté, l'emploi du mercure fut suspendu.

Les accidents empiraient toujours; le malade respirait très-difficilement, et ne pouvait plus avaler les liquides. Le *mercure gommeux de Plenck* fut ordonné, en ayant soin d'en suspendre l'administration ou d'en diminuer les doses lorsque l'état du malade l'exigeait.

Au bout d'un mois tous les symptômes alarmants avaient disparu, et trois mois suffirent pour que le malade fût rendu à une santé parfaite. Depuis cette époque, l'état de sa santé s'est amélioré, et, dans l'espace de vingt ans, il n'a éprouvé aucune réchute; seulement sa voix n'est jamais devenue pleine, et une conversation longtemps soutenue lui cause de la fatigue. Les cicatrices développées dans le larynx sont probablement cause que la voix n'a pas repris complétement son timbre ordinaire.

OBSERVATION 30. **Phthisie laryngée suivie d'angine œdémateuse. — Traitement antivénérien. — Guérison (1).**

M. B..., ancien militaire, contracta plusieurs maladies vénériennes pour lesquelles il fit un traitement *incomplet*.

---

(1) Moquin-Tandon, *loco citato.*

Après la Restauration, il quitta le service, se maria, et jouit d'une parfaite santé pendant cinq ou six ans, qu'il partagea entre les exercices violents de la chasse et des excès de table continuels; alors il éprouva quelques maux de gorge, ensuite des douleurs dans les jambes, qu'on attribua à des refroidissements ou à l'abus des boissons alcooliques. Peu à peu, dans l'espace de deux ans, les choses empirèrent au point que la voix se perdit presque entièrement. Les symptômes de phthisie laryngée se prononcèrent de plus en plus; il s'y joignit ceux d'angine œdémateuse. Enfin M. B... se décida à venir à Montpellier.

Nous ne parlerons pas des traitements employés jusque-là, parce qu'ils ont été fort insignifiants, tant à cause de la timidité des médecins, que par l'indocilité du malade.

Arrivé à Lunel, celui-ci passa la nuit à sa croisée dans une agitation continuelle et menacé de suffocation. La difficulté de respirer était telle qu'il ne pouvait rester deux minutes à la même place, et le bruit produit par l'entrée de l'air dans le larynx était si fort qu'il avait attiré sous les fenêtres du malade plus de trois cents personnes. A Montpellier on l'entendait si distinctement de la chambre contiguë à la sienne, que ceux qui l'habitaient furent obligés de l'abandonner. Le sifflement sourd et plaintif produit par l'entrée de l'air dans le canal aérien était accompagné de tels efforts des muscles inspirateurs, et d'une telle anxiété générale, qu'il était difficile d'en supporter longtemps le spectacle. L'expiration était facile, mais très-courte, et le peu de mots que le malade pouvait articuler, pendant ce rapide passage de l'air, étaient sourds, rauques et voilés, comme dans les derniers degrés de la phthisie laryngée. Les quintes de toux, très-fréquentes, augmentaient encore les menaces de suffocation. L'expectoration n'était pas proportionnée à la gravité des symptômes; la douleur était sourde, obscure, et rapportée au larynx; un sentiment de fatigue générale se faisait sentir dans toutes les parois de la poitrine ; la suffocation augmentait sensiblement sous l'influence du vent de mer ; elle diminuait par le vent sec et frais de la montagne. L'auscultation ne fit reconnaître aucune altération appréciable dans le parenchyme pulmonaire. Il était donc permis d'espérer que tout le mal était borné au larynx. La sensation pénible éprouvée dans les parois thoraciques dépendait probablement de la fatigue des muscles pectoraux.

Mais le malade portait, à la partie antérieure de l'une des jambes, une plaie d'apparence suspecte, accompagnée de gonflement du périoste, et de douleurs ostéocopes, plus intenses la nuit que le jour.

Voici dans quel sens M. Lallemand rédigea la consultation qui lui fut demandée :

« Il existe évidemment une phthisie laryngée compliquée d'angine œdémateuse, et due probablement à une cause vénérienne. Il faut se hâter d'appliquer successivement 4 *moxas* autour du larynx, et, quand ils seront en suppuration, commencer un traitement *antivénérien.* »

Comme le malade avait pris, dans le cours d'une vie très-agitée, le *mercure* sous toutes les formes, on prescrivit du *muriate d'or*, en commençant par 5 mill., et des *sudorifiques* en tisane et en sirop.

Le malade, fort récalcitrant, était disposé à partir le plus tôt possible, lorsque la difficulté de respirer devint telle qu'il sortit de chez lui sans être aperçu, et se dirigea avec précipitation chez M. Lallemand, entra dans son cabinet, et tomba comme asphyxié.

Celui-ci était dans ce moment à l'hôpital. Ayant appris qu'un homme avait expiré chez lui, il accourut aussitôt, et trouva le malade dans les angoisses de la mort, les mains appliquées contre le cou. Il se hâta d'introduire dans le larynx la plus grosse sonde de gomme élastique qui lui tomba sous la main, et le malade reprit bientôt connaissance. La sonde le gênant, il ne tarda pas à l'arracher ; mais, une demi-heure après, la suffocation reparaissant encore, il fut obligé de la laisser introduire de nouveau; cette fois il la garda plus longtemps, et en obtint un soulagement marqué. Pendant le reste de la journée, M. Lallemand, qui n'avait pas perdu M. B.... de vue un instant, passa encore une fois la sonde, plutôt pour favoriser le dégorgement de l'œdème que pour faciliter la respiration. La nuit fut excellente, et, pour la première fois depuis trois mois, le malade goûta pendant plusieurs heures un sommeil non interrompu.

A dater de cette époque, les symptômes allèrent constamment en décroissant. Le malade, devenu plus docile, se laissa appliquer quatre moxas dans l'espace de huit jours. Après quatre mois de traitement *antivénérien*, il était entièrement guéri de sa phthisie laryngée, de sa plaie à la jambe, de sa périostose et de ses douleurs ostéocopes. Depuis cette époque jusqu'aujourd'hui, la guérison ne s'est pas un instant démentie, et M. B..., malgré toutes les représentations qu'on pût lui faire, a repris ses anciennes habitudes. Malgré ce genre de vie irrégulier, il n'a pas éprouvé jusqu'à présent la moindre toux, le moindre accident; seulement sa voix est restée un peu voilée.

OBSERVATION 31. **Phthisie laryngée; ulcération chronique à l'articulation du coude; syphilis constitutionnelle. — Antivénériens; amélioration. — Mort.**

A son arrivée à la Clinique, au mois de mai 1845, le malade qui fait le sujet de cette observation était dans un état déplorable : émaciation générale du corps; symptômes de phthisie pulmonaire au troisième degré; extinction complète de la voix, avec le sifflement caractéristique de la phthisie laryngée. En même temps il existait à l'articulation du coude gauche un ulcère, que le commémoratif du malade, aussi bien que l'aspect de la plaie elle-même, firent reconnaître comme étant entretenu par une syphilis constitutionnelle. Un traitement spécifique, aidé de moyens locaux (*cautères au larynx*), procura promptement un mieux notable ; après que le malade eût pris 50 *pilules de Sédillot*, la voix était à peu près revenue à l'état normal ; la constitution générale s'était aussi notablement améliorée ; l'ulcère avait un caractère plus satisfaisant.

Ce résultat ne fut que passager : la phthisie était trop avancée. Des accidents inquiétants du côté des voies aériennes forcèrent à suspendre le traitement, et le malade succomba dans le courant de juin, avec tous les symptômes d'une affection tuberculeuse. L'autopsie vint confirmer le diagnostic qui avait été porté.

D'après l'amélioration rapide et prononcée qui a suivi l'administration d'un traitement *antivénérien*, il est permis de supposer que les accidents auraient pu être enrayés, comme dans les cas précédents, par les spécifiques de la vérole, si l'affection tuberculeuse n'avait pas été aussi avancée.

OBSERVATION 32. Constitution lymphatique ; chancre ; bubon ; abcès au périnée ; fissure à l'anus.— Iodure de potassium ; sudorifiques.—Guérison.

Tiple Jean, de Tournemire (Cantal), âgé de 21 ans, cordonnier, d'un tempérament lymphatique, contracta, en 1842, des chancres, qui, traités seulement par les antiphlogistiques, furent suivis d'un bubon ; celui-ci suppura, et fut ouvert. La cicatrice qui avait été obtenue se rouvrit, et la suppuration persista pendant six mois, malgré les *frictions mercurielles*, l'usage des *sudorifiques*, et un régime végétal très-sévère.

Quelques jours après la disparition du bubon, le malade vit survenir au périnée une petite tumeur qui s'ouvrit spontanément. Trois jours après (7 décembre 1842), Tiple entra à Saint-Éloi (*cataplasmes émollients ; bain*).

L'ouverture de l'abcès, qui égalait une piqûre de sangsue,

fut agrandie par une incision ; il s'en écoula un pus ichoreux en grande abondance (1 *gramme iodure de potassium, matin et soir ; sudorifiques*).

15 décembre : crachats rouillés, colorés par du sang vermeil ; douleurs dans l'arrière-gorge et dans le larynx ; difficulté dans la déglutition ; suppuration moins abondante ; apparition de boutons sur différentes parties du corps (*saignée de 500 grammes ; sudorifiques*). Suspension de l'*iodure de potassium*.

25 déc. : le traitement est repris. Fissure à l'anus, survenue à la suite d'une diarrhée abondante ; surfaces enflammées ; écoulement de sang par la plaie. Depuis ce moment la suppuration du périnée a diminué, et la fissure a persisté malgré l'emploi de bains généraux fréquents. A la fin du mois de janvier 1844, l'abcès au périnée était fermé ; le 12 février la fissure était entièrement cicatrisée ; l'induration des parties avait disparu.

Le malade guéri quitta l'hôpital, après avoir pris environ 150 *grammes d'iodure de potassium*, chaque gramme dans un verre de tisane de *salsepareille* avec 30 *grammes* de *sirop sudorifique*.

Les préparations *mercurielles* n'ayant pas produit des effets avantageux, sans doute en raison de la constitution lymphatique du sujet, elles ont été remplacées par les préparations *iodurées*. Toutefois, il a fallu suspendre momentanément l'usage de ces dernières, à cause de l'excitation trop vive qu'elles produisaient.

Quant à la fissure à l'anus, il est remarquable qu'elle soit arrivée à la suite d'une diarrhée ; ces fissures succèdent ordinairement à une constipation opiniâtre, qui a amené la déchirure de la muqueuse. Quoi qu'il en soit, l'affection, dans ce cas, était sous la dépendance du virus vénérien ; ce qui le prouve, c'est qu'elle a dû être combattue par les *antisyphilitiques*.

On conçoit facilement qu'un organe irrité accidentellement est plus disposé à se laisser influencer par une cause générale qui agit sur toute l'économie : aussi voit-on souvent les symptômes consécutifs de syphilis se montrer de préférence sur des organes exposés à la fatigue, ou à des irritations répétées.

OBSERVATION 33. Affections vénériennes nombreuses ; rétrécissement. — Sondes à demeure ; orchite ; insuffisance des antiphlogistiques. — Anti-vénériens. — Guérison.

Robert Antoine, âgé de 45 ans, d'un tempérament sanguin, d'une constitution robuste, est entré à l'hôpital, le 22 novembre 1845, pour une plaie de tête et une forte contusion au côté droit. La plaie était presque cicatrisée, lorsque le 4 décembre il se plaignit de n'uriner qu'avec beaucoup de difficulté.

On apprit alors, qu'étant au service, il avait contracté plusieurs affections vénériennes, traitées par les *mercuriaux* et les *injections astringentes;* un rétrécissement était survenu : une seule fois il y avait eu rétention d'urine.

Depuis deux mois le malade n'éprouvait rien du côté du canal. Le rétrécissement, très-long, fusiforme, situé à la courbure de l'urèthre, fut dilaté dans l'espace de cinq jours sans douleur notable ; mais, lorsque l'emploi de la sonde fut suspendu, il survint de la douleur dans tout le trajet du canal : un léger accès de fièvre se manifesta.

Le 15 décembre, Robert accuse une pesanteur insolite dans le scrotum ; gonflement du testicule droit, rougeur des parties, douleur vive le long du cordon spermatique (*suspensoir ; sangsues ; cataplasmes émollients*).

14 déc. : l'orchite augmente d'intensité ; les besoins d'uriner deviennent très-fréquents ; les urines sont rouges, sédimenteuses.

L'inflammation du testicule ne s'était manifestée qu'après la soustraction de la sonde ; les moyens ordinaires n'avaient produit aucun effet; les antécédents du malade firent recourir à un traitement antivénérien (*Pilules de Sédillot*; *sudorifiques*).

Sous l'influence de ces moyens l'orchite disparut promptement : le 22 déc. il n'en restait plus de traces. Le traitement fut néanmoins continué comme à l'ordinaire, et le malade quitta l'hôpital parfaitement guéri.

On voit tous les jours des orchites se déclarer pendant l'usage des sondes à demeure; mais ici l'inflammation du testicule ne s'est manifestée qu'après la soustraction de la sonde, et n'a pas cédé aux moyens ordinaires : au contraire, la résolution a été obtenue rapidement par les *antivénériens*. Indépendamment de l'action de la sonde, il existait donc une influence *vénérienne* qui mettait obstacle à la guérison.

Quand une cause accidentelle agit sur un organe, et que l'économie entière est sous la dépendance d'une infection générale, celle-ci, jusqu'à ce qu'elle ait été guérie, entrave la guérison de la maladie locale.

Dans l'observation précédente, la fissure à l'anus a résisté aux moyens ordinaires; chez Robert, l'orchite n'a pas cédé aux *antiphlogistiques* : c'est que ces affections étaient entretenues par le virus vénérien.

OBSERVATION 34. Syphilis constitutionnelle; ulcérations à la jambe droite; taches cuivrées à la peau; testicule fongueux. — Traitement par l'or. — Guérison (1).

Jean Goudouly, âgé de 50 ans, natif d'Avez, département du Gard, ayant eu plusieurs affections vénériennes, avait éprouvé à différentes reprises des douleurs ostéocopes, lorsque

---

(1) Observations et réflexions sur les fongosités du testicule, par M. Serre, agrégé stagiaire, premier chirurgien interne à Saint-Eloi, aujourd'hui professeur de clinique chirurgicale à la Faculté de médecine de Montpellier. Ephémérides médicales, 1826.

le testicule gauche commença à s'engorger ; en même temps des pustules et des tumeurs gommeuses parurent sur toutes les parties du corps ; les symptômes s'aggravant toujours, le malade consulta un médecin,.qui le soumit à l'usage du *petit-lait* et de la tisane de *salsepareille*, et fit appliquer à plusieurs reprises sur le testicule près de 150 sangsues, le tout secondé par des topiques émollients ; enfin les enveloppes du testicule s'enflammèrent, et s'ulcérèrent dans deux points de manière à permettre aux parties sous-jacentes de former deux excroissances assez volumineuses.

Entré à l'hôpital Saint-Éloi au mois de décembre 1825, Jean Goudouly présenta les symptômes suivants : sur le côté gauche du scrotum une tumeur du volume d'une très-grosse noix, dure, bosselée, douloureuse, recouverte constamment d'une matière ichoreuse jaune verdâtre ; en cherchant à la détacher du scrotum, on s'apercevait aisément qu'elle appartenait au testicule correspondant. Le cordon spermatique du même côté était aussi fortement engorgé ; douleurs rénales assez vives, appétit presque nul, digestion pénible, face pâle, amaigrissement profond, sommeil rare et difficile, pouls petit et fréquent ; sur la jambe droite, trois ulcérations avec décollement de la peau ; taches cuivrées en grand nombre. D'après les antécédents du malade, M. Lallemand crut pouvoir considérer l'ensemble des symptômes comme sous la dépendance du vice vénérien. Il prescrivit des applications émollientes et le *muriate d'or* à l'intérieur.

La tumeur semblant stationnaire, les tuniques testiculaires furent divisées dans l'étendue de 25 millimètres environ, à chaque extrémité du diamètre vertical de l'ouverture, à travers laquelle les parties malades faisaient hernie ; les applications émollientes et les préparations aurifères furent continuées. Pendant 15 ou 20 jours, la tumeur ne parut pas diminuer de volume, et néanmoins les incisions étaient déjà presque entièrement fermées ; la réunion avait eu lieu par le moyen d'une cicatrice intermédiaire. Dès ce moment on s'aperçut d'un léger affaissement dans la tumeur, et bientôt on put apprécier de jour en jour sa réduction, à tel point que quelques cautérisations avec le nitrate d'argent suffirent pour forcer le testicule à rentrer en entier dans ses tuniques propres, et pour amener en peu de temps la guérison complète de la maladie.

Enfin le *muriate d'or*, porté jusqu'à la dose de 60 centigrammes dans tout le cours du traitement, et secondé par des bains généraux et la *tisane de salsepareille*, a dissipé les douleurs et procuré la disparition des pustules et la cicatrisation des plaies de la jambe.

Dans ce cas, l'engorgement testiculaire était bien évidemment le résultat d'une cause vénérienne, et l'existence seule de cette complication devait rendre le traitement local moins efficace ; cependant, dès qu'on eut débridé les parties étranglées, la résolution marcha rapidement. Avec moins d'attention il eût été facile de confondre cette tumeur avec un sarcocèle dégénéré ; l'ancienneté de la maladie, la forme et le volume de la tumeur testiculaire, la nature de la suppuration, l'engorgement du cordon spermatique, l'insomnie, le marasme, la teinte de la peau, tout semblait se réunir pour indiquer un fongus encéphaloïde, qui réclamait l'ablation du testicule, d'autant plus que le malade ne faisait aucune mention de l'ulcère existant à la jambe, ni des taches cuivrées répandues sur diverses parties du corps.

On peut rapprocher de cette observation celle que nous avons rapportée à l'occasion des blennorrhagies syphilitiques (*Observ. I.*), observation remarquable surtout par cette circonstance, que 25 années s'étaient passées entre l'écoulement et l'apparition du prétendu sarcocèle.

On doit présumer que la maladie n'est pas de nature cancéreuse, ou scrofuleuse, lorsque le testicule augmente de volume en gardant ses proportions dans toutes ses parties, avec la forme lisse et arrondie qu'il présente à l'état normal ; alors on peut soupçonner qu'il existe une cause véné-rienne latente, surtout si la tumeur est indolente ou peu douloureuse. Lorsque des antécédents vénériens existent, on ne doit conserver aucun doute à cet égard. Dans les cas même où il resterait de l'incertitude, mieux vaut commencer par un traitement antisyphilitique , qui ne peut avoir aucune influence fâcheuse, que de recourir immédiatement à l'ablation du testicule ; d'autant plus que les malades ont souvent été infectés sans le savoir, comme on a pu en juger.

OBSERVATION 35. Cystite syphilitique. — Antivénériens. — Guérison.

Au mois de mars 1845, il vint à Saint-Éloi un homme d'une quarantaine d'années , se disant malade de la vessie. Le besoin d'uriner était fréquent, mais l'urine claire et sans sédiments ; son passage ne provoquait ni douleur, ni cuisson. Une cautérisation du col de la vessie paraissait indiquée ; elle fut pratiquée, mais sans résultat avantageux, et cet homme quitta l'hôpital.

Il y revint quelque temps après, voulant à tout prix être débarrassé de son incommodité. On apprit alors qu'il avait eu plusieurs maladies vénériennes mal guéries, et l'on administra 200 pilules de Sédillot, aidées des sudorifiques , qui firent promptement cesser cet état morbide de la vessie.

OBSERVATION 36. Catarrhe chronique de la vessie, de nature syphilitique. — Antivénériens. — Guérison.

Joseph Delons, âgé de 51 ans, cultivateur, de l'Aveyron, entre à la Clinique chirurgicale au mois de novembre 1841 ; il se plaint d'être obligé de vider sa vessie toutes les demi-heures avec de grandes douleurs ; les urines sont troubles et purulentes ; un sentiment de pesanteur se fait ressentir dans la région des reins.

Le malade a vu survenir ces symptômes à la suite d'une blennorhagie accompagnée de chancres au gland et de bubons à l'aine, qu'il a traités fort légèrement.

Les antivénériens, administrés comme à l'ordinaire, ont dissipé rapidement et complétement tous ces symptômes.

Nous ne connaissons pas d'autres exemples d'affections chroniques de la vessie de nature syphilitique. Cependant les antécédents de ces deux malades, l'inutilité des premiers traitements, et le succès prompt, complet obtenu par l'emploi des *antivénériens*, ne peuvent laisser aucune incertitude sur la nature de l'affection.

———

OBSERVATION 37. Hémorrhoïdes syphilitiques disparaissant par un traitement antivénérien.

Salles, Joseph, âgé de 35 ans, espagnol réfugié, terrassier, est entré à l'hôpital Saint-Éloi le 17 janvier 1843. Il a contracté plusieurs maladies vénériennes, lesquelles ont été plus ou moins bien traitées au moyen des mercuriaux. Depuis environ six mois, sans cause appréciable, cet homme a senti ses forces diminuer ; peu après, des hémorrhoïdes se sont déclarées, précédées d'une démangeaison très-vive à la marge de l'anus ; en même temps, la voix a pris une raucité inaccoutumée, au point que les paroles étaient à peine intelligibles. Maintenant le malade éprouve, dans tout le corps, une sensation intolérable de chaleur et de fourmillements, qui s'exaspère la nuit et le prive du sommeil ; quelques taches cuivrées se remarquent à la peau ; les hémorrhoïdes apparaissent sous la forme de bourrelets extérieurs, d'une couleur violacée ; elles saignent beaucoup ; la défécation est pénible et douloureuse (*Saignée de 500 gr.; bains; repos; Pilules de Sédillot; sudorifiques*).

Bientôt les hémorrhoïdes diminuent, la chaleur et les fourmillements cessent, le sommeil revient, la voix reprend son timbre normal ; enfin, après avoir pris 200 pilules, le malade quitte l'hôpital le 1ᵉʳ mars, entièrement guéri.

Voici un nouvel exemple des formes bizarres que revêtent les syphilis invétérées. Il est probable que la constitution pléthorique du malade y a beaucoup contribué. Nouvelle confirmation de la tendance du virus vénérien à concentrer son action sur les parties qui deviennent accidentellement le siége d'un travail morbide.

OBSERVATION 38. Condylômes cancéreux à la marge de l'anus. — Traitement antivénérien. — Extirpation. — Guérison rapide (1).

Le nommé Pelat , âgé de 23 ans , doué d'une bonne constitution , vient du quartier des vénériens où il a subi un traitement antisyphilitique par le *sublimé*, et porte à la marge de l'anus des condylomes d'une dimension extraordinaire. Ils ont l'aspect d'un chou-fleur , sont disposés tout autour de l'orifice de l'anus, et couvrent cette région en entier. Ils offrent une résistance propre au tissu fibreux devenu carcinomateux , et répandent l'odeur particulière du cancer. L'excrétion des matières fécales est gênée et douloureuse.

M. Lallemand pense que le virus syphilitique a été détruit par le sublimé, mais que les tissus nouveaux ne sont plus susceptibles de revenir à l'état normal ; en conséquence il se décide à l'ablation des condylomes cancéreux.

L'opération est pratiquée le 17 août 1827. Quatorze jours après la plaie est cicatrisée. Le 3 septembre le malade sort de l'hôpital complétement guéri.

Nous avons montré que des altérations dues à une cause

(1) Compte-rendu de la clinique-chirurgicale du professeur Lallemand, par G. Lafosse, chef de clinique. *Ephémérides médicales*, 1828.

vénérienne peuvent prendre l'aspect cancéreux sous l'influence des agents irritants, et guérir par l'emploi des antisyphilitiques. Mais, chez Pelat, bien que le virus eût été détruit, l'organisation nouvelle n'a pu disparaître, parce qu'elle était trop altérée.

Dans le même numéro des *Éphémérides* se trouve consigné un fait du même genre.

Il s'agit d'un cancer de la verge, d'origine syphilitique, qui ne céda pas cependant à l'emploi des antivénériens, et nécessita l'ablation de l'organe.

Ainsi, lorsque l'altération est arrivée au point que les tissus ne peuvent plus être ramenés à l'état normal, il n'y a d'autres ressources que d'enlever les parties dégénérées. Mais il faut avoir soin de faire précéder l'opération d'un traitement antivénérien, afin que l'influence du virus n'en compromette pas plus tard le succès.

OBSERVATION 39. Surdité guérie par les antivénériens.

Un mineur vint à l'hôpital Saint-Eloi, dans le mois de juin 1845, pour une surdité qui durait depuis deux ans. En même temps les amygdales étaient rouges, enflammées, ulcérées; d'autres ulcérations occupaient la voûte palatine et toute l'étendue de l'arrière-gorge.

Le malade rapporta qu'il avait eu, deux années auparavant, des chancres aux organes génitaux ainsi qu'à la bouche, et un bubon qui avait suppuré (*Traitement mercuriel; préparations d'or; sudorifiques à haute dose*). Les désordres de la bouche et du pharynx disparurent en peu de temps, et la fonction de l'ouïe se rétablit complétement.

OBSERVATION 40. Surdité syphilitique. — Guérison.

Il y a 12 ans, un officier vint à Saint-Eloi pour une surdité contre laquelle les traitements ordinaires furent employés sans aucun résultat avantageux. Pendant ce temps, il se manifesta, sur diverses parties du corps, des tumeurs gommeuses, et des pustules d'aspect syphilitique : en même temps le gosier devint rouge, enflammé, excorié.

Un traitement *antivénérien* fut ordonné. A mesure que les symptômes syphilitiques disparaissaient, le malade entendait plus distinctement. Enfin, le traitement achevé, le pharynx était guéri et l'ouïe avait repris son intégrité pre mière.

OBSERVATION 41. Surdité syphilitique. — Guérison.

Un officier de l'armée d'Afrique ayant perdu l'ouïe à la suite de fatigues excessives, vint à l'hôpital Saint-Éloi dans l'état suivant : Le pharynx était rouge, injecté, et la voix d'une raucité remarquable. Le malade avait eu plusieurs affections vénériennes. On pensa qu'il existait une syphilis constitutionnelle.

Après trois mois d'un traitement *antivénérien*, les symptômes syphilitiques avaient disparu, et le retour de l'ouïe était complet.

OBSERVATION 42. Surdité syphilitique. — Guérison.

En 1832, un médecin fort distingué de la Provence consulta M. Lallemand pour une dureté de l'ouïe contre laquelle les moyens ordinaires étaient restés sans aucun effet.

La surdité était arrivée au point que le malade ne pouvait plus entendre les battements d'une montre appliquée contre son oreille. Vers la même époque, il avait été atteint, sans cause connue, d'une inflammation chronique du pharynx et de pustules à la marge de l'anus.

Un traitement complet par les *pilules de Sédillot*, et les *sudorifiques* joints à la *méthode arabique,* fort en usage dans le Midi, amenèrent la disparition rapide des symptômes vénériens et de la surdité.

M. Lallemand a revu ce médecin il y a quelques mois, et sa guérison ne s'est pas démentie.

Il est probable que, dans tous ces cas de surdité syphilitique, la cause immédiate de la perte de l'ouïe provenait de la difficulté du renouvellement de l'air dans l'oreille interne.

Le gonflement des amygdales, à quelque cause qu'il soit dû, suffit quelquefois pour produire une surdité qui disparaît avec l'affection de ces parties. C'est ce qui a eu lieu chez plusieurs de ces malades. Chez les autres, l'inflammation du pharynx permet de concevoir que la membrane muqueuse de la trompe d'Eustachi participait à cet état, et mettait obstacle au libre passage de l'air.

Dans la dernière observation, il est probable qu'il existait déjà des désordres semblables dans la trompe quand la surdité s'est manifestée, puisque les autres symptômes consécutifs ont débuté par une inflammation du pharynx.

OBSERVATION 43. Ophthalmie syphilitique 14 ans après l'infection. — Antivénériens. — Guérison.

Cordova, journalier, âgé de 32 ans, de Sagon-de-Camps (Espagne), entra à Saint-Eloi, le 14 août 1843, pour y être traité d'une ophthalmie chronique.

Les sangsues, les purgatifs, les vésicatoires, la cautérisa

tion avec le nitrate d'argent, les cautères aux tempes, un séton à la nuque, tour à tour employés, procurèrent au malade un soulagement notable. Tout faisait espérer une guérison prochaine, lorsque, sans cause connue, l'inflammation de l'œil droit s'exaspéra subitement ; la sécrétion des larmes devint très-abondante ; des ulcérations apparurent sur la cornée. Le malade croyait avoir perdu la vue. Des vaisseaux nombreux formaient une arborisation sous la conjonctive oculaire ; ils furent excisés.

Mais, en même temps, une céphalalgie intense tourmentait le malade et s'exaspérait dans la nuit. Le grand nombre des moyens employés sans succès fit remonter à l'origine du mal. C'est alors qu'on apprit que Cordova avait eu, quatorze ans auparavant, une blennorrhagie mal soignée. Un traitement *antivénérien* fut administré comme dernière ressource.

Après avoir pris **265** *pilules de Sédillot*, aidées de l'emploi des *sudorifiques*, le malade a quitté l'hôpital ; l'ophthalmie avait disparu, et la vue était rétablie.

OBSERVATION 44. |Ophthalmie syphilitique 8 ans après l'infection. — Anti-vénériens. — Guérison.

Louis Clausel, cordonnier, d'Alais, âgé de **24** ans, vint à l'hôpital le 15 décembre 1845, pour une ophthalmie aux deux yeux, datant d'environ un an. La conjonctive palpébrale était surtout très-rouge. On avait eu recours à des applications réitérées de sangsues, à des purgations fréquentes, aux vésicatoires, etc., sans obtenir d'autres résultats qu'une amélioration passagère.

Clausel rapporte que, sept à huit ans auparavant, il a contracté des chancres et un bubon pour lesquels il n'a jamais fait de traitement complet (**250** *pil. de Sédillot; sudorifiques à haute dose*). Sous l'influence de cette médication, l'ophthalmie, qui avait résisté pendant deux ans, a été guérie dans l'espace de trois mois.

Ces ophthalmies syphilitiques s'observent très-fréquemment, et leurs symptômes sont bien connus. Nous avons choisi ces deux exemples, en raison du long espace de temps qui s'est écoulé entre l'infection et l'apparition de l'ophthalmie.

———

OBSERVATION 45. Tumeur orbitaire d'apparence cancéreuse, guérie par les antivénériens.

Un homme d'une cinquantaine d'années était affecté d'une tumeur à l'orbite d'apparence cancéreuse ; les paupières écartées étaient le siége d'une tuméfaction considérable ; la douleur se faisait ressentir dans toute la région orbitaire et jusque dans la cavité crânienne. Cette dernière circonstance fit craindre à M. Lallemand que l'altération s'étendît jusqu'à l'intérieur du crâne, comme il l'avait vu peu de temps auparavant dans un cas analogue, chez un malade opéré par Delpech.

Les antiphlogistiques, les opiacés, les narcotiques de toute espèce devaient être impuissants dans un cas aussi grave. Comme dernière ressource on eut recours aux *antivénériens;* les antécédents du malade justifiaient d'ailleurs cette manière d'agir. Après deux mois de traitement, l'œil rentra dans la cavité orbitaire d'où il avait été chassé, et bientôt la tumeur disparut peu à peu complétement ; mais le globe oculaire avait été trop déformé pour que la vision pût se rétablir.

———

OBSERVATION 46. Tumeur orbitaire d'apparence cancéreuse. — Antivénériens. — Guérison.

En 1840, une femme d'environ 40 ans vint à la Clinique chirurgicale avec les symptômes suivants : Céphalalgie violente ; exophthalmie considérable, due à la présence d'une tumeur volumineuse développée dans l'orbite ; téguments indurés, de couleur vineuse, d'aspect squirrheux. M. Lallemand se disposait à pratiquer l'extirpation de l'œil, quand il s'aperçut que la maladie était générale et s'étendait au crâne, comme dans le cas précédent.

Il n'y avait à hésiter qu'entre la syphilis et le cancer. La douleur s'exaspérait pendant la nuit : cette circonstance semblait indiquer qu'il y avait là quelque chose de syphilitique; mais jamais cette femme ne voulut convenir qu'elle avait été infectée. Cependant un traitement *antivénérien* ne pouvait aggraver les désordres; il pouvait au contraire en faire reconnaître la cause, et peut-être procurer la guérison; on eut donc recours à ce moyen.

Sous l'influence de cette médication, la céphalalgie diminua peu à peu; la malade put goûter du repos sans le secours des narcotiques, et sa figure changea d'expression; l'œil, devenu indolent, rentra insensiblement dans la cavité orbitaire; enfin la tumeur disparut complétement, sans laisser la moindre trace de son existence.

<hr>

OBSERVATION 47. Amaurose syphilitique. — Guérison.

En 1852, un colonel espagnol vint à Montpellier, chez M. Lallemand, pour se faire traiter d'une amaurose dont l'apparition remontait à une année; la vue s'était de plus en plus affaiblie, et, depuis un mois, la vision était complétement abolie. L'œil était brillant, et ne présentait aucune altération organique, aucune lésion des humeurs; seulement, la pupille était fort dilatée.

Dans la conversation, le malade fit mention d'une tumeur à l'avant-bras, qu'il regardait comme graisseuse; d'autres tumeurs semblables existaient partout, aux jambes, aux cuisses, sur la poitrine.

L'aspect de ces tumeurs inégales, bosselées, empâtées; leur nature indolente, la coloration naturelle de la peau qui les recouvrait, tout rappelait les tumeurs *gommeuses syphilitiques;* d'autant plus que le malade avait eu plusieurs affections vénériennes, traitées pendant la guerre. L'apparition de ces tumeurs datait de deux années; l'affection de la vue leur était postérieure : il pouvait donc exister quelque rapport entre ces symptômes , et il fallait avant tout s'occuper de l'affection syphilitique (*Pilules de Sédillot ; sudorifiques*). Au bout de quinze jours le malade, qui ne pouvait pas même se guider lors de son arrivée, avait déjà pu apercevoir les manœuvres du télégraphe, en face duquel il habitait. Après trois mois de traitement, la vue avait complétement reparu, et les tumeurs s'étaient affaissées, ou avaient été résorbées, sans laisser de traces.

La perte de la vue ne peut s'expliquer, dans ce cas, que par le gonflement du périoste qui tapisse le trou optique, d'où résultait probablement une compression du nerf optique. Autrement, il serait difficile de se rendre compte de la perte de la vue pendant un certain temps, et de son rétablissement complet par un traitement antivénérien. On sait, d'ailleurs, avec quelle fréquence les syphilis constitutionnelles portent leur action sur le périoste.

M. Lallemand a vu deux autres cas d'amauroses syphilitiques aussi promptement guéris par les spécifiques de la vérole.

———

OBSERVATION 48. Cataracte syphilitique.

Un capitaine de vaisseau se présenta en 1842 au docteur Kijewski de Cette, pour être opéré d'une cataracte qui avait totalement aboli la vision. Le malade offrait en même temps des symptômes divers de syphilis constitutionnelle qu'il était impossible de méconnaître, et dont il fallait préalablement le débarrasser pour ne pas compromettre le succès de l'opération. Un traitement *antivénérien* ordinaire fut administré et, peu à peu, en même temps que les symptômes syphilitiques disparaissaient, l'opacité du cristallin diminuait aussi ; enfin, en moins de trois mois, la cataracte avait complétement disparu.

OBSERVATION 49. *Syphilis méconnue pendant huit ans ; trois courtes hé-
miplégies du côté droit; engourdissement ; fourmillements habituels du
même côté. — Traitement antivénérien; disparition des symptômes* (1).

Marguerite P****, née dans les Pyrénées, de parents sains,
petite , mais bien proportionnée , brune, sèche et d'une
grande vivacité, jouit d'une santé parfaite jusqu'à vingt-quatre
ans. Mariée à un militaire , elle éprouva, trois mois après ,
une hémorrhagie utérine qui dura un mois. Il lui survint
ensuite une inflammation à l'aine droite, qui se dissipa spontanément. Deux mois après, céphalalgie frontale, plus intense
à gauche qu'à droite , petites tumeurs au côté gauche
du front ; inflammation de la peau correspondante :
évacuation du pus : en même temps , ulcération du gosier ,
altération du timbre de la voix (*Vésicatoire à la nuque ,
pansement avec un onguent, probablement mercuriel : point
de traitement général*). Deux mois après, guérison apparente,
cicatrices du front, irrégulières, déprimées.

Vingt jours après, céphalalgie violente , sentiment d'engourdissement et de formication qui s'étend jusqu'aux orteils
du pied droit; ensuite privation, pendant une heure environ,
du sentiment et du mouvement dans tout le côté droit du
corps.

Depuis la manifestation de cette hémiplégie momentanée,
fourmillement et engourdissement dans tout le côté droit de
la face, comme si une toile d'araignée était appliquée sur la
peau; sensation semblable dans la moitié droite de la langue
et dans le pouce droit (*Vésicatoire à la nuque*) : point d'amélioration.

Peu de temps après, tumeur au côté gauche du cou , qui
augmente d'une manière très-lente, suppure, se fond, et, au

---

(1) Recherches anatomico-pathologiques sur l'encéph. et ses dépendances,
par F. Lallemand. Lettre 7 , n. 27.

bout de trois mois, laisse une cicatrice irrégulière, d'un rouge cuivreux, à bords dentelés, couverte d'une petite croûte. Bientôt après, nouvelle tumeur semblable à la première, au-dessus du sternum, suivant la même marche et laissant les mêmes traces. Six mois après, troisième tumeur au côté droit du cou, semblable en tout aux deux premières. Enfin, quatrième tumeur semblable, à l'épaule droite. Pendant tout ce temps, persistance de l'engourdissement et du fourmillement au côté droit de la face et de la langue, ainsi qu'au pouce droit.

Tout-à-coup, nouvelle exaspération des symptômes cérébraux; privation complète, pendant une heure environ, de la sensibilité et du mouvement dans toute la moitié droite du corps; peu à peu, retour au même état qu'avant cette recrudescence subite et momentanée de l'encéphalite.

Peu de temps après cette seconde attaque, la malade, âgée de 27 ans, entre à la Clinique, le 16 mai 1855, dans l'état suivant : Céphalalgie vague; côté gauche du front un peu plus bombé que le droit, à l'endroit des cicatrices; croûtes lichénoïdes, d'un jaune verdâtre, adhérentes aux cicatrices du cou et de l'épaule; vers le milieu du sternomastoïdien droit, tumeur du volume d'une petite noix, dure, mobile et sous-cutanée; à l'olécrane gauche, exostose, plus douloureuse la nuit que le jour; persistance de l'engourdissement de la joue, de la langue et du pouce, du côté droit.

17. Pendant la nuit, hémiplégie semblable aux deux précédentes, mais d'une demi-heure seulement de durée; le matin, engourdissement dans tout le côté droit.

18. Même état (*Un bain, quatre pilules de Sédillot, décoction de salsepareille*).

20. Refroidissement en sortant du bain, faiblesse des membres, sensation de froid dans le côté droit (*Même traitement.*) Les jours suivants, élancements dans la tumeur du cou, diminution dans la douleur de l'olécrâne.

21. Légère tumeur à la surface de la voûte palatine, sensibilité des gencives (*Trois pilules mercurielles au lieu de quatre; du reste, même traitement*).

1er juin. Ulcération de la petite tumeur du palais, gonflement des gencives, légère salivation, diminution de la tumeur du cou (*Même traitement*).

6 juin. Apparition au pubis d'une dartre vive, qui cause une grande démangeaison; diminution de la tumeur du cou, ainsi que de l'engourdissement et des fourmillements du côté droit.

15. Nouveau refroidissement, céphalalgie, fièvre, agitation (*Saignée, continuation du traitement*).

Les jours suivants, diminution de la douleur et du gonflement de l'olécrâne gauche, ainsi que de la tumeur du cou et de l'ulcération de la voûte palatine; cessation complète des fourmillements et de l'engourdissement du côté droit du corps.

20. (*Cessation des pilules de Sédillot, 3 milligrammes de muriate d'or et de soude; continuation de la salsepareille.*)

Vers la fin du mois, la malade n'éprouvant plus aucun phénomène pathologique, se croit complétement guérie, refuse de continuer son traitement, et, malgré les plus instantes représentations, s'obstine à sortir de l'hôpital.

Les antécédents de cette malade, les symptômes qu'elle portait lors de son arrivée, et les effets du traitement *antisyphilitique*, montrent d'une manière évidente que l'affection cérébrale doit être rapportée à une cause *vénérienne*. Cette femme a éprouvé, à trois époques différentes, des attaques non équivoques d'encéphalite aiguë, à la suite desquelles la même moitié du corps éprouva des phénomènes moins apparents que la première fois, mais qui annonçaient la persistance d'un travail habituel dans la partie du cerveau qui était le siége de ces exacerbations momentanées.

Le professeur Lallemand a rassemblé dans son ouvrage (1) les cas analogues qui se trouvaient disséminés dans la science; nous ne les avons pas rapportés, parce qu'ils ne se sont pas présentés dans sa clinique ou dans sa pratique par_ ticulière. Cependant nous extrairons les conséquences auxquelles il a été conduit, renvoyant pour de plus amples détails à l'ouvrage même.

1° Le virus vénérien peut exercer son action sur le cerveau, soit *indirectement*, soit *directement*. Le premier cas est le plus fréquent, alors les altérations après avoir débuté par les os du crâne, s'étendent consécutivement à la dure-mère, à l'arachnoïde et au cerveau lui-même.

2° Quand l'affection cérébrale est directe, le virus vénérien concentre immédiatement son action sur le cerveau, comme dans la dernière observation. Cette forme est très-rare.

3° La marche de ces affections est ordinairement chronique. Quand la maladie commence par les os du crâne ou par leur périoste, l'affection du cerveau est précédée de méningite.

4° En examinant avec attention les faits de cette nature, il est facile de voir que les rémissions ont coïncidé avec l'emploi des *antivénériens* administrés pour d'autres symptômes extérieurs; mais ces traitements, toujours incomplets, ont été repris à diverses époques, lorsque les symptômes extérieurs reparaissaient en même temps que les phénomènes cérébraux, et ils ont procuré chaque fois une amélioration notable.

Il est probable que si, à l'époque où ces observations ont été recueillies, on avait connu d'une manière exacte l'influence du virus vénérien sur le système cérébro-spinal, on aurait pu, dès le principe, porter un diagnostic plus sûr,

____

(1) Lallemand, *Lettres sur l'encéphale*; passim.

poursuivre les traitements avec plus de confiance, et obtenir des guérisons exemptes de rechutes.

5° Les altérations observées à l'autopsie, dans des cas de ce genre, n'ont rien présenté qui pût les faire distinguer des ramollissements, des suppurations, des indurations ordinaires.

Ainsi, les affections cérébrales développées sous l'influence du virus vénérien, n'ont pas encore de caractère particulier bien déterminé, comme cela s'observe pour les diverses formes sous lesquelles se manifeste habituellement la syphilis; ce qui tient sans doute à ce que les symptômes extérieurs sont accessibles aux sens, tandis que les affections cérébrales ne peuvent se traduire à l'extérieur que par des phénomènes spasmodiques ou paralytiques, quelle que soit d'ailleurs la cause première de l'altération du cerveau.

« Cependant, dit M. Lallemand, j'ai vu, avec mon ami le professeur Dunal, deux végétations semblables à des choux-fleurs vénériens, sur la moelle allongée d'un sujet dont les antécédents étaient de nature à faire soupçonner l'existence du virus syphilitique. Ces végétations ressemblaient tellement à celles qu'on observe sur les organes génitaux et à l'anus, dans les véroles constitutionnelles, que cette comparaison se présenta de suite à l'esprit de tous ceux qui assistaient à l'ouverture du corps ».

Quoi qu'il en soit, le virus syphilitique peut exercer son action sur le cerveau, et l'influence des antivénériens n'est pas moins puissante sur ces affections cérébrales que sur toutes celles des autres organes qui sont dues à la même cause. On peut les administrer avec espoir de succès, lorsque les antécédents font soupçonner l'existence du virus vénérien, et que les symptômes cérébraux ont résisté aux traitements les plus rationnels.

Résumé.

De ces faits, et de beaucoup d'autres qui se présentent chaque jour aux praticiens, il résulte que les affections syphilitiques invétérées peuvent intéresser tous les tissus et revêtir toutes les formes.

Chaque fois qu'on a lieu de soupçonner qu'une affection ancienne, rebelle, est entretenue par une cause vénérienne, on doit recourir à un traitement spécifique, quel que soit d'ailleurs l'aspect des symptômes et le temps écoulé depuis l'infection; surtout lorsqu'on a épuisé, sans aucun résultat avantageux, tous les moyens indiqués en apparence par ces phénomènes fallacieux. On voit alors des altérations profondes, dont la cause remonte quelquefois à plus de vingt ans, disparaître sous l'influence des *antivénériens* convenablement administrés.

La plupart des malades chez lesquels on rencontre de ces affections, larvées par d'autres formes morbides, ont eu, à une époque plus ou moins reculée, des chancres, des bubons, des pustules ou d'autres symptômes non moins caractéristiques. Ces malades n'ont pas fait de traitement, ou bien il a été irrégulier, interrompu, exécuté dans des circonstances défavorables. Dans certains cas, pour des chancres bénins et superficiels, par exemple, il a suffi de soins de propreté, d'un régime doux, de quelques antiphlogistiques, pour amener la disparition des accidents; d'autres fois les malades ont été infectés sans le savoir, ou les symptômes ont cédé si promptement qu'ils passent inaperçus; enfin l'infection a pu être congéniale.

Après de longues années, des symptômes consécutifs apparaissent, et l'on ne sait à quelle cause les attribuer, lorsqu'ils se traduisent sous des formes bizarres et tont-à-fait insolites. Le virus a d'abord agi localement avec une énergie et une intensité variables; on l'a cru détruit, parce que les phénomènes extérieurs avaient disparu ; mais l'économie n'avait pas été complétement débarrassée du principe morbide ; il y est resté pendant des années à l'état latent, et s'est révélé plus tard par ses ravages protéiformes.

L'opiniâtreté du mal, sa marche, bizarre, irrégulière ; sa persistance, son accroissement, malgré les traitements les plus variés, l'aspect des altérations concomitantes, etc., devront éveiller l'attention du praticien ; il se rappellera combien les malades sont disposés à cesser toute médication dès que les symptômes extérieurs ont disparu, combien les femmes ont de répugnance à faire de semblables aveux, et ne perdra pas de vue la possibilité de certaines infections sans phénomènes appréciables, d'une manière tout-à-fait inaperçue ; enfin, il se guidera plutôt sur le caractère des symptômes que sur les récits des malades, lors même qu'il ne pourrait pas suspecter leur véracité.

Jusqu'ici nous avons seulement rapporté des exemples de traitements irréguliers, insuffisants, arrêtés quand les symptômes extérieurs avaient disparu ; nous avons fait voir que la fréquence des récidives tient à ce que ces traitements ont été incomplets, exécutés dans des conditions défavorables, telles que l'exposition au froid, des marches forcées, des écarts de régime, etc. Or, quand les premiers traitements ont été manqués, on est obligé de les recommencer ; et alors on emploie ordinairement les mêmes moyens à plusieurs reprises ; l'économie s'habitue à leur action ; dès lors, ils restent sans effet, et s'ils ne produisent pas des accidents fâcheux, ils demeurent tout au moins inefficaces. Il paraît que ce n'est pas seulement la constitution des malades qui s'habitue à l'action d'un même médicament, mais encore le virus, puisque, dans l'observation 14, l'affection, après avoir été combattue à plusieurs reprises chez les parents et chez l'enfant, par des traitements mercuriels répétés, n'a pu être guérie chez les nourrices par les mêmes moyens poussés très-loin, quoique celles-ci n'eussent jamais fait usage de mercure, tandis qu'elles ont au contraire été débarrassées promptement et complétement par le *muriate d'or*.

Ce n'est pas, comme on l'a fait si souvent, aux préparations mercurielles, mais à la manière dont elles sont administrées, qu'li faut rapporter les reproches qu'on leur adresse. Un seul traitement bien fait, quoique prolongé au-delà du terme voulu, ne peut avoir de graves inconvénients, et il détruit sûrement le virus vénérien; tandis que des traitements incomplets, multipliés, ne peuvent plus agir sur le principe morbide et sont suivis de récidives de plus en plus fâcheuses, parce que la maladie est plus difficile à guérir et la constitution plus altérée par les médicaments; ce qui ne serait pas arrivé si le premier traitement eût été suffisant.

Cependant il est encore un autre écueil qu'il faut éviter; nous voulons parler de l'usage inopportun ou exagéré des moyens les plus efficaces. Ainsi :

Un traitement antivénérien, quel qu'il soit, commencé avec trop de précipitation, sans les précautions nécessaires, lorsque les symptômes sont encore dans leur période d'acuité, pourra occasionner des accidents;

Si, dès le début, on administre des doses trop fortes, quel que soit le spécifique employé, il peut en résulter une exacerbation momentanée des symptômes, ou une série de phénomènes étrangers à la maladie, tels que de la fièvre, une complication gastro-intestinale, etc.;

Si des traitements variés ont été prescrits coup sur coup, sans donner de repos au malade, la constitution irritée sera exposée aux mêmes désordres.

Dans tous ces cas, le repos, les antiphlogistiques, un régime lacté, des bains répétés, sont nécessaires pour calmer cette excitation; car elle n'est que le résultat des moyens employés, ou plutôt de leur mauvaise administration.

Il arrive aussi quelquefois que les antivénériens, poussés

trop loin, en vertu même de leur propriété *spécifique*, font reparaître, à la fin du traitement, quelques-uns des symptômes qu'ils avaient d'abord guéris ; c'est ainsi que les mercuriaux, les préparations d'or, les composés iodurés, et même les sudorifiques, trop longtemps continués, ou donnés à trop fortes doses, ont amené quelquefois des pustules, des ulcérations dans l'arrière-gorge, des ophthalmies, des exostoses, etc. ; en un mot, tous les symptômes de la syphilis, et ceux-ci peuvent, non seulement augmenter d'intensité, mais encore changer d'aspect par l'exagération de ces traitements. En voici quelques exemples.

OBSERVATION 50. Syphilis constitutionnelle ; exagération des traitements antivénériens. — Antiphlogistiques. — Guérison.

Un malade arriva dans le mois de juin 1845, à l'hôpital Saint-Eloi, pour y être traité d'une syphilis constitutionnelle invétérée. Depuis deux ans, il avait été soumis, sans interruption, à tous les moyens antivénériens connus.

A son arrivée, ce malade présentait une éruption cutanée sur tout le corps ; la verge était perforée en deux endroits, et deux tumeurs gommeuses menaçaient de s'ouvrir à la région du cou ; la maigreur était effrayante et la faiblesse excessive.

L'aspect de ces ulcères, la vive douleur qu'ils occasionnaient, la fièvre intense qui épuisait la constitution, la complication du passage de l'urine à travers les fistules de la verge, devaient faire porter un pronostic fâcheux, que venait encore confirmer le profond découragement dans lequel était plongé le malade, abandonné d'ailleurs par les médecins.

Dès l'abord, on jugea qu'en vertu de la quantité des médicaments qui avaient été administrés, il s'était produit un trouble et une excitation profonde dans l'économie ; avant tout, le repos était nécessaire. On se contenta donc d'un traitement antiphlogistique (*saignée de* 250 *gram.; applications de sangsues ; bains ; cataplasmes émollients ; boissons adoucissantes ; régime lacté*.) Ces divers moyens amenèrent une amélioration rapide.

Dans l'espace de dix jours, les ulcères fongueux et de mauvaise nature étaient devenus d'un beau rouge , les tumeurs du cou s'étaient affaissées ; la peau, au lieu de la teinte jaune et blafarde qu'elle présentait , avait repris sa couleur normale sur toute la surface du corps. Après trois semaines de cette médication, les ouvertures fistuleuses avaient pris un aspect tout-à-fait différent ; des bourgeons d'un rouge clair s'étaient développés, et fournissaient une suppuration louable ; laverge, autrefois tuméfiée et violacée était revenue à son état ordinaires.

Enfin, après deux mois de séjour à l'hôpital , les fistules urinaires s'étaient cicatrisées spontanément ; tous les désordres avaient disparu, et le malade avait recouvré la santé qu'il croyait à jamais perdue.

———

OBSERVATION 51. **Syphilis constitutionnelle. Exagération des traitements. — Antiphlogistiques. — Guérison.**

En 1850, un maître de forges vint à Montpellier pour une affection vénérienne traitée sans relâche depuis plus d'une année, par les moyens les plus variés et les plus énergiques. Le corps était couvert de pustules et de petites tumeurs rouges qui donnaient à la peau l'aspect d'un *éléphantiasis ;* face injectée, turgescente ; conjonctive rouge, enflammée, bordée de chassie ; bouche tapissée d'aphthes ; voûte palatine mamelonnée , comme la peau ; pharynx très-rouge ; amygdales tuméfiées ; voix rauque ; agitation , insomnie ; pouls fréquent, tendu ; fébricule habituelle avec exacerbation le soir ; chaleur à la peau ; urine sédimenteuse, rare. La nature de ces symptômes annonçait un état de surexcitation générale, qu'il fallait attribuer aux nombreux traitements antérieurs.

La plénitude du pouls et l'injection de la face firent pratiquer immédiatement une large saignée, qui fut renouvelée deux fois encore un peu plus tard. On administra des bains, d'abord chaque jour, puis tous les deux jours, et le malade fut soumis à un régime lacté, pour tout aliment. On y ajouta, seulement au bout de 15 jours, un échaudé, puis deux, etc. Le changement qui survint fut presque instantané, et la guérison put être regardée comme complète avant la fin du mois.

Chose remarquable ! Sous l'influence de ces émissions sanguines, des bains multipliés et d'une diète aussi rigoureuse, les forces augmentèrent avec rapidité, ainsi que l'embonpoint; et la face, d'abord couleur de brique, reprit sa teinte normale, en même temps qu'elle se remplit.

OBSERVATION 52. Traitements antivénériens exagérés. — Antiphlogistiques. — Guérison.

Un officier, après avoir été soumis, pendant dix-huit mois, à divers traitements antivénériens *à haute dose* et *sans interruption*, vint à l'hôpital Saint-Éloi, dans l'état suivant :

Le gosier, la voûte palatine, sont complétement envahis par des ulcérations d'apparence vénérienne ; en même temps, il existe une large perforation du voile du palais; une fièvre habituelle consume le malade(*Régime lacté, saignées, bains, lavements émoll.*) Au bout d'un mois, sous l'influence de ces moyens seuls, la perforation du voile du palais était arrêtée, et, peu de temps après, la guérison était complète.

Dans ces trois observations, l'exacerbation des symptômes, leur nature, leur multiplicité, doivent être rapportées aux nombreux traitements que ces malades avaient subis; loin d'être modifiée par les moyens employés, l'économie, fatiguée, irritée, paraissait sous le poids d'une infection nouvelle, tandis que les accidents n'étaient dus qu'à l'action exagérée des médicaments spécifiques ; les heureux effets obtenus par les antiphlogistiques démontrent que le virus vénérien était détruit.

Lorsque, à la suite d'un traitement trop énergique ou trop prolongé, on voit survenir de nouveaux symptômes analogues à ceux qui avaient disparu, il faut bien se garder d'en conclure que le virus n'a pas été déraciné, qu'il sévit avec une nouvelle activité, comme sont portés à le croire ceux qui n'ont pas une expérience suffisante de cette maladie. Ces nouveaux symptômes n'indiquent pas une rechute, mais une action exagérée des agents employés; jamais une *récidive* ne survient *à la fin* d'un traitement antivénérien énergique et prolongé; elle ne se déclare que longtemps après la cessation de toute médication. Au reste, on a bientôt la preuve que cette exaspération n'est due qu'à une espèce d'intoxication de l'économie, quand on voit le repos, les bains, les antiphlogistiques, dissiper tous les accidents.

D'un autre côté, des malades fatigués par un voyage, ou irrités par des excès de tout genre, présentent souvent à leur entrée dans l'hôpital, des symptômes qui, au premier abord, ont un caractère fâcheux; le repos, une saignée, des bains, procurent une amélioration rapide, et quelquefois même une guérison trompeuse.

On s'est emparé de tous les cas de ce genre pour jeter de la défaveur sur les mercuriaux et même sur tous les spécifiques de la syphilis, pour crier contre leur impuissance, leur danger, etc. Enfin, dans ces derniers temps, on en est venu jusqu'à nier l'existence du virus vénérien, puisqu'on a prétendu que les symptômes syphilitiques ne sont que le résultat d'une inflammation ordinaire, susceptible de guérir, comme toutes les autres, par l'emploi seul des évacuations sanguines, des émollients et du régime, c'est-à-dire sans le secours d'aucun agent spécifique.

Les faits que nous avons rassemblés dans ce chapitre nous dispensent d'entrer dans la discussion de théories qui n'ont jamais ébranlé les véritables praticiens, et dont les dangers diminuent, à mesure que le nombre et la gravité des récidives éclairent les esprits séduits par la hardiesse des assertions, ou par l'appât de la nouveauté. Il faut du temps pour que la vérité se fasse jour sur une pareille question, puisqu'il s'écoule quelquefois vingt ans entre la première infection et la récidive, sans que, pendant tout ce temps, rien puisse faire soupçonner dans l'économie l'existence d'une cause morbide.

Que ces faits soient étonnants, inexplicables même, dans l'état actuel de la science, peu importe pour le malade; et c'est le malade qu'il faut voir au fond de toute discussion pratique. Laissons donc de côté les mots et posons les questions suivantes : dans les cas d'infection vénérienne, quels sont les moyens les plus certains d'obtenir une guérison complète, solide ? dans les cas de récidive, quelle que soit la forme et la gravité des symptômes, est-il des agents thérapeutiques qu'on puisse employer avec une certitude presque absolue de guérison? La réponse ne sera pas douteuse pour quiconque aura vu un grand nombre de ces maladies; et c'est ce point capital que l'homme de l'art ne doit jamais perdre de vue dans l'intérêt de l'humanité, le seul qui soit digne de le préoccuper.

Ce qui restera de la vive polémique soulevée à ce sujet, c'est que l'emploi des spécifiques de la syphilis doit être soumis des règles générales, à des conditions individuelles trop souvent négligées, et, par cela même, utiles à rappeler ici.

Traitement.

La nature de l'affection une fois reconnue, il reste à choisir le meilleur mode de traitement antivénérien pour le cas actuel.

M. Lallemand est dans l'habitude de commencer, en général, par les mercuriaux et de finir par les préparations d'or ou les composés iodurés, afin de pouvoir rendre à l'économie le ton qu'elle aurait perdu par l'influence du premier traitement.

Les mercuriaux agissent d'une manière relâchante sur tous les tissus : il en résulte, à la longue, un état qui a beaucoup

d'analogie avec celui que produit le scorbut commençant ;
état dont on peut avoir une idée par l'aspect mollasse, fongueux et saignant des gencives.

Cependant on a trop jeté de défaveur aujourd'hui sur les
préparations mercurielles ; une partie des reproches qu'on
leur a faits peuvent s'appliquer également aux autres spécifiques
et même aux sudorifiques, comme nous l'avons déjà dit. Sagement administré, le mercure n'a pas plus d'inconvénients
que les autres moyens préconisés contre la syphilis. Ce qui ef-
fraye les praticiens et surtout les malades, c'est la salivation, qui
arrive à la suite de son emploi ; mais aujourd'hui , qu'on ne
regarde plus cet accident comme nécessaire à la guérison, on
cherche à l'éviter autant qu'on mettait jadis de soin à le provoquer, et l'on y parvient facilement. Toutefois, il faut savoir
qu'il est des constitutions, des idiosynchrasies, qui ont une an-
tipathie très-prononcée pour l'action du mercure ; chez ces
malades, on voit la salivation survenir quelquefois au bout de
deux ou trois jours de traitement. Comme il n'est pas possible de prévoir d'avance ces dispositions individuelles, il
importe toujours de commencer l'administration des mercuriaux par les plus faibles doses, et de ne les augmenter
qu'avec circonspection.

Mais il est encore parmi eux un choix à faire : les pilules
de Plenck ont une action très-douce ; les pilules de Sédillot
ont l'avantage de favoriser les selles, en raison du savon mé-
dicinal qui entre dans leur composition, et cette action dé-
rivative sur les intestins diminue la tendance à la salivation.
Pendant longtemps on n'en donne qu'une ou deux par jour,
et l'on ne doit pas aller au-delà de 4 ; on porte leur nombre total jusqu'à 200 ou 250 au plus. Il faut diminuer ou ,
mieux encore, suspendre le remède dès que les malades ont
la bouche mauvaise, éprouvent une saveur métallique, etc. ,
enfin, dès que les phénomènes précurseurs de la salivation se
manifestent ; on doit donner des bains tièdes toutes les fois
qu'il survient de la chaleur et de la sécheresse à la peau , de

la fréquence dans le pouls, en un mot, des symptômes
d'irritation gastro-intestinale.

Les préparations de *sublimé* (1) sont en général irritantes ;
cependant leur emploi est souvent avantageux. Ainsi ; lorsque dans les hôpitaux on traite des malades indociles ou insouciants, qui se croient guéris dès qu'ils n'aperçoivent plus
de symptômes extérieurs, la *solution de sublimé* est de tous
les moyens celui qui permet le moins la fraude ; le médicament étant administré pendant la visite dans un verre de tisane, le malade ne peut le cacher dans sa bouche quand on
la lui fait ouvrir. On prescrit d'abord 1 *centigr.* par jour, et,
sur la fin du traitement, une quantité égale matin et soir, jusqu'à concurrence de 75 *à* 90 *centigrammes* en tout. Cependant les préparations de sublimé, en boisson à l'intérieur, ont
aussi de graves inconvénients ; elles produisent souvent des
nausées, des coliques, et même de la toux, particulièrement
chez les individus dont la poitrine est irritable ; du reste, le
sublimé comme les autres mercuriaux, détermine des aphthes
dans la bouche, de la salivation, etc., suivant la disposition
individuelle.

Les *bains de sublimé* (4-16 *grammes*) sont très-avantageux lorsque la faiblesse ou l'irritation des organes digestifs
ne permet pas de faire prendre le mercure par la bouche,
ou bien lorsqu'il faut agir sur des symptômes syphilitiques
extérieurs.

Mais, dans ce dernier cas, leur efficacité va toujours en diminuant, car celle-ci est toujours proportionnée à l'étendue
des surfaces dénudées ; aussi, quand les affections cutanées
ont disparu, il faut toujours mettre les *bains de sublimé*

---

(1) A l'exemple de M. Lallemand, nous avons toujours employé l'ancienne
expression pharmaceutique, à cause des accidents graves qui résultent bien
souvent de la confusion produite par la ressemblance des mots, *protochlorure de mercure* et *déuto-chlorure de mercure*. Les exigences de la pratique ne sont pas celles de la chimie.

de côté pour continuer le traitement par les moyens internes. Ainsi donc, plus les ulcérations sont nombreuses, moins il faut que les bains soient chargés de principe actif ; quand les malades commencent à éprouver une saveur métallique, afin d'éviter une excitation trop vive et de prévenir la salivation, il est bon de les alterner avec des bains d'eau de son, et même d'en suspendre l'emploi pendant quelques jours.

Pour apprécier l'effet du *sublimé* sur le virus vénérien, il faut aussi tenir compte du mode d'action de ce médicament sur les surfaces malades ; il agit d'une manière directe, énergique, et la guérison des symptômes locaux s'effectue en très-peu de temps. En raison de cette facilité, on doit être mis en garde contre la conclusion à en tirer, par rapport à la destruction du virus vénérien ; sans cela on serait exposé à voir au bout de quelque temps la maladie se reproduire.

Les *injections de sublimé* (40 *centig. pour* 500 *gram. d'eau*) réussissent parfaitement pour reconnaître la nature vénérienne de certaines affections qui ont résisté aux divers moyens employés pour les combattre.

Après avoir constaté souvent les avantages des injections de ce genre, M. Lallemand y a recours comme *moyen explorateur*, dans toutes les fistules qu'il suppose entretenues par des ostéites syphilitiques, dans les ophthalmies douteuses, etc., en général, dans toutes les plaies d'origine incertaine. Si la cause vénérienne présumée existe réellement, au bout de huit ou dix jours un changement notable se manifeste, la suppuration prend un aspect plus louable, et l'on remarque l'influence toute spécifique de ces moyens sur la marche de la maladie.

Les *frictions mercurielles* constituent un moyen incommode et peu sûr. Lorsqu'elles sont faites sur la verge ou sur le prépuce, elles déterminent des érections pénibles et toujours fâcheuses, par l'afflux sanguin qu'elles provoquent dans des parties déjà irritées. Les chancres peu étendus s'exaspèrent par les frottements exercés à leur surface ; s'ils sont très-larges, les applications extérieures leur conviennent encore moins.

Les *frictions mercurielles* se pratiquent ordinairement à la région inguinale et à la partie interne des cuisses ; mieux vaut encore, quand la saison est chaude, placer 2 *grammes d'onguent mercuriel* dans le creux de chaque aisselle ; l'absorption se fait en quelques heures, et le lendemain on ne trouve plus de mercure que sur la peau qui borde le creux de l'aisselle. Cette méthode qui, du reste, est très-énergique, ne convient cependant que dans un petit nombre de cas. Outre la rapidité de l'absorption, qui expose à une salivation intense, et la facilité avec laquelle les malades pourraient se refroidir pendant l'hiver, M. Lallemand, dans les essais qu'il a faits de cette méthode, a pu constater combien ses effets sont variables.

En général, toutes les méthodes qui consistent à introduire le mercure dans l'économie d'une manière *endermique* sont plus ou moins infidèles ; elles présentent toutes le même inconvénient, parce que l'absorption n'est pas la même dans toutes les régions du corps, dans toutes les saisons et chez tous les individus ; il est alors difficile d'apprécier quelle est la quantité de principe actif qui s'introduit dans l'économie.

Quant aux *préparations d'or*, outre leur action spécifique, elles agissent à la manière des toniques, resserrent les tissus, activent toutes les fonctions, et détruisent enfin les fâcheux effets des préparations mercurielles, comme si elles saturaient les molécules de mercure. Aussi, vaut-il mieux faire succéder leur administration à celle du mercure, lorsque celui-ci n'a pas réussi à détruire complétement la maladie. Données chez des sujets d'un tempérament irritable, au commencement d'un traitement, les préparations d'or pourraient provoquer dans l'économie une excitation trop grande, inconvénient qu'elles ne présentent pas, quand elles viennent après une action débilitante et longtemps prolongée.

L'*oxide d'or* est beaucoup plus doux que le *muriate ;* cependant, à la dose de 1 ou 2 *centigrammes* en frictions sur la langue, il produit de bons effets, et l'on peut augmenter ces frictions jusqu'à 4 ou 5 *centigrammes*, divisés en 2 frictions, une le matin et une le soir ; son action est lente, mais elle s'accumule à mesure que le traitement continue, et finit par être très-prononcée ; elle se manifeste ordinairement par des sueurs abondantes et des urines copieuses; en même temps les symptômes syphilitiques présentent une amélioration progressive. *L'oxide d'or* offre surtout l'avantage de ne causer aucun dérangement dans les fonctions digestives ou dans le système nerveux.

Le *muriate d'or et de soude*, beaucoup plus énergique, convient moins aux constitutions irritables. Au début on le donne à la dose de 5 *milligram.* ($\frac{1}{15}$ de grain), en augmentant seulement jusqu'à ce qu'on arrive à 1 *centigramme* dans les 24 heures. Sa solubilité permet de l'administrer à l'intérieur, en dissolution dans l'eau distillée, aux mêmes doses qu'en frictions sur la langue ; plus actif que l'*oxide d'or*, il détermine une excitation générale plus forte ; aussi convient-il parfaitement aux sujets dont la fibre est lâche et molle, à ces tempéraments lymphatiques chez lesquels une disposition scrofuleuse entretient en quelque sorte et prolonge indéfiniment l'affection vénérienne.

On a prétendu que les préparations d'or réussissaient moins bien dans le Nord que dans le Midi ; mais on a pu voir, dans l'Observation 14, que les préparations d'or ont été administrées avec le même succès à Metz, à Paris, à Montpellier, c'est-à-dire dans les pays les plus différents. Ainsi l'emploi de ces préparations ne doit pas être rejeté à cause du climat.

Lorsqu'une disposition particulière à la salivation, une constitution scrofuleuse bien prononcée, etc., contre-indiquent l'emploi des mercuriaux, ou lorsque leur action n'a pas pu déraciner complétement le virus vénérien, alors les préparations d'or sont indiquées. On peut leur substituer les divers composés d'*iode* usités aujourd'hui, M. Lallemand emploie les *iodures* dans les mêmes circonstances et pour les mêmes raisons que les préparations d'or. Il commence par 4 gramme l'emploi de l'*iodure de potassium*.

Quel que soit le mode de traitement employé, l'usage des spécifiques, surtout dans les affections consécutives, devra être secondé par l'emploi prolongé des *sudorifiques*, et notamment de la *salsepareille*, autant que le permettra l'état des organes digestifs. A l'Hôtel-Dieu Saint-Eloi, dans le service des vénériens, M. Lallemand prescrit chaque jour 500 grammes *de tisane de salsepareille*, avec 50 gram. de *sirop sudorifique*; dans sa pratique particulière, il donne, en outre, aux malades une cuillerée à bouche *d'essence de salsepareille à la vapeur*, dans une tasse de lait, matin et soir.

Mais avant tout, pour le traitement d'une affection vénérienne, il y a deux ordres de phénomènes à considérer dans les symptômes : d'une part l'inflammation, et de l'autre la cause spéciale qui provoque ou entretient la maladie.

La première indication est donc de combattre cette inflammation par des moyens appropriés, suivant son intensité et la constitution du malade; les émissions sanguines locales ou générales, les bains, les boissons adoucissantes, etc., seront employés dans ce but.

Quand on aura obtenu de ces moyens l'effet qu'on en pouvait attendre, c'est seulement alors qu'on devra attaquer le principe vénérien, par des spécifiques dont l'action immédiate pourrait exaspérer les symptômes inflammatoires, pour peu qu'ils eussent d'intensité ; car tous ces médicaments produisent un trouble général, une excitation particulière de l'économie, que dénotent assez le malaise, l'insomnie qu'éprouvent quelquefois les malades.

C'est pour avoir négligé cette distinction, qu'on a vu si souvent des traitements commencés sans précaution, exaspérer momentanément les symptômes locaux les plus variés. Quand bien même cette exacerbation ne se manifesterait pas,

ces traitements sont toujours bien plus difficilement supportés par des malades qui n'y ont pas été préparés ; on est
souvent obligé de suspendre la médication, ou d'y renoncer
trop tôt. Il y a donc toujours avantage, lorsque l'économie et
les symptômes le comportent, à consacrer quelques jours à ces
préliminaires, afin de ne pas compromettre par la suite les
effets du traitement.

Ainsi certaines constitutions sanguines, pléthoriques, ne
doivent pas être soumises aux antivénériens, avant d'y
avoir été préparées par un régime sévère, par des saignées
et des bains ; d'autres tempéraments, lymphatiques et scrofuleux, ne sauraient être débilités sans de grands inconvénients ; il faut alors administrer les préparations d'or ou les
composés iodurés, de préférence aux mercuriaux, qui ont une
tendance à laisser dans l'économie une disposition générale
de relâchement, de laxité. Chez les sujets nerveux, on
peut, dès le principe, administrer les mercuriaux doux, les
pilules de Sédillot, par exemple, ou celles de Plenck ; mais il
est prudent chez eux d'éviter l'emploi du sublimé, qui agit
d'une manière irritante. Cette substance doit aussi être rejetée
pour des malades dont la poitrine est délicate et disposée à la
phthisie ; chez eux aussi l'administration du muriate d'or
et de soude n'est pas à recommander ; l'excitation générale qui
suit l'emploi de ce médicament pourrait produire un effet
funeste ; l'or divisé, au contraire, et l'oxide d'or atteindront
mieux, dans ces cas, le but qu'on se propose.

Lorsque le traitement a été poussé trop loin, lorsque les
premières doses des médicaments ont été exagérées, il faut
laisser aux phénomènes morbides le temps de se calmer, et
reprendre ensuite le traitement interrompu. S'il a été prolongé dans les limites ordinaires, et que la guérison pa-
raisse incertaine, on donnera du repos aux malades, et
quand on reprendra la cure, ou changera les préparations, afin d'agir plus énergiquement ; ainsi, par exemple, on abandonnera les mercuriaux pour les remplacer

par les préparations d'or ou les composés iodurés. Enfin, lorsque le traitement a été prolongé au-delà des limites ordinaires, et que les symptômes vénériens, loin de se calmer, augmentent d'intensité, toute médication doit être abandonnée; les antiphlogistiques, les émollients, le repos, la diète lactée, seront les seuls moyens auxquels on aura recours durant plusieurs mois. Pendant ce temps, la constitution du malade aura pu se refaire, après avoir été irritée par cette exagération médicamenteuse; alors, si de nouveaux accidents, d'un caractère bien tranché, apparaissent, le malade sera mieux disposé à éprouver les effets d'un nouveau traitement.

Dans les affections constitutionnelles très-anciennes, on peut rarement arriver à une guérison complète par un seul mode de traitement antivénérien. A la longue, son action s'affaiblit et ses effets sur l'économie s'accumulent de manière à produire d'autres désordres qu'il importe de prévenir ou de corriger, sans cesser de combattre le virus syphilitique. Il serait inutile, dans des cas de ce genre, de changer une préparation pour une autre, si le principe actif restait le même : la seconde agirait toujours de la même manière et augmenterait encore les accidents. L'économie est alors, en quelque sorte, saturée de ce médicament ; il ne peut plus être utile ; on doit donc l'abandonner complétement pour en essayer un autre, d'une nature différente, et d'une efficacité bien démontrée.

Quant au régime, M. Lallemand a toujours observé que, parmi les militaires traités à l'hôpital Saint-Eloi, les soldats guérissent, en général, plus promptement que les officiers, mieux nourris et moins bien surveillés. Aussi est-il dans l'habitude de soumettre les vénériens à un régime aussi exigu que leur constitution peut le permettre sans inconvénients.

Pour ce qui concerne les climats et les saisons, il est reconnu, depuis longtemps, que les affections syphilitiques se montrent plus rebelles en hiver et dans les pays froids, qu'en été et dans les pays chauds ; que l'abondance et la facilité de la

transpiration sont des conditions importantes dans la cure
de ces maladies. On sait avec quelle facilité la syphilis disparaît sous les tropiques, et avec quelle fréquence des symptômes, même très-violents, se manifestent lorsque des individus récemment guéris, quittent ces climats pour des régions
plus froides; il suffit, quelquefois, du retour dans des pays
chauds pour que les accidents consécutifs s'amendent. Ainsi,
dans les cas graves, toutes les fois que la chose sera possible, on préférera le printemps pour commencer un traitement antivénérien, ou, mieux encore, on enverra le malade
dans le midi.

Il nous reste encore à dire quelques mots des moyens
purément topiques à mettre en usage contre certains symptômes.

Le traitement local des bubons sera émollient et antiphlogistique, toutes les fois qu'on observera les caractères d'une
inflammation aiguë. On peut ainsi obtenir une résolution
complète tant que la suppuration n'est pas encore établie;
mais si la fluctuation est manifeste, si la peau est amincie,
quoique la base de la tumeur soit encore résistante, il faut
ouvrir l'abcès avec la lancette, afin d'obtenir une cicatrice
étroite et un prompt recollement de la peau.

Quelquefois, après l'issue du pus, les bubons conservent
une base dure. La compression à l'aide d'un spica, l'application des toniques, des astringents, des excitants, des vésicatoires volants; les frictions mercurielles, iodurées, etc.,
aidées d'un traitement interne, amènent ordinairement la
résolution de ce qui reste engorgé. Les bubons qu'on tarde
trop à ouvrir se percent d'eux-mêmes, et laissent une peau
amincie qui ne peut se recoller, parce que son tissu cellulaire a été détruit, et avec lui les nombreux vaisseaux qui
allaient directement alimenter le derme; ceux qui cheminent
pendant un court trajet dans son épaisseur, suffisent à peine
pour y entretenir la vie; il faut donc en faire l'excision. Pratiquée avec des ciseaux courbes, dans la direction du pli de

l'aine, elle est en général suivie d'une cicatrisation prompte et linéaire, surtout en ayant le soin de tenir la cuisse fléchie sur le bassin , pour rapprocher les lèvres de la plaie, et l'on obtient ainsi une réunion presque immédiate. L'élasticité de la peau de l'abdomen et des environs du pli de l'aine est assez grande pour que l'extension de la cuisse ne soit pas gênée par la suite.

Lorsque ce décollement de la peau coïncide avec un engorgement chronique et indolent des ganglions lymphatiques de l'aine , avec une constitution scrofuleuse ou détériorée, on doit préférer à l'instrument tranchant une traînée de potasse ou , mieux encore , de poudre de Vienne ; en détruisant les lambeaux amincis, elle détermine, dans les tissus sous-jacents , une inflammation qui aide puissamment à la résolution des ganglions engorgés.

On a pu remarquer que l'excision du prépuce avait été pratiquée chez plusieurs malades. Voici pourquoi : Lorsqu'il existe un chancre à la surface du gland ou du prépuce, la matière sébacée, fournie par les follicules muqueux de ces parties, s'accumule entre leurs surfaces et les irrite ; les portions saines se trouvent en contact avec le pus provenant de l'ulcère, et il en résulte une infection nouvelle, une cause inévitable, incessante de reproduction de la maladie.

D'après de nombreux exemples, M. Lallemand est dans l'habitude de pratiquer cette excision, même chez des individus dont le gland peut être mis à découvert : vingt années de cette pratique lui en ont prouvé l'importance. En effet, ces ulcérations renfermées à l'intérienr du prépuce s'enveniment toujours en combinant leur action avec celle des produits fournis par les follicules muqueux de ces parties. De plus, il y a là une absorption inévitable du virus vénérien, qui augmente l'infection générale et la renouvelle pour ainsi dire à chaque instant. Aussi, chaque fois qu'un cas de ce genre se présente, la circoncision est-elle proposée au malade , afin d'éviter cette inoculation consécutive ; car, malgré les soins de propreté les plus minutieux, malgré l'emploi des antiphlogistiques et des émollients, malgré les applications ou les frictions mercurielles, il est difficile d'empêcher que la sanie ne traverse la charpie et ne mette en contact le virus avec les parties voisines, si disposées à l'absorption.

Cette infection consécutive est d'ailleurs démontrée par ce qui se passe dans d'autres circonstances : ainsi, chez des malades affectés de chancres à la verge et auxquels on applique des sangsues ou des ventouses scarifiées sur l'abdomen, à l'aine ou à la partie supérieure des cuisses, on voit souvent quelques-unes de ces petites plaies s'enflammér, s'ulcérer, prendre un très-mauvais aspect et ne guérir qu'à la fin du traitement, en même temps que les chancres; l'inoculation pratiquée avec la matière prise sur ces ulcères consécutifs, démontre qu'ils sont évidemment sous l'influence du virus vénérien. Au premier abord, on pourrait croire que cela dépend de l'infection générale; mais quelques-uns de ces malades ont été saignés, et la plaie produite par la lancette ne s'est pas envenimée; bien plus, toutes les piqûres de sangsues ne prennent pas un mauvais caractère; celles qui sont appliquées au périnée ou sur des parties hors de la portée du chancre, guérissent très-promptement. Un examen attentif fait reconnaître que ces piqûres ulcérées et sanieuses sont distribuées en cercle autour du pénis, tandis que celles qui se trouvent à une plus grande distance, et par conséquent hors de la sphère d'infection, sont guéries depuis longtemps; dès-lors, il est évident que le virus vénérien, fourni par les chancres de la verge, s'est écoulé sur les piqûres des sangsues et y a produit une véritable inoculation; en effet, quand on en applique sur la verge, sur les différents points du bas-ventre, des aines, ou des cuisses qui sont le siége d'ulcérations semblables, on peut aisément constater qu'elles se trouvent exactement dans le rayon d'action de la partie affectée de la verge.

Il est donc incontestable qu'une infection nouvelle peut

s'opérer, pendant le traitement d'une maladie vénérienne, tant que le virus n'est pas complétement détruit ; il suffit pour cela que la matière fournie par un chancre soit en contact avec une surface favorable à l'inoculation , et il n'en existe pas qui présente cette condition au même dégré que le prépuce et le gland ; d'où il est facile de comprendre l'importance de préserver leur surface du contact d'un chancre, ou de la sanie qn'il fournit.

On pourrait hâter la cicatrisation de ces ulcères du prépuce ou du gland par des cautérisations ou par des applications mercurielles ; mais le premier moyen, irritant les surfaces malades, provoque souvent l'inflammation des vaisseaux lymphatiques correspondants, et, par suite, celle des ganglions de l'aine ; nous avons déjà parlé des inconvénients du second ; d'ailleurs, il ne faut pas oublier que la prompte disparition des symptômes rend les malades indociles , en leur faisant croire à une guérison qui n'est qu'apparente. Il vaut donc mieux, sous tous les rapports, pratiquer la circoncision.

Dans un autre chapitre nous examinerons le procédé opératoire à préférer ; nous nous bornerons ici à faire remarquer qu'on ne doit pas être arrêté par ce vieux préjugé, que les plaies résultant d'opérations pratiquées sur des parties affectées de syphilis prennent volontiers un aspect chancreux. Sans doute ces plaies n'ont pas un caractère inflammatoire aussi franc que dans les cas ordinaires ; mais comme il n'y a pas inoculation, les surfaces se détergent, prennent rapidement un aspect meilleur, et la cicatrisation s'obtient en 15 ou 20 jours.

Dans ces opérations, l'écoulement de sang fourni par les artères du frein et les dernières ramifications de la dorsale de la verge, est lui-même salutaire et préférable à une saignée générale. Quand les individus sont vigoureux, quand les symptômes inflammatoires sont violents, on doit attendre pour lier les vaisseaux que les malades se sentent très-affaiblis. Une douleur vive, il est vrai, mais de courte durée, une hémorrhagie, qui n'a jamais rien de grave, et qu'on peut toujours arrêter facilement, ne sauraient faire hésiter à recourir à ce moyen, surtout quand on envisage les funestes conséquences des récidives. La circoncision doit donc être pratiquée chaque fois que des chancres existent à l'intérieur du prépuce. On doit se hâter, à plus forte raison, d'y avoir recours, lorsque des points gangréneux se manifestent sur quelque partie de sa surface, ou lorsque sa tuméfaction a produit un phimosis.

Cette inoculation continuelle, inaperçue, qui s'opère à la surface du prépuce ou du gland en contact avec un chancre, explique parfaitement certaines récidives qu'on observe quelquefois malgré les traitements les plus réguliers. Quoiqu'ils aient été poussés aussi loin qu'à l'ordinaire, ils n'ont pas été suffisants, parce qu'une nouvelle infection avait lieu pendant l'administration même des spécifiques.

Quant à la durée du traitement, la règle la plus sûre à suivre est celle de le continuer pendant aussi longtemps après la disparition des symptômes qu'il en a fallu pour l'obtenir ; en s'arrêtant, s'il survient des accidents, des complications ; en modifiant la médication, si les effets curatifs diminuent.

CHAPITRE II.

RÉTRÉCISSEMENS DE L'URÈTHRE.

Avant d'entrer dans des considérations générales sur les obstacles qui peuvent s'opposer au cours des urines, nous allons rapporter quelques observations propres à justifier les opinions de M. Lallemand sur les points les plus importants, et nous choisirons de préférence ces exemples parmi les faits qui se sont passés sous nos yeux,

OBSERVATION 53. Rétrécissement au méat. — Incision. — Guérison.

Un militaire vint au mois de juin 1843 à l'hôpital Saint-Éloi, pour un rétrécissement de l'ouverture du gland, produit par une cicatrice qui avait diminué des deux tiers la capacité du méat.

Trois mois auparavant ce militaire avait contracté une affection vénérienne, consistant en chancres développés à l'intérieur du prépuce et à l'ouverture du gland. Un traitement antivénérien avait fait rapidement disparaître ces ulcérations ; mais en même temps l'orifice du méat s'était resserré.

Une incision fut pratiquée au gland dans la direction du frein, au moyen d'un bistouri droit, à lame étroite, guidé par une sonde cannelée. Une grosse sonde de gomme élastique fut ensuite placée à demeure, pour s'opposer à la réunion des parties divisées.

Au bout de huit jours les deux lèvres étaient cicatrisées séparément, et ce malade quitta l'hôpital urinant à plein jet.

Il est d'autres rétrécissemens du méat, qui tiennent à une induration diffuse du gland, provoquée par une inflammation qui a dépassé la surface muqueuse. Ces cas sont communs, les phénomènes morbides sont faciles à suivre, puisqu'ils sont accessibles à la vue; c'est pourquoi nous nous abstiendrons de rapporter ici des faits qui trouveront mieux leur place un peu plus loin. Quoi qu'il en soit, les rétrécissemens du méat sont dus à une induration diffuse ou à la cicatrisation de quelque ulcération : dans les deux cas, l'obstacle est le résultat d'une inflammation ; mais dans le second, l'induration a été précédée de perte de substance.

Nous verrons bientôt que les mêmes causes produisent les mêmes effets dans toutes les parties de l'urèthre. Mais nous avons cru devoir commencer par signaler les cas dans lesquels les phénomènes morbides se passent à l'extérieur, ou du moins dans les parties accessibles à la vue.

OBSERVATION 54. Rétrécissement durant depuis 14 ans; pertes séminales. — Dilatation rapide. — Guérison.

Un crieur de nuit, âgé de 59 ans, d'un tempérament lymphatique, d'une constitution délicate, avait contracté plusieurs blennorrhagies, à la suite desquelles il fut pris d'un rétrécissement dont il a été débarrassé, il y a 15 ans, par M. Lallemand. Depuis lors, il lui a souvent demandé conseil contre la dysurie qui avait reparu au bout d'une année, à la suite d'excès vénériens. Pendant les 7 dernières années, il s'est vu forcé à la continence; la verge entrait quelquefois en érection , mais l'éjaculation était impossible ; il existait une blennorrhée presque continuelle, qui s'exaspérait à la moindre cause d'excitation.

Toujours le malade, d'une pusillanimité extraordinaire, a reculé devant la pensée d'être sondé ; enfin pressé par la douleur , menacé d'une rétention d'urine complète, il est entré à Saint-Éloi le 1er janvier 1844. Les urines ne s'écoulent que goutte à goutte ; leur émission est accompagnée d'un sentiment de plaisir, auquel succède une lassitude profonde ; les dernières gouttes du liquide qui s'échappent du canal sont constituées par une matière gluante, épaisse et visqueuse ; l'excrétion des matières fécales a lieu involontairement, pendant les efforts auxquels se livre le malade pour vider sa vessie.

2 *janvier*. Le porte-empreinte rapporte une tige assez volumineuse à 10 *centimètres* de profondeur ; mais le malade, qui s'introduit quelquefois une bougie n° 2, compte trois obstacles : l'un à la partie droite, l'autre à la partie courbe, et un troisième au col vésical. Une bougie filiforme parvient, après de longues manœuvres, à pénétrer dans la vessie, où elle est laissée à demeure. — Sensibilité de l'urèthre, douleurs vives, fièvre.

3. Les urines ont passé entre le canal et la bougie ; celle-ci est retirée pour être remplacée par une sonde ; mais, comme le premier rétrécissement était situé à 10 *centimètres*, on ne peut le franchir qu'avec une sonde droite ; en conséquence, une très-petite sonde en gomme élastique, sans mandrin, est introduite dans le canal : la verge étant tenue bien droite, elle franchit le premier obstacle ; alors, en appliquant le pénis sur l'abdomen, afin d'imprimer à l'instrument une courbure régulière, il est possible de faire pénétrer la sonde à travers les autres obstacles ; elle est laissée à demeure. — Fièvre ; agitation extrême.

4. Sonde droite, n° 3, introduite de la même manière

que la précédente ; elle pénètre facilement ; les accidens diminuent.

Du 5 *au* 8 , on arrive successivement au n° 12 , qui est laissé à demeure pendant six heures (*bain*). Le malade urine à plein jet.

Comme il existe un phimosis naturel, et qu'il s'accumule entre le gland et le prépuce une grande quantité de matière sébacée, la circoncision est pratiquée.

14. Le prépuce est cicatrisé , la blennorrhée a disparu , le canal conserve sa capacité normale.

Ce malade attribuait l'écoulement auquel il était sujet à des blennorrhagies contractées pour la moindre cause, tandis que cette blennorrhée n'était que le résultat de l'irritation provoquée dans ces parties par le rétrécissement.

En effet, dans les cas de cette nature, l'urine retenue derrière l'obstacle distend la portion de l'urèthre comprise entre le rétrécissement et la vessie; le séjour prolongé de ce liquide âcre développe dans les follicules muqueux une irritation ou même une inflammation chronique, qui se traduit au dehors par un écoulement muqueux, quelquefois purulent, non contagieux. Cette augmentation de la sécrétion normale se montre aussi souvent après l'emploi prolongé des sondes à demeure; dans les deux cas, il suffit ordinairement de faire disparaître la cause d'inflammation pour que l'écoulement se tarisse.

Mais , en même temps que l'urine agit d'une manière fâcheuse sur les follicules muqueux de la prostate, elle irrite aussi les orifices des canaux éjaculateurs; par continuité de tissu , l'irritation se propage aux vésicules séminales qui dès-lors se contractent , sous l'influence de la cause la plus légère ; ce qui explique pourquoi les dernières gouttes d'urine sont accompagnées ou suivies de l'émission d'une certaine quantité de liqueur séminale.

Dans des cas plus graves, comme nous le montrerons, l'urine est refoulée jusque dans les vésicules séminales; de là, des pollutions diurnes incessantes, de là cette nonchalance, cette hypocondrie, ce manque d'énergie morale, cet amaigrissement, etc., que présentent si fréquemment les individus affectés de rétrécissemens anciens. C'est à cette cause qu'il faut attribuer principalement la pusillanimité de ce malade, qui a reculé, pendant 14 ans, devant l'introduction d'une sonde.

Le sujet de cette observation présentait plusieurs rétrécissemens, situés l'un à la portion droite, les deux autres à la portion courbe du canal; pour arriver jusque dans la vessie, il a fallu faire exécuter à la sonde droite dont on s'est servi, des manœuvres sur lesquelles nous reviendrons plus loin. Nous ferons seulement remarquer qu'il a suffi de *huit jours* pour dilater ces rétrécissemens malgré leur nombre, leur étroitesse, leur étendue, et surtout leur ancienneté; malgré la sensibilité de l'urèthre et la mauvaise disposition du malade.

OBSERVATION 55. — Blennorrhagies. — Rétrécissement, écoulement muqueux, pertes séminales, sensibilité excessive du canal. — Dilatation intermittente. — Guérison (1).

M. H..., étudiant en médecine, d'un tempérament lymphatico-nerveux, avait contracté plusieurs blennorrhagies dans l'espace de quatre ans.

A l'âge de 22 ans, ayant fait des excès de bière, il fut pris d'une dysurie qui disparut promptement; mais le jet des urines, bifurqué, tournoyant, devenait toujours de plus en plus mince. A cette époque, le malade ayant résisté à un pressant besoin d'uriner, eut une rétention complète, qui ne céda qu'au bout de dix-huit heures, à l'usage de la *pommade de belladone* en frictions sur le périnée ; le cathétérisme

---

(1) Observation communiquée par le malade.

fut impossible ; une contraction spasmodique du canal em-
pêcha même de retirer l'instrument, qui resta près d'une
heure engagé dans l'urèthre.

A l'âge de 23 ans, en 1845, M. H... vint à Montpellier.
Depuis six mois, un suintement muqueux s'était joint à la difficulté d'uriner ; les dernières gouttes d'urine étaient suivies
d'un sentiment de plaisir qui indiquait une émission involontaire de sperme : les urines troubles, nauséabondes, laissaient
déposer au fond du vase des mucosités abondantes, le jet était
très-petit ; enfin, vers le mois d'octobre, M. H... ayant commis
des excès de boissons et de femmes, les symptômes devinrent
plus graves : les besoins d'uriner très-fréquents n'amenaient
que la sortie d'une très-petite quantité de liquide ; pendant
les efforts auxquels le malade se livrait, la face était rouge,
injectée, la respiration haletante ; la verge se gonflait, se con-
tractait spasmodiquement et suspendait pendant quelques
instants la miction ; en même temps, l'issue des matières fécales, d'une consistance diarrhéique, était involontaire ; l'é-
conomie générale participa dès-lors à cette affection locale :
l'estomac devint paresseux, des symptômes de gastrite se
manifestèrent, le sommeil était pénible ; le caractère s'ai-
grit et s'assombrit. « Je connaissais, dit-il, mon état, je
voyais ma prostate rongée par l'urine, mes vésicules séminales laissant échapper un sperme mal élaboré ; les observations rapportées dans l'ouvrage de M. Lallemand me revenaient
à l'esprit ; je faisais mon autopsie ; malgré moi, je redoutais
le cathétérisme ; la seule idée de la sonde me faisait frémir,
et cependant j'étais persuadé qu'il n'y avait pas d'autre
moyen de me débarrasser de ma dégoûtante infirmité. Aujourd'hui que j'écris ces lignes et que j'ai vu plusieurs cas de
ce genre, je reconnais que j'ai eu des pertes séminales qui
ont probablement influé sur mon humeur naturellement gaie
et insouciante. »

2 octobre 1845, introduction d'une sonde en argent
n° 2 ; manœuvres longues et pénibles ; rétrécissement très-

étendu et très-étroit à la fin de la portion droite de l'urèthre ; sensibilité très-vive du canal ; douleur horrible dans la vessie, qui se contracte sur la sonde ; vomissement bilieux , fièvre intense. L'instrument ne peut-être supporté que *six heures.*

5. Le jet de l'urine est beaucoup plus volumineux (*bain d'eau de son, diète*). Fièvre violente, pouls fébrile, langue rouge , sèche, prostration.

10. Les accidents se sont calmés ; introduction plus facile d'une sonde en gomme élastique n° 2 ; elle est gardée pendant *cinq heures.* Agitation, urine sanguinolente, selles involontaires (*bain*).

11. Sonde n° 3 pendant *quatre heures;* peu de douleurs. Elle est remplacée par une autre, un peu plus grosse, qui est gardée autant de temps que la première.

12. Tous ces accidents se calment spontanément par le repos.

13. Sonde n° 4 pendant *six heures.* Agitation, douleurs vives dans le canal ; elles s'étendent bientôt au testicule droit qui se gonfle ; urines très-abondantes ; ténesme dans le rectum.

15. Sonde n° 5 et 6 dans l'espace de *huit heures.* Besoin d'uriner moins fréquent ; douleurs moins vives. Pollution nocturne.

16. Sonde n$_o$ 7 pendant *quatre heures.*

18. Sonde n° 8 pendant *cinq heures.*

21. Sonde n° 10 seulement pendant *deux heures;* hématurie abondante; douleurs excessives dans la région prostatique (*bains, lavements*).

24. Sonde n° 11 pendant *quatre heures.* Accidents généraux aussi violents que lors de l'introduction de la première sonde. Écoulement muqueux abondant (*bains, boissons rafraîchissantes*).

50. L'écoulement muqueux a disparu, le jet de l'urine est plus volumineux qu'à l'état normal ; on juge la dilatation suffisante. Depuis lors, aucun resserrement consécutif ne s'est manifesté.

Nous avons rapporté cette observation avec détails pour montrer que dans les cas où la sensibilité du canal est excessive, où la présence de la sonde détermine des accidents nerveux, de la fièvre, etc., il est cependant encore possible d'obtenir une dilatation *rapide*, en laissant assez d'intervalle entre l'introduction du corps dilatant, pour que l'irritation ait le temps de se dissiper.

Chez M. H..., la sonde n'a jamais pu être supportée plus de *huit* heures de suite, et cependant la dilatation du rétrécissement a été obtenue complétement, dans l'espace d'un mois, par *quarante-huit heures* de la présence des sondes. Toujours les accidents se sont dissipés spontanément, peu de temps après la soustraction de l'instrument, et leur intensité a chaque fois été moindre.

En général, dans les cas analogues, les accidents ne doivent être combattus que par des bains, des cataplasmes émollients et narcotiques, des boissons rafraîchissantes, des lavements, etc. : sitôt qu'ils sont calmés, il faut engager les malades à prendre quelque exercice en plein air.

OBSERVATION 56. Masturbation ; uréthrites ; orchites.—Rétrécissement très-difficile à dilater. — Péritonite intense ; pleurésie double. — Mort.

François Cellard, de Sainte-Apollinaire, département de la Loire, âgé de 27 ans, d'un tempérament bilieux sanguin, a été évacué d'Afrique sur l'hôpital de Montpellier, où il est entré le 14 juin 1843.

Il y a 5 ans, à la suite d'excès de masturbation, il fut atteint d'un écoulement considérable ; dès lors, il cessa complétement ses déplorables manœuvres, mais l'écoulement persista, et depuis lors il n'a jamais disparu. Dans le principe le malade rendait même du sang; plus tard, à la moindre fatigue l'écoulement s'arrêtait, et le testicule s'enflammait. Depuis cette époque Cellard a toujours eu des alternatives d'uréthrites et d'orchites, jusqu'à ce qu'enfin les marches forcées et les fatigues de l'Afrique aient aggravé le rétrécissement pour lequel il est venu.

Dès son arrivée, ce malade fut sondé; la dilatation du canal a pu être obtenue en quelques jours par l'introduction de sondes de plus en plus volumineuses; mais une orchite très-intense nécessita des applications des angsues, des cataplasmes, des bains, etc.

Depuis cette époque, on a tenté, à plusieurs reprises, de revenir à la dilatation; mais chaque fois l'orchite a reparu, grave et difficile à dissiper. A la dernière rechûte (4 juillet), il se déclara même quelques symptômes de gastro-entérite; tout essai de cathétérisme fut alors suspendu.

M. Lallemand se proposait, depuis l'apparition de ces accidents, d'abandonner la dilatation et de traiter le rétrécissement par l'incision; mais le 8, le malade éprouva de la douleur à l'hypogastre. Dès ce moment, tous les symptômes d'une péritonite éclatèrent : Hoquet, vomissements, ventre très-douloureux (*10 centigr. de calomel toutes les 2 heures, tisane d'orge, potion avec thridace 60 centigr., sirop diacode 30 grammes, eau de laitue 120 grammes*).

15. L'inflammation paraît s'étendre en montant; le malade se plaint de la poitrine, surtout du côté gauche (*même médication, 2 sinapismes sur les parties latérales du thorax*).

15. Le *calomel*, toujours continué, provoque quelques selles; il amène de l'irritation sur la muqueuse buccale; cependant il n'a pas encore déterminé de salivation (*2 larges vésicatoires à la partie interne des bras*). Mais la maladie qui avait paru un moment enrayée continue ses pro-

grès, et le malade expire le 16 juillet, neuf jours après l'invasion de l'inflammation des séreuses.

Autopsie.

Poitrine. Epanchement purulent dans les cavités pleurales, plus abondant du côté droit que du côté gauche ; pseudo-membranes tapissant plusieurs points de la plèvre costale, et surtout de la plèvre pulmonaire ; hépatisation rougé du poumon, beaucoup plus étendue à gauche qu'à droite : le reste de l'organe est crépitant. Membrane muqueuse des bronches rouge, violacée, uniformément injectée ; mucosités abondantes dans les grosses bronches.

Le péricarde contient une sérosité rougeâtre assez abondante ; dans sa portion diaphragmatique il présente une injection très-marquée.

Abdomen. Epanchement séro - purulent très - abondant dans tous les points de la cavité abdominale ; fausses membranes tapissant la surface du péritoine, surtout vers l'estomac, le foie, la rate et tous les points qui se rapprochent du diaphragme.

Rate volumineuse, ramollie, diffluente.

Foie très-facilement isolé de sa capsule ; granulations prononcées, tissu ramolli ; bile abondante dans la vésicule.

Tube gastro-intestinal. Injection de l'estomac ; du côté de la petite courbure quelques taches noires, avec ulcération. Altérations semblables à l'origine du duodénum.

Gros intestin. Injection très-prononcée des valvules ; le doigt promené sur leur surface muqueuse perçoit la sensation d'une foule de petites éminences ou aspérités très-rapprochées, qui donnent à cette membrane quelque chose de raboteux. Rien de semblable dans l'intervalle des replis.

Organes génito-urinaires. Au devant de la portion prostatique de l'urèthre, rétrécissement d'un blanc rosé, dur, criant sous le scalpel. Excoriation de la membrane muqueuse à l'intérieur du rétrécissement ; altération semblable de l'orifice des canaux éjaculateurs. Dans ces deux points, la muqueuse

est entamée, détruite dans une petite étendue, comme
cela s'observe dans les ulcérations commençantes. Aucune
autre trace d'inflammation dans le reste du canal, soit à l'intérieur, soit à l'extérieur; rien au périnée, dans la vessie,
dans le tissu cellulaire du bassin, etc.

La cause de ce rétrécissement est surtout remarquable : ce
malade n'avait jamais connu de femmes; ainsi l'écoulement,
chez lui, ne peut être attribué qu'à la violence de la masturbation; interrogé fréquemment sur l'origine de sa maladie, il n'a jamais varié dans ses réponses ; on peut ajouter
foi à son récit, car il doit lui avoir été plus pénible d'avouer
un vice aussi honteux que d'accuser toute autre cause.

Il faut que ces brutales manœuvres aient été portées bien
loin pour déterminer une inflammation aussi violente; car
elles ont provoqué non-seulement des écoulements et des orchites répétées, mais encore un rétrécissement au-devant de
la portion prostatique de l'urèthre.

L'excoriation de la muqueuse à l'endroit de l'obstacle et
au niveau de l'orifice des canaux éjaculateurs, explique la
sensibilité extraordinaire du canal, et la vive douleur que ré-
veillait, chaque fois, la présence de la sonde; elle rend
aussi parfaitement compte de cette transmission si facile de
l'inflammation jusqu'aux testicules, non pas, comme on
l'a dit, par sympathie, mais de proche en proche, par continuité de tissus.

Ces inflammations répétées des organes spermatiques ont
dû être suivies de pollutions diurnes qui, ajoutées aux effets
de la masturbation, ont amené la détérioration de l'économie et favorisé l'explosion de la péritonite et de la double
pleuro-pneumonie, dont il a été impossible d'arrêter les progrès, en raison même du peu de ressources que présentait
cette constitution détériorée.

OBSERVATION 57. Chute sur le périnée; rétention d'urine.—Rétrécissement
consécutif; sonde à demeure pendant cinq mois dans le canal. — Dilatation permanente.

Vidal (Antoine), de Grandrieu (Gard), cultivateur, âgé
de 43 ans, d'une constitution robuste et sanguine, est entré
à l'hôpital Saint-Éloi le 28 mai 1845.

Au mois d'août 1841, il est tombé de la hauteur de 5 mè-
tres sur une échelle, les jambes écartées, de manière que
tout le poids de son corps porta sur le périnée; la peau ne
fut pas entamée, mais il se forma dans ce point une vaste
ecchymose, avec gonflement considérable des parties; il en
résulta une rétention d'urine complète pendant vingt-quatre
heures. Une sonde arriva facilement jusqu'à la vessie et laissa
s'écouler une urine sanguinolente; 2 jours après, l'instrument fut retiré à cause de la douleur qu'il provoquait (*Saignée,
cataplasmes émolliens au périnée. Soulagement*).

Bientôt le jet de l'urine devint mince et bifurqué, l'excrétion fréquente et peu abondante; on revint aux sondes; le cathétérisme fut répété tous les huit ou dix jours; dans l'intervalle la vessie ne se vidait que par regorgement.

Au mois de décembre 1842, les accidents augmentèrent
en même temps que les difficultés d'arriver à la vessie; une
sonde fut laissée à demeure, et, si l'on doit ajouter foi au récit
toujours identique du malade, il l'a gardée, sans la retirer,
jusqu'à son arrivée à l'hôpital; il la portait depuis trois mois,
lorsque, à la suite d'excès de table, il ressentit dans cette
partie de vives douleurs, et ne put vider sa vessie; il voulut
retirer la sonde dont le poids lui paraissait insupportable;
mais ses efforts furent inutiles; à cette époque des douleurs
apparurent dans la région hypogastrique; le repos, un bain
et quelques cataplasmes rétablirent l'émission des urines;
mais dès-lors elles passèrent constamment entre la sonde et
le canal; néanmoins redoutant de nouveaux accidents, le
malade vint à Saint-Éloi le 28 mai 1843.

A son arrivée, on cherche en vain à retirer la sonde ; on ne peut y parvenir qu'à la suite d'un bain prolongé ; son calibre est du n° 8 ; elle est entièrement oblitérée par des concrétions calcaires, qui forment à l'extérieur des incrustations dans les deux tiers de sa longueur ; elle est déformée et présente l'aspect d'une cristallisation. Au niveau de la portion membraneuse de l'urèthre, le doigt sent, à travers les téguments, une tumeur très-dure, mais indolente, dans l'étendue de 25 millimètres environ ; c'est en ce point que le cathétérisme a toujours rencontré de la difficulté (*Bain, cataplas mes émoll.*).

29. Impossibilité de pénétrer dans la vessie avec une sonde ; contractions spasmodiques du canal, douleur excessive (*Sangsues au périnée ; cataplasmes émolliens ; bain*). Les urines, qui s'écoulent en filet très-mince, sont sanguinolentes.

30. Introduction d'une sonde n° 2, après de longues tentatives ; elle est laissée à demeure (*catapl.*). Fièvre, douleurs excessives dans le canal pendant toute la journée.

La dilatation *rapide* est néanmoins continuée, et le 2 juin on arrive au n° 12. Cette sonde, d'un fort calibre, est introduite chaque jour et gardée pendant quelques heures.

7 juin. Le malade est laissé sans sonde ; il urine avec facilité et à plein canal.

10. Vidal, depuis trois jours sans sonde, remarque que le jet n'est pas plus volumineux que lors de son arrivée ; cependant une sonde n° 9 pénètre facilement dans la vessie ; en deux jours on arrive de nouveau au n° 12, dont l'emploi est continué pendant dix jours, en diminuant le séjour de la sonde dans le canal jusqu'à ne la laisser en place que pendant trois heures.

20. La sonde est mise de côté pendant quatre jours ; quand on veut l'introduire de nouveau, on est obligé de revenir au n° 5.

50. Complication d'érisypèle. Cette maladie, en ce mo-

ment épidémique dans les salles de chirurgie, est enrayée promptement; mais, dès qu'il est rétabli, Vidal quitte l'hôpital, découragé de voir le rétrécissement se reproduire avec une si grande facilité.

On lui recommande de passer chaque jour une sonde dans le canal, et de la laisser en place pendant quelques heures.

Cet exemple suffit pour montrer combien les rétrécissemens avec perte de substance sont difficiles à guérir, surtout lorsque la cicatrice est formée depuis longtemps. Après avoir obtenu l'extension la plus considérable du tissu nouveau, il faut bien se garder de renoncer à la dilatation; car la cicatrice, en raison de sa propriété rétractile, ne tarde pas à revenir sur elle-même, avec une énergie proportionnée à l'étendue de la destruction; ce n'est qu'à force de persévérance, quelquefois même après plusieurs années de l'emploi des sondes, qu'on parvient à débarrasser les malades de ces rétrécissemens traumatiques.

Chez Vidal, une imprudence presque incroyable a été commise, sinon par le médecin, qui peut-être n'a pas été consulté, au moins par le malade. La sonde, laissée pendant si longtemps sans être renouvelée, aurait pu se casser, ou s'incruster de sels urineux de manière à ne pouvoir plus être retirée, ce qui aurait rendu la lithotomie nécessaire; ou bien encore le contact prolongé de l'instrument contre les parois de la vessie aurait pu déterminer une cystite chronique, ou une perforation de la vessie. Si ces accidents n'ont pas eu lieu, c'est que probablement une très-petite portion de la sonde avait seule pénétré dans la cavité vésicale.

<hr>

Observation 58. Rétrécissement traumatique; fragment de sonde perdu derrière l'obstacle; rupture du canal; infiltration d'urine, gangrène, etc. — Incisions; sondes à demeure pendant cinq mois.

Brouillet (Antoine), cultivateur, domicilié à Boisseron, âgé de **27** ans, bien constitué, peu intelligent et surtout peu soucieux de son état, vint à l'hôpital Saint-Eloi, le **21** décembre **1845**, disant avoir dans le canal une portion de sonde qui s'y était rompue.

Voici ce qu'il rapporte : Il y a **12** ans, il contracta une *chaudepisse cordée*, et rompit la *corde*, en appliquant un coup de poing sur l'organe enflammé; aussitôt, hémorrhagie abondante, douleurs atroces au passage des urines. Environ trois mois après, un abcès, survenu au devant du scrotum, s'ouvrit, suppura longtemps, et fut pour le malade une cause de réforme militaire. Mais bientôt il fut forcé d'avoir recours au cathétérisme pour un rétrécissement situé au devant du scrotum; il apprit à se sonder lui-même, et se servit habituellement d'une sonde n. **2** de gomme élastique; il y a **15** jours, en la retirant, il remarqua qu'elle était brisée à **5** centimètres environ de son extrémité. Le même jour, inflammation violente, dysurie. La gravité des accidens, qui allaient toujours en augmentant, força le malade à venir réclamer des secours à l'hôpital.

A l'examen, on trouva la verge énormément tuméfiée, il s'en écoulait une suppuration abondante et fétide ; des tentatives répétées de cathétérisme ne purent faire pénétrer une sonde dans la vessie : le métal de l'instrument était ramené au dehors couvert d'un enduit brunâtre ; cette circonstance, jointe à l'odeur insupportable de la suppuration fournie par le canal, indiquait la gangrène des parties. La sonde arrivait jusqu'à la courbure de l'urèthre, où le doigt sentait, à travers le périnée, une dureté inégale, raboteuse, qui semblait être le bout de sonde dont le malade avait parlé. M. Lallemand lui proposa de pratiquer une incision sur ce point, pour extraire le fragment.

22 déc. Le porte-empreinte, introduit dans le canal, rapporte une tige à l'extrémité de laquelle se trouve une dépression, comme si un stylet avait pénétré dans la cire à mouler ; cette dépression paraissait avoir été produite par l'extrémité du bout de sonde arrêté dans cette partie du canal.

L'opération fut pratiquée de la manière suivante : tout étant disposé comme pour la taille, une incision allait être faite au périnée, lorsque le malade assura sentir la sonde arrêtée dans la partie du canal située au devant du scrotum, à l'endroit du rétrécissement. Ses assertions étaient si formelles, qu'on incisa sur ce point; les tissus furent divisés dans une étendue de 2 centimètres environ, mais on ne trouva rien dans le canal; il s'écoula seulement de la plaie une suppuration abondante d'une odeur gangréneuse. Le doigt, porté dans l'épaisseur des parties divisées, ramena un lambeau d'environ 50 millimètres de largeur sur 90 à 100 millimètres de longueur, qu'on reconnut pour du tissu cellulaire infiltré et gangréné; en continuant ces tractions, l'opérateur ramena une portion du tissu spongieux de l'urèthre, d'environ 25 millimètres.

Il fallait cependant trouver le fragment de sonde; en conséquence, on pratiqua une seconde incision en arrière du scrotum comme pour la taille médiane ; lorsqu'on fut arrivé dans le canal, une sonde cannelée fut introduite par en haut, une seconde par l'incision faite au périnée ; elles se rencontrèrent et permirent de constater qu'il n'y avait aucun corps étranger dans toute cette étendue. Alors on prolongea l'incision perinéale du côté de la vessie, jusqu'au niveau de la prostate; mais le doigt indicateur et de longues pinces à pansement, tour à tour portés dans la plaie, ne trouvèrent aucun débris.

En ce moment, le malade insista pour que l'opération fût continuée, disant qu'il avait senti le fragment détaché tomber dans la vessie. La chose était possible, puisqu'il en existe des exemples : le chemin était d'ailleurs ouvert ; le lithotome de Dupuytren, introduit par la plaie du périnée, fit une double incision superficielle au col de la vessie et à la prostate; le doigt et les tenettes explorèrent tour-à-tour la vessie, mais n'amenèrent l'extraction d'aucun corps étranger. Il était évident qu'il n'y avait de fragment de sonde nulle part.

Après l'action du lithotome, les deux artères bulbeuses donnèrent du sang en jet ; on arrêta l'hémorrhagie en portant dans la plaie un bouton de feu.

Bien que l'état de ce malade parût désespéré, on ne pouvait pas laisser le canal ouvert de toute part, sans chercher à le régulariser : on résolut donc d'introduire une sonde dans la vessie et de la laisser à demeure, afin de favoriser la cicatrisation des parties et le rétablissement de l'urèthre ; mais l'exécution de ce projet présenta de grandes difficultés : arrivée à la portion du canal détruite par la gangrène, la sonde ne put pénétrer au delà qu'en suivant une sonde cannelée, introduite de bas en haut par le périnée, pour lui servir de guide ; à la courbure de l'urèthre, nouvelle difficulté pour pénétrer plus avant ; le mandrin de la sonde fut alors retiré, etcelle-ci, poussée avec le doigt par la plaie du périnée, put être portée jusque dans la vessie. Cette sonde n'était pas très-volumineuse (n° 5), mais elle servait à conduire les urines au-dehors, et conservait la direction du canal. L'incision pratiquée au-devant du scrotum fut réunie avec des bandelettes aggl:utinatives circulaires, et une petite ouverture fut ménagée pour l'écoulement de la suppuration ; la sonde put alors être fixée par-dessus avec du coton.

Le malade fut couché comme après l'opération de la taille. Son calme contrastait avec la gravité des désordres ; il était ravi qu'on n'eût pas trouvé de bout de sonde, et croyait qu'il ne lui avait été fait qu'une opération très-insignifiante ; tous les symptômes cessèrent immédiatement, parce que l'urine et le pus, emprisonnés sous la peau, ainsi que les matières gangréneuses, avaient été éliminés.

23. Pas de fièvre, soulagement remarquable ; l'urine passe par la plaie du périnée autant que par la sonde ; grand appétit, sommeil profond.

25. Suppuration de bonne nature, les escharres produites par le feu sont tombées. La sonde est remplacée par une autre du n° 6. Le canal étant parfaitement tendu, une sonde droite

et sans mandrin franchit aisément la partie qui est détruite par la gangrène, et pénètre jusqu'au-dessous des pubis ; alors pour lui donner une courbure convenable, on y introduit un mandrin courbe, et un simple mouvement de bascule suffit ensuite pour la faire pénétrer dans la vessie.

La sonde a été changée de la même manière tous les deux jours, en augmentant successivement son calibre jusqu'à ce qu'on fût arrivé au n° 12 ; une suppuration louable s'est établie ; des bourgeons charnus, d'un rouge vif, se sont développés, et la cicatrisation a marché rapidement. Un embonpoint remarquable a bientôt remplacé la maigreur squelettique du malade, et la teinte jaune-paille qu'il présentait lors de son arrivée a fait place à une coloration qui annonçait le retour de la santé générale. La sonde n'a jamais causé la moindre incommodité.

Enfin, le 22 mars, la plaie du périnée est entièrement cicatrisée ; le malade se lève et se promène avec la sonde qu'on laisse toujours à demeure, la plaie de la verge est réduite à une petite fistule, qui pourrait admettre une lentille.

Le 1ᵉʳ juin, il ne reste plus qu'un pertuis capillaire au-devant du scrotum ; le malade quitte l'hôpital ; on lui recommande de garder encore quelque temps des sondes à demeure, ou tout au moins d'en passer une chaque fois qu'il voudra vider sa vessie.

Dans les blennorrhagies, lorsque l'inflammation s'est étendue jusqu'au tissu érectile de l'urèthre, et lui a fait perdre son organisation spongieuse, il ne peut plus, pendant l'érection, se développer avec les corps caverneux ; la verge est alors courbée en bas, comme par une corde, ce qui a fait appeler *cordées* ces violentes uréthrites. Si le coït a lieu dans cet état, ou si quelque effort violent tend à produire le redressement de la verge, le tissu spongieux de l'urèthre, *ramolli* comme tous les tissus enflammés, se rompt, et les vaisseaux déchirés laissent échapper une quantité plus ou moins consi-

dérable de sang, qui s'épanche quelquefois en grande abondance dans le tissu cellulaire sous-cutané, et d'autres fois s'é-
coule par le canal, en donnant lieu souvent à des hémorrhagies
inquiétantes, difficiles à arrêter. Enfin, l'urine peut s'introduire par cette déchirure, s'infiltrer au loin et produire des
gangrènes, des abcès, etc. Dans tous les cas, après la guérison, il reste, dans le point déchiré, une cicatrice qui met obstacle au cours des urines et produit une nouvelle série d'accidens.

Chez le malade qui nous occupe, il est probable qu'un bout
de sonde, friable et de mauvaise qualité, se sera rompu dans
le canal et que la portion restée aura déterminé une inflammation aiguë de ces parties; l'urèthre, ramolli, se sera déchiré dans un point, sous les efforts de l'urine retenue par
le rétrécissement; là rupture du canal aura donné lieu à
l'épanchement urineux qui a frappé de gangrène le tissu
cellulaire du scrotum et de la verge; de là ces vastes escharres, cette suppuration abondante et fétide qui colorait la
sonde d'argent en noir : au milieu de ces désordres, la portion
de sonde restée dans le canal, s'étant décomposée, a pu s'é-
chapper avec l'urine et la sanie, sans que le malade s'en
aperçût.

Quant aux incisions, elles ont servi d'abord à débarrasser
l'économie de cette vaste infiltration urineuse et de ces tissus
gangrénés, qui auraient promptement amené la mort, moins
encore par les désordres locaux qui en résultaient que par
l'absorption incessante de matières délétères; aussi le malade s'est-il trouvé soulagé dès qu'il a été transporté dans son
lit, parce qu'il était délivré de cette infection miasmatique,
dont l'action s'étendait à toute l'économie. D'autre part, cette
incision au devant du scrotum a facilité l'introduction de la
sonde, qui dès-lors a pu être guidée au milieu de ce délabre-
ment; car, outre la gangrène du tissu cellulaire du scrotum
et de la verge, il y avait encore destruction d'une portion du tissu spongieux de l'urèthre, de sorte qu'on aperce-

vait la teinte noire de la sonde dans l'étendue de 25 millim.

Il est fâcheux sans doute qu'une double incision ait été faite au col de la vessie ; mais outre qu'elle n'était pas profonde et qu'elle a guéri promptement, il fallait s'assurer à tout prix de la présence ou de l'absence du fragment de sonde dans cette cavité. On sait que tout corps étranger y devient bientôt la cause de calculs qui exigent, plus tard , une nouvelle opération, et la lithotritie eût été impossible avec un canal aussi détérioré. Le chemin étant ouvert, on a profité de cette circonstance pour mettre cet homme à l'abri de dangers ultérieurs. Une fois les manœuvres opératoires terminées, il s'agissait de tirer parti de ce qui avait été fait, et le résultat a prouvé qu'on avait eu raison de ne pas désespérer de rétablir ce canal , malgré les nombreuses difficultés que présentait l'exécution.

Le peu de sensibilité et d'intelligence du malade ont été cause de l'apathie avec laquelle il a laissé de graves désordres s'établir, et de l'incohérence de ses renseignements ; mais d'un autre côté, ces conditions ont été favorables au succès de l'opération ; ne comprenant pas la gravité de sa position, il n'a conçu aucune inquiétude. Aussitôt après l'opération, tous les accidents se sont dissipés ; le séjour d'une sonde à demeure pendant cinq mois ne l'a pas même incommodé ; pourvu qu'on lui donnât à manger, il était satisfait : tout s'est passé chez lui comme chez les animaux qu'on soumet à des expériences.

CONSIDÉRATIONS GÉNÉRALES.

En observant ce qui se passe dans les rétrécissemens placés à l'orifice du méat urinaire , il est facile de concevoir le mode de formation de ceux qui sont situés plus profondément.

En effet, on voit une inflammation développée à l'extrémité du gland y provoquer une augmentation de sensibilité, de volume, d'afflux sanguin , et laisser à sa suite, une induration circulaire, entourant l'orifice et se prolongeant quelquefois dans l'intérieur du canal en forme d'entonnoir ; d'autres fois, des ulcérations vénériennes se développent à l'ouverture du méat, et après la cicatrisation, les bords se rapprochent, ou les surfaces correspondantes se réunissent : dans tous ces cas, l'obstacle au cours des urines est toujours constitué par une *induration*, résultant elle-même d'un travail inflammatoire ; seulement dans les derniers, il existe en outre une *perte de substance.*

On peut en dire autant de la formation des rétrécissemens qui ont leur siége plus profondément. La plupart consistent seulement dans l'*induration* des tissus, préalablement ramollis par l'inflammation ; mais dans quelques-uns, les mêmes phénomènes ont été précédés d'une destruction plus ou moins étendue. Toutes ces altérations sont accompagnées de gêne continue dans le cours des urines.

Cependant, quelquefois la sensibilité extraordinaire des individus, ou un état nerveux particulier, provoquent dans le canal un état spasmodique qui fait croire à un obstacle permanent, bien qu'il n'existe aucune induration, aucune lésion organique dans aucun point de l'urèhre. Ces *coarctations* spasmodiques, improprement appelées rétrécissemens, constituent un groupe à part, bien distinct pour les causes et pour le traitement.

Ainsi donc, les rétrécissemens de l'urèthre doivent être divisés en deux grandes classes :

1° Les obstacles *organiques*, suivis de gêne *permanente* dans l'émission des urines ; ils comprennent : les rétrécissemens ordinaires par *induration* simple, et les rétrécissemens par *induration et perte de substance* (1).

---

(1) M. Lallemand a rapporté (*Observations sur les maladies des organes génito-urinaires, Paris*, 1825, *observation* 1) une observation de rétrécissement de l'urèthre, dû à la présence d'une tumeur cancéreuse au niveau du bulbe, et accompagné de cancer de la vessie. Nous aurons occasion de rapporter ailleurs ce fait insolite, dont M. Lallemand n'a pas

2° Les *coarctations spasmodiques*, dans lesquelles l'obstacle se reproduit à des intervalles divers, mais ne persiste jamais d'une manière continue.

Nous allons examiner successivement les circonstances qui se rapportent à ces deux principales divisions.

RÉTRÉCISSEMENS ORDINAIRES, INDURATION SIMPLE.

Développement. — Beaucoup plus fréquents que tous les autres, ces obstacles au cours des urines sont dus à une induration des tissus de l'urèthre succédant à une inflammation qui a dépassé la surface de la muqueuse.

C'est presque toujours à la suite de blennorrhagies que ces altérations se manifestent; aussi sont-elles constamment attribuées à cette maladie. Cependant d'autres causes peuvent également les produire quand l'inflammation dépasse la surface muqueuse; nous avons rapporté un exemple de rétrécissement, devenu mortel, qui ne pouvait être attribué qu'à la masturbation (obs. 56).

M. Lallemand a publié deux observations de rétrécissemens provoqués uniquement par des excès vénériens. Le premier malade n'avait jamais aperçu le plus léger suintement par la verge, la plus légère excoriation du prépuce ou du gland; il n'était sujet à aucune affection dartreuse, et ne pouvait attribuer sa maladie à aucun accident. Elle avait commencé par une douleur fixe derrière le scrotum; le jet des urines avait diminué progressivement; enfin il était survenu une rétention complète, à la suite de laquelle il s'était manifesté un abcès urineux au périnée, et par suite une fistule urinaire (1).

____

vu d'autre exemple dans toute sa pratique; mais nous avons cru devoir ici faire abstraction de cas aussi rares, et contre lesquels d'ailleurs l'art ne possède aucune ressource.

(1) Lallemand, *loco citato*. Première partie, p. 135.

L'autre malade était un cultivateur d'environ 50 ans qui portait une fistule urinaire au devant du scrotum. Marié à 22 ans, il n'avait jamais eu de rapports qu'avec sa femme, et celle-ci n'avait ni flueurs blanches, ni affections dartreuses.

Pendant les premiers mois de son mariage, il fit de tels excès vénériens, qu'il lui survint une inflammation de l'urèthre; elle était fixée principalement dans le tissu spongieux; car il n'y avait presque pas d'écoulement et la verge était *courbée en bas* pendant l'érection. L'émission des urines devint difficile; un abcès se forma vers le milieu de la longueur de la verge et s'ouvrit au devant du scrotum. Depuis lors l'urine n'a pas cessé de passer par cette ouverture. Tous les instruments d'exploration introduits dans l'urèthre se sont arrêtés à 12 millim. de la fistule, le porte-empreinte est toujours sorti sans la moindre saillie qui pût indiquer un enfoncement. Pendant quinze jours on a vainement tenté de pénétrer dans ce rétrécissement; le canal était complétement oblitéré dans l'étendue de 12 à 15 millim. Ce malade, interrogé de toutes les manières, n'a jamais varié dans ses réponses. Cette grave inflammation de l'urèthre était donc due exclusivement à des excès de coït (1).

Dans certaines conditions, une équitation forcée peut amener les mêmes résultats. Un courrier de la maison Rotschild, traité par Dupuytren, a présenté un obstacle très-long à la partie du canal en contact avec la selle, et qui ne pouvait être attribué qu'à une équitation forcée. Ce rétrécissement ne doit pas être confondu avec ceux qui sont dus à une lésion traumatique; ici il n'y avait pas eu de perte de substance, mais une inflammation prolongée, qui, s'étant exaspérée, a produit l'induration et le resserrement des parties.

---

(1) Lallemand, *Des pertes séminales involontaires.* T. 1, p. 669.

En Angleterre, les rétrécissemens paraissent plus fréquents qu'en France. On a pensé, avec assez de vraisemblance, que cette proportion plus grande tenait à la passion de l'équitation dans les classes aisées de la société.

Enfin on a vu des obstacles succéder à l'action des sondes sur le canal : témoin ce fou, qui fut traité par M. Lallemand, pour un rétrécissement considérable situé vers le milieu de l'urèthre, rétrécissement qui avait été provoqué par des sondes laissées à demeure, l'année précédente, pour s'opposer à une manie indomptable de masturbation (1).

Dans tous les cas que nous venons de citer, l'inflammation a été la cause évidente de ces rétrécissemens organiques; mais la phlegmasie n'était pas bornée à la surface villeuse ou sécrétoire de la muqueuse uréthrale. Un écoulement peut durer des années sans causer d'induration, d'obstacle permanent, parce que les matériaux appelés par l'inflammation, sont entraînés au dehors pour produire l'écoulement; d'autre part, l'inflammation des tissus sousjacents à la membrane muqueuse peut se terminer par induration, sans occasionner une augmentation notable de sécrétion. Ainsi, quand un rétrécissement se manifeste après une uréthrite, ce n'est pas à *l'affection catarrhale* qu'il faut l'attribuer; mais à l'inflammation plus profonde qu'elle a provoquée. La *blennorrhagie* n'est qu'une inflammation des follicules de l'urèthre et de la prostate; avec des moyens convenables, employés à temps, on peut en obtenir rapidement la résolution complète; mais si l'inflammation a dépassé la muqueuse, la disparition des accidents peut être lente et difficile; alors les matériaux emprisonnés dans les mailles des tissus enflammés y subissent, par l'absorption des parties les plus aqueuses, diverses transformations; les tissus nouveaux

---

(1) Bermond. *Considérations pratiques sur les rétrécissemens de l'urèthre*, Montpellier, 1837.

sont toujours plus durs qne ceux aux dépens desquels ils se sont produits, et le canal éprouve une diminution dans sa capacité.

Il arrive dans l'épaisseur de l'urèthre ainsi envahi, ce qui se passe dans toutes les parties qui sont le siége d'une inflammation : les tissus enflammés perdent d'abord leur consistance, ils sont ramollis ; mais, en même temps, le travail morbide appelle dans les points affectés, des matériaux nouveaux qui sont repris complétement par l'absorption quand la résolution est prompte, mais qui, si elle se fait lentement et incomplétement, ne sont privés, par les vaisseaux absorbants, que des portions les plus aqueuses ; ces éléments nouveaux, ordinairement d'une nature gélatino-albumineuse, restent dans les tissus pour y former des indurations diffuses, des adhérences, des noyaux plus ou moins durs, des tumeurs, etc., transformations constituées par les matériaux réfractaires à l'absorption et combinés avec le tissu normal ; le tout prend quelquefois avec le temps, une consistance fibro-cartilagineuse.

Chez un malade tourmenté de strangurie, et mort d'une perforation spontanée de l'estomac, l'autopsie a démontré à la courbure sous-pubienne un rétrécissement qui admettait à peine une sonde cannelée. Le canal, fendu dans toute sa longueur, présenta dans le point rétréci un épaississement circulaire de la membrane muqueuse, commençant et finissant d'une manière insensible, en sorte que la tranche ressemblait de chaque côté à un fuseau divisé suivant son grand diamètre. Le bord externe n'était pas moins bombé que celui qui correspondait à la surface du canal ; ainsi le cylindre qui formait l'obstacle, aminci à ses deux extrémités, renflé au milieu, ne faisait pas moins de saillie en dehors qu'en dedans. En disséquant la membrane muqueuse, on la trouva si adhérente vis-à-vis de l'altération, qu'elle ne put être enlevée entière, ce qui prouve que le tissu cellulaire qui unissait ces parties avait participé à l'affection de la membrane muqueuse; le tissu altéré était d'un blanc jaunâtre, ferme, peu élastique et très-facile à déchirer; il n'offrait aucune apparence de fibre distincte. Une substance gélatino-albumineuse s'était donc déposée dans les mailles de la membrane muqueuse et du tissu cellulaire sous-jacent, comme dans une éponge, et s'y était concrété (1).

On peut comparer ce cylindre à celui qui se forme par l'ossification du périoste autour d'un os long fracturé; et de même que le périoste gonflé par l'inflammation s'encroûte de phosphate calcaire et garde la forme d'un cylindre aminci à ses deux extrémités, de même la membrane muqueuse et le tissu cellulaire correspondant conservent dans leurs mailles, après la chute de l'inflammation, une substance gélatino-albumineuse qui en augmente le volume et la densité.

La même disposition a été observée lorsque le rétrécissement était inégalement épais ou seulement unilatéral. Dans tous ces cas, l'altération ne peut être considérée que comme un endurcissement semblable à celui que peut laisser l'inflammation dans tous les tissus.

Les rétrécissements sont circulaires si l'inflammation a envahi toute la circonférence du canal; ils se réduisent à des portions de cercle de largeur et d'épaisseur différentes, ou présentent une forme longitudinale, etc., suivant le siége, l'étendue et l'intensité de la phlogose préexistante.

Quand l'inflammation occupe l'extérieur de la muqueuse, elle laisse après elle des tumeurs plus ou moins saillantes qui arrivent quelquefois jusque sous la peau, peuvent être reconnues par le toucher, et rétrécissent le canal par une véritable compression.

Siége.—Le commencement de la courbure de l'urèthre est le siége le plus fréquent des rétrécissemens; ce qui tient peut-être

---

(1) Lallemand, Observations sur les maladies des organes génito-urinaires, p. 132.

à ce que cette portion du canal correspond à la partie la plus épaisse du tissu spongieux. M. Lallemand les a trouvés en plus grand nombre entre 16 et 20 centimètres de profondeur, et il en a rencontré jusqu'au col de la vessie.

Mais la situation des rétrécissemens ne doit pas être seulement considérée quant à la longueur de l'urèthre, il faut aussi les envisager par rapport à son épaisseur. Ainsi les obstacles au cours de l'urine sont situés plus ou moins près de la surface du canal; ils peuvent en occuper un des côtés ou toute la circonférence, etc.

Nous aurons occasion, à propos du traitement, de revenir sur toutes ces circonstances, ainsi que sur les formes très-variées des rétrécissemens; c'est pourquoi nous n'entrerons pas ici dans de plus grands détails à cet égard.

Longueur. — Le porte-empreinte ne permet pas d'apprécier aussi exactement la longueur des rétrécissemens que la situation et la forme de leur orifice antérieur, parce que la cire peut s'allonger au delà d'un obstacle très-court, ou bien être retenue en partie dans un rétrécissement très-long, de manière à rapporter une tige tronquée. Mais on peut juger approximativement de la longueur d'un obstacle par la durée de la résistance que la sonde éprouve en le traversant. Il en est qui ont si peu d'étendue, qu'ils ressemblent à une espèce de diaphragme, et se trouvent franchis dès que la sonde a pénétré dans leur orifice; d'autres ont, au contraire, jusqu'à 25 millimètres et plus de longueur. L'ouverture des premiers est en général irrégulière, unilatérale : nous en donnerons plus tard la raison; mais dès que la sonde y a pénétré elle arrive à l'instant de l'autre côté, et toute résistance cesse brusquement. L'ouverture des rétrécissemens très-longs est ordinairement régulière, évasée en entonnoir, parce que l'inflammation occupait toute la circonférence du canal, à raison même de son étendue dans tous les sens; la sonde s'y engage assez facilement; mais elle y éprouve du frottement et de la résistance dans une grande étendue, son extrémité peut aisément arcbouter contre un des points de la surface, pour peu que celle-ci soit irrégulière, ou que l'axe de l'instrument ne suive pas exactement celui de l'obstacle; il est donc plus facile d'y pénétrer, mais plus difficile d'en sortir.

On conçoit qu'il existe une infinité d'intermédiaires entre ces rétrécissemens *diaphragmatiques* et les plus longs. Toutes choses égales d'ailleurs, les difficultés de la guérison sont en raison de leur étendue.

Sensibilité. — En général les rétrécissemens sont d'autant moins sensibles qu'ils sont plus anciens, et par conséquent plus durs. Quánd le canal offre une sensibilité exagérée, ce n'est pas dans la partie indurée qu'existe cette susceptibilité anormale, mais dans les parties voisines, qui peuvent être le siége d'une irritation, d'une inflammation chronique; complication dont la fréquence s'explique par les efforts continuels de l'urine pour franchir l'obstacle.

Si la dureté des rétrécissemens augmente avec le temps, leur sensibilité diminue dans la même proportion, et finit par s'y éteindre, comme dans les tissus fibro-cartilagineux, dont ils se rapprochent pour la densité. Cependant la surface muqueuse qui tapisse l'obstacle est quelquefois excoriée ou même ulcérée (V. *obs.* 56); alors la sensibilité devient très-vive à l'intérieur, les tentatives faites pour y pénétrer causent de violentes douleurs, et la sonde ne peut être laissée à demeure sans provoquer des contractions spasmodiques dans le canal, des symptômes généraux, qui forcent bientôt à la retirer; c'est aux cas de cette nature qu'il faut rapporter ce que certains auteurs ont dit de la sensibilité des rétrécissemens et des effets immédiats de la cautérisation.

Ancienneté. — Quant à l'ancienneté des rétrécissemens, on néglige trop souvent d'en tenir compte. Mais ce n'est pas d'après la date des écoulements qu'on peut l'apprécier, puisqu'il en est qui durent un grand nombre d'années sans produire de rétrécissemens; il faut partir de l'époque à laquelle le malade a commencé à remarquer de la gêne dans l'émission des urines, ce qui arrive lorsque l'inflammation a dépassé la surface muqueuse, quelle que soit la cause de cette extension. Plus un rétrécissement est ancien, toutes choses égales d'ailleurs, plus il est induré, et plus aussi la résorption des matériaux déposés dans les tissus est difficile. On conçoit alors comment les antiphlogistiques ont pu quelquefois faire disparaître des engorgements récents, en accélérant l'absorption complète des matériaux encore mous déposés dans les tissus. Les obstacles très-anciens acquièrent quelquefois une dureté comme cornée, qu'il est possible de soupçonner pendant le cathétérisme, à la rudesse des frottemens exercés sur la sonde.

Nombre. — Il faut aussi tenir compte du nombre des rétrécissemens; M. Lallemand en a rencontré jusqu'à 7. Quoique les accidents dépendent surtout de leur étroitesse, cependant leur nombre influe aussi sur le jet de l'urine.

Quand il n'y a qu'un rétrécissement, pourvu qu'il ne soit pas trop rapproché du col de la vessie, les urines sont ordinairement lancées à une certaine distance, quoique le jet soit souvent très-mince et bifurqué ou entortillé : quand il y en a eu plusieurs, les urines tombent perpendiculairement entre les pieds du malade, et quand le nombre est considérable, la fréquence des émissions va en se rapprochant, comme quand l'étroitesse est extrême, parce que la vessie ne peut se vider qu'incomplétement, tant l'écoulement s'opère avec lenteur. Les contractions de la vessie cessent, avant qu'elle ait pu se débarrasser entièrement, et quand cet état persiste, le réservoir se remplissant de plus en plus, les émissions se succèdent au point de constituer une espèce d'incontinence d'urine.

Quand il existe plusieurs rétrécissemens, il y en a toujours un plus étroit, plus étendu que les autres, et c'est ordinairement le plus ancien. S'il en existe d'autres entre celui-ci et la vessie, ils sont plus larges que ceux qui ont leur siége entre lui et le méat, parce que l'urine, habituellement retenue par le principal obstacle, agit sur ceux qui sont situés derrière et les distend ; ou bien ce sont des endurcissements qui n'occupent qu'une partie de la circonférence de l'urèthre, et qui n'empêchent pas la distension de cette partie du canal. La portion antérieure, au contraire, ne recevant plus l'influence du jet de l'urine, se resserre d'autant plus facilement.

En général, les difficultés du traitement sont en raison du nombre des rétrécissemens, non-seulement parce que le cathétérisme est plus difficile, mais encore parce qu'on n'a rien fait pour le malade tant qu'il en reste un seul.

Effets des rétrécissemens (1). — Dès qu'une inflammation des parois de l'urèthre a laissé dans leur épaisseur un noyau d'induration, l'urine sort avec moins de facilité, par un jet moins long, moins gros, entortillé ou bifurqué ; le sperme cesse d'être lancé à la même distance, et se trouve quelquefois retenu en partie derrière l'obstacle. Ces phénomènes sont variables, suivant l'état d'excitation du canal. Un excès de table, une équitation prolongée, un voyage en voiture, un coït immodéré produisent une rétention d'urine complète, ou font reparaître l'écoulement que la plupart des malades attribuent à une nouvelle blennorrhagie : aussi, quelques-uns se plaignent-ils de n'avoir rencontré que des femmes infectées. C'est ainsi que le malade qui fait le sujet de l'observation 54 a cru avoir contracté un grand nombre d'écoulements contagieux. Il n'est pas étonnant, dès-lors, que le nombre, l'étendue, l'épaisseur, la consistance de ces altérations augmentent par l'accumulation de nouvelles inflammations.

____

(1) Lallemand, *loc. cit.*, p. 153.

Poussées avec plus ou moins de force par la vessie, et retardées par le rétrécissement, les urines dilatent la portion du canal comprise entre l'agent d'impulsion et l'obstacle. Lorsque la vessie a cessé d'agir, l'urèthre, revenant sur lui-même, expulse l'urine qui le distendait, et les malades la rendent goutte à goutte, pendant quelque temps, au moment où ils croient que tout est expulsé. Peu à peu, le besoin d'uriner devient plus fréquent, parce que la vessie se vide incomplétement : le canal se dilate et s'irrite davantage derrière l'obstacle ; les follicules muqueux augmentent d'activité et prennent plus de développement.

Sur presque tous les sujets affectés de rétrécissemens un peu considérables, dont l'autopsie a été faite, on a trouvé la membrane muqueuse de la portion prostatique injectée, épaissie, fongueuse. C'est dans ce sens seulement que l'on conçoit les *fongosités* ou *carnosités* de l'urèthre. Les follicules de la prostate avaient acquis quelquefois 15 millim. de longueur, et pouvaient admettre un stylet du volume d'une plume de corbeau ; la prostate elle-même avait changé d'aspect et augmenté de volume. Cet état des parties situées entre le rétrécissement et la vessie explique parfaitement le suintement muqueux, quelquefois puriforme, qui tache le linge des malades et précède le premier jet des urines, le dépôt trouble qu'elles laissent au fond du vase, la promptitude avec laquelle elles se décomposent, et l'odeur infecte qu'elles contractent.

A mesure que la prostate irritée s'altère et augmente de volume, elle produit de la gêne dans les fonctions du rectum, un sentiment de pesanteur rapporté vers la marge de l'anus, et des envies fréquentes et illusoires d'aller à la selle. Les urines deviennent filantes et visqueuses, laissent déposer de longs filaments glaireux, élastiques, offrant l'aspect d'une gelée tremblante, adhérant avec beaucoup de ténacité au fond du vase, et s'allongeant beaucoup avant de se détacher ;

ces glaires sont dues à une augmentation de sécrétion de la prostate.

Les obstacles augmentant, le col de la vessie, habituellement dilaté par les urines, perd son ressort et ne leur oppose plus qu'une faible barrière; enfin, il arrive un moment où elles ne sont plus retenues que par le rétrécissement le plus étroit; toute la partie du canal située derrière semble faire partie de la vessie, les fonctions du col étant en quelque sorte remplies par le rétrécissement, et celui-ci laisse passer les urines goutte à goutte, dans la même proportion qu'elles arrivent des reins. Ainsi les malades ne peuvent ni les retenir, ni les expulser à volonté.

On conçoit quel doit être, à la longue, l'effet du contact continuel de l'urine avec la membrane muqueuse du canal : elle devient fongueuse comme une éponge, sans consistance; il peut même s'en détacher des espèces de lambeaux, qui nagent dans l'urine, comme de petits vers rougeâtres ou blanchâtres.

Quelquefois la suppuration s'empare de la prostate, la vide, la détruit; on ne la sent plus à travers le rectum, ou du moins on n'en rencontre plus que des fragments, le reste est mollasse et aplati. Toutes les fois que la maladie dure depuis long-temps, que les urines sont purulentes et rendues goutte à goutte, ou du moins avec une très-grande difficulté, si l'on ne sent pas à travers le rectum la prostate tuméfiée, il ne faut pas se hâter d'en tirer un pronostic favorable, surtout si elle est affaissée, et sans consistance; on doit craindre alors qu'elle ait été détruite par la suppuration, parce que, dans de pareilles circonstances, la prostate ne peut être restée intacte; si elle est plus molle, plus petite, moins saillante que de coutume, c'est qu'elle a été fondue par la suppuration. Pendant le cathétérisme, le bec de la sonde s'égare dans ces clapiers sans consistance, et y produit des fausses routes avec d'autant plus de facilité, qu'on est obligé, pour franchir l'obstacle, de se servir de sondes plus déliées.

Il résulte de l'altération de cette portion prostatique d'autres phénomènes relatifs à la sécrétion et à l'excrétion du sperme. On conçoit facilement que l'irritation de la membrane muqueuse se propage aux canaux éjaculateurs, aux vésicules séminales, etc., comme elle s'étend aux follicules de la prostate, et la preuve, c'est l'engorgement fréquent des testicules à la suite des rétrécissemens. Il résulte de cet état d'irritation des réservoirs du sperme et de ses canaux excréteurs, que le coït est promptement suivi de l'éjaculation, que les malades ont de fréquentes pollutions nocturnes, et que, dans l'un et l'autre cas, la sensation voluptueuse est souvent accompagnée d'une certaine douleur. Plus tard, l'irritation venant à augmenter, l'émission de la semence a lieu dans un état de demi-érection, et même sans aucune espèce de sensation, qui puisse prévenir le malade des pertes habituelles qu'il éprouve, pendant l'expulsion des urines ou des matières fécales. Dès lors il perd l'appétit, ses digestions deviennent laborieuses, accompagnées de flatuosités, il maigrit et s'affaiblit d'une manière sensible, il tombe dans l'apathie, l'hypochondrie, et perd toute énergie morale.

L'affection de la portion prostatique du canal explique très-bien l'influence des rétrécissemens sur les testicules, par l'intermédiaire des conduits excréteurs. On peut en avoir une idée, par la facilité avec laquelle la présence prolongée d'une sonde dans la vessie détermine l'inflammation de ces organes. Il est des malades qui éprouvent habituellement une pesanteur incommode dans les cordons, dans les deux testicules. D'autres sont exposés à des gonflements, à des douleurs dans ces parties, et même à des orchites répétées tantôt aiguës, tantôt chroniques ; enfin l'irritation se propage quelquefois jusqu'à la tunique vaginale, dont l'exhalation augmentée produit une hydrocèle, qui disparaît ordinairement après la destruction de l'obstacle.

On connaît les altérations consécutives dont la vessie, les uretères et les reins peuvent devenir le siége à la suite des rétrécissemens. Elles tiennent à la promptitude avec laquelle toute affection éprouvée par les canaux excréteurs s'étend jusqu'à la glande elle-même, comme on le voit pour les glandes salivaires ou lacrymales, pour le foie, etc.; il n'est donc pas étonnant que ces désordres aient de la tendance à disparaître spontanément, dès que la cause première a été détruite.

En résumé, l'affection de la muqueuse prostatique s'irradie vers les vésicules séminales et les testicules par les canaux éjaculateurs, et jusqu'aux reins par la vessie et les uretères.

OBSERVATION 59. Blennorrhagie; rétrécissement; rétentions d'urine; apoplexie. — Mort. — Induration du canal; altération de la muqueuse vésicale; dilatation de l'uretère droit, etc.

Gojon contracta, à 40 ans, une blennorrhagie intense, compliquée d'orchite. Un léger écoulement persista jusqu'à 50 ans, avec une douleur à la région prostatique et à la fosse naviculaire. Depuis cette époque, plusieurs rétentions d'urine se succédèrent rapidement et furent combattues par les bains, les boissons adoucissantes, etc. Dès-lors, courbure du tronc en avant, digestions pénibles, amaigrissement considérable, diminution notable des facultés intellectuelles, et plus tard, douleurs intolérables dans les reins et la vessie; hypocondrie, débilité profonde.

Le 1er février 1827, nouvelle rétention d'urine que les moyens ordinaires ne parviennent pas à dissiper; inflammation vive du périnée et du tissu cellulaire du scrotum.

5. Rupture de la peau du périnée en trois endroits; issue d'une grande quantité d'urine.

10. Entrée du malade à l'hôpital; 65 ans; peau chaude, pouls plein, fort; pommettes rouges, yeux larmoyants, dou-

------

(1) Lallemand, *Des pertes séminales involontaires*, t. 1. Obs. 3.

leur sus-orbitaire ; lèvres sèches , langue rouge, soif vive, abdomen douloureux ; tentatives infructueuses de cathétérisme.

11. Attaque d'apoplexie. 12. Mort.

Autopsie. Tête. Épanchement de sang dans le ventricule gauche du cerveau.

Poitrine. Hypertrophie du ventricule gauche du cœur.

Abdomen. Traces de gastro-entérite.

Organes génito-urinaires. Dans chaque rein, 10 à 12 *abcès;* dans le gauche, *tubercules à l'état crû* de la grosseur d'un haricot. Uretères *dilatés, rouges, injectés* à l'intérieur. *Vessie racornie,* à colonnes charnues d'une grande épaisseur. Membrane muqueuse tirant sur le *violet, épaissie et ramollie, ulcérée* en plusieurs points. *Prostate trois fois plus volumineuse* qu'à l'ordinaire, plus développée sous le col de la vessie que du côté du rectum, fournissant par la pression une *matière puriforme* , très-abondante, contenant une trentaine de *petits abcès* et autant de *tubercules* miliaires et à l'état crû. Cette prostate ressemble au tissu d'un poumon, farci de tubercules, dont les uns sont fondus, d'autres en suppuration , d'autres encore entiers. *Vésicules séminales épaissies,* ainsi que les canaux déférents.

Rétrécissement circulaire du canal, à 14 millimètres au devant de la prostate, formé par un tissu rougeâtre, de consistance *cornée,* et permettant à peine l'introduction d'une très-petite sonde. Dilatation énorme de l'urèthre , entre l'obstacle et le col de la vessie ; membrane muqueuse de cette portion du canal *épaissie, fongueuse* et *ramollie,* offrant à sa partie postérieure une crevasse d'où partent trois fistules.

Tissu cellulaire du *scrotum* et du *périnée* rempli de pus. Testicules sains.

———

Quand une violente rétention d'urine est suivie d'une rupture du canal derrière le rétrécissement, c'est toujours dans le point le plus affaibli par les distensions répétées, ou le plus ramolli par l'inflammation ; alors un épanchement d'urine s'opère brusquement dans le tissu cellulaire du scrotum, du périnée et du fourreau de la verge. Si des incisions multipliées ne donnent pas promptement issue à l'urine, celle-ci frappe de gangrène tous les tissus avec lesquels elle se trouve en contact, et produit des délabremens épouvantables, lorsqu'elle n'entraîne pas la mort du malade. C'est dans les cas de cette nature qu'on a vu quelquefois la totalité du scrotum et une partie de la peau de la verge et du périnée détruites, ainsi que le tissu cellulaire sous-jacent, laisser les deux testicules à nu, suspendus par les cordons spermatiques.

Les déchirures de l'urèthre ne sont cependant pas toujours aussi brusques, aussi complètes et aussi graves. Quelquefois la distension souvent répétée du canal n'est suivie que d'un léger éraillement de ses parois, dans un effort d'expulsion plus violent que les autres ; la portion la plus amincie ou la plus ramollie ne cède qu'en partie et dans une très-petite étendue, à la fin de l'émission ; alors il ne s'épanche que peu d'urine dans le tissu cellulaire ; il en rentre même dans le canal une portion qui est expulsée. Une inflammation s'établit dans les parties qui sont en contact avec le liquide irritant. Une nouvelle quantité d'urine s'épanche, puis rentre en partie dans le canal, par l'ouverture de communication. Il se forme là une poche dont les parois s'organisent ; elle se distend et s'allonge de plus en plus. Enfin, au bout d'un temps plus ou moins long, une tumeur, du volume d'une noisette ou d'une noix, se montre au périnée. On y sent de la fluctuation, on l'ouvre, il en sort un peu de pus mêlé d'urine, et l'on trouve les parois de l'abcès déjà tapissées par une espèce de membrane muqueuse, semblable à celle qui revêt la surface des fistules. Dans les cas de ce genre, l'établissement de la fistule n'est précédé d'aucun accident grave ; la quantité d'urine qui sort dans les vingt-quatre heures est peu considérable, et la guérison suit de près la destruction du rétrécissement.

Des abcès développés dans le tissu cellulaire qui environne l'urèthre peuvent aussi donner lieu à l'établissement de fistules urinaires. Cet accident est presque toujours dû à la présence trop longtemps prolongée d'une sonde dans le canal. La première chose à faire alors est de retirer le corps étranger ; la seconde, d'employer les saignées générales et locales, des bains prolongés, des cataplasmes, etc. ; et la troisième, de donner promptement issue au pus, quand on n'a pu empêcher sa formation.

Les effets des rétrécissemens ne se bornent pas à l'urèthre et à ses dépendances ; l'urine contenue dans la vessie ne pouvant en être expulsée qu'à travers une filière étroite, et les contractions musculaires ne pouvant durer longtemps d'une manière continue, les efforts d'expulsion cessent avant que la vessie soit entièrement vide ; les malades sont tourmentés par des besoins d'uriner plus fréquents, plus impérieux, et chaque émission d'urine, accompagnée de plus d'efforts, est cependant de moins en moins copieuse.

La vessie distendue réagissant presque continuellement, l'accroissement d'action des fibres musculaires augmente leur développement ; comme elles ne forment pas un plan continu, elles ne soutiennent pas partout également la membrane muqueuse de la vessie ; celle-ci, poussée au dehors par l'urine, fait hernie entre les fibres musculaires et les sépare en faisceaux. De là les vessies à colonnes.

Le long séjour de l'urine dans son réservoir favorisant l'absorption de la partie la plus aqueuse de ce liquide, il devient habituellement plus concentré ; son action sur la membrane muqueuse est plus énergique. De là un état permanent d'irritation, qui augmente la sécrétion des mucosités. Trop abondantes, elles troublent la transparence de l'urine, facilitent sa décomposition, et lui impriment une odeur fétide. Plus tard, elles forment un dépôt muqueux qui gagne le fond du vase sans y adhérer. Enfin, dans l'état le plus avancé, cé dépôt devient puriforme. Quel que soit l'aspect de ce dépôt fourni par les surfaces muqueuses, il est toujours mobile, et par cela seul facile à distinguer de la matière glaireuse, filante comme du blanc d'œuf, élastique et très-adhérente, fournie par la prostate.

Avec le temps, les uretères et les bassinets participent à la distension et à l'irritation de la vessie. Sur un sujet affecté de rétrécissement M. Lallemand a trouvé les uretères si distendus qu'on les prit, au premier abord, pour des portions de l'intestin grêle. Les deux uretères ne sont pas toujours également dilatés.

Les reins eux-mêmes finissent par éprouver les effets de cette stagnation des urines. Ils augmentent de volume ; leur tissu devient plus mou, plus pâle, plus spongieux ; la substance corticale se confond avec la mamelonnée ; les malades ressentent, dans cette région, des douleurs sourdes, continues, qui s'exaspèrent dès que la rétention d'urine augmente. Enfin, l'inflammation se propage aussi jusqu'aux reins, ou à l'un d'eux seulement ; des abcès s'y forment en nombre variable et à des époques différentes ; ils se vident dans les bassinets et continuent à fournir du pus ; tandis que d'autres achèvent de détruire le tissu de l'organe, jusqu'à ce que la mort arrive. Quelquefois cependant l'inflammation s'arrête avant que l'abcès se soit fait jour dans les bassinets, et le pus, condensé par l'absorption de la partie la plus liquide, forme ce qu'on appelle des tubercules, comme on vient de le voir dans l'observation précédente, où les deux altérations se trouvaient mêlées dans le même rein.

C'est presque toujours des reins que vient le pus déposé par les urines, comme M. Lallemand a souvent eu l'occasion d'en convaincre ses élèves à l'ouverture des cadavres. Rarement il est fourni par des abcès développés dans la prostate. Il est douteux que la surface de la vessie produise jamais du véritable pus. L'examen attentif des urines, dans les cas de rétrécissement, est donc beaucoup trop négligé.

En général, quand elles sont seulement troubles, sans dépôt ni nuage, il n'existe qu'une irritation des surfaces muqueuses. Si elles sont troublées par un nuage floconneux, suspendu dans le liquide sans gagner le fond, on doit soupçonner des pollutions diurnes; si elles laissent déposer un sédiment muqueux, épais, puriforme, mobile au fond du vase, il existe une inflammation *catarrhale* de la vessie, c'est-à-dire bornée à la surface muqueuse; si le dépôt est glaireux, filant, élastique comme du blanc d'œuf, adhérent au fond du vase, la prostate est malade, ses follicules muqueux sont enflammés, dilatés; si le dépôt est purulent, et que la prostate soit petite, molle, aplatie, difficile à reconnaître, on peut être certain qu'elle a été fondue par la suppuration; quand la prostate est saine, il est très-probable que le pus vient des reins.

Ces caractères sont moins trompeurs que les sensations éprouvées par les malades. Toutefois, s'ils doivent être pris en considération pour établir le diagnostic et le pronostic de la maladie, ils ne peuvent changer l'indication; il faut toujours détruire les rétrécissemens. Si les affections qui en sont la suite ne disparaissent pas spontanément lorsque le canal est libre, leur guérison devient possible par l'emploi d'autres moyens, et, dans tous les cas, l'existence des malades est rendue supportable. D'ailleurs, nous ne savons pas jusqu'à quel point les altérations consécutives de la prostate, des reins et de la vessie sont susceptibles de disparaître, quand la cause première qui les a fait naître a été détruite.

OBSERVATION 60. Sept rétrécissemens; désordres graves du côté de l'appareil génito-urinaire, remontant à 32 ans. — Guérison. (1)

M. F***, capitaine d'artillerie, d'une stature colossale,

---

(1) Lallemand, *loc. cit.*, 1re part., obs. 6.

d'un tempérament sanguin, athlétique, avait contracté à vingt ans une blennorrhagie qu'il négligea ; plus tard il eut plusieurs affections vénériennes. Peu à peu le jet des urines diminua ; plusieurs rétentions complètes se manifestèrent ; le malade éprouva des pollutions diurnes. Enfin, en 1824, M. F***, âgé de 52 ans et souffrant depuis 32, vint consulter M. Lallemand.

Son corps, remarquable encore par la charpente osseuse, s'était voûté. Ses pensées étaient sombres, concentrées sur sa maladie et sur les moyens les plus sûrs de mettre un terme à ses misères. Il pouvait à peine suivre sa correspondance, et recommençait cinq à six fois une simple addition. Il exhalait, à une grande distance, une odeur ammoniacale très-fétide, produite par l'écoulement involontaire de l'urine, ou plutôt d'un liquide visqueux et purulent, dont la partie la plus liquide était absorbée par plusieurs serviettes, le reste encroûtant le linge de taches de toutes les couleurs. M. Lallemand l'engagea à uriner devant lui. La verge était de la plus grande dimension : cependant, après bien des efforts, l'urine ne sortit que goutte à goutte, ou par un jet court, grêle et entortillé. Deux ou trois cuillerées de liquide bourbeux, rendues en un quart d'heure, déposèrent bientôt une certaine quantité de matière glaireuse, filante, adhérente au fond du vase, et des mucosités purulentes. La partie liquide était d'un rouge foncé, comme teinte de sang. Au bout de deux ou trois heures, cette urine répandait une odeur de chairs pourries, semblable à celle qui sort des baquets d'amphithéâtres. L'orifice du canal était irrégulier, dur, bosselé, évasé en entonnoir ; le gland avait une consistance presque cartilagineuse. M. Lallemand introduisit, à travers plusieurs rétrécissemens, une bougie de corde à boyau n° 2, jusqu'à 16 centimètres environ, et il apprit qu'on n'avait jamais pu aller plus loin.

La prostate, trois ou quatre fois plus volumineuse que

dans l'état sain, était légèrement aplatie, ferme, sans cependant offrir de duretés, ni d'inégalités ; elle déprimait le rectum jusque près des sphincters.

Tout le canal était obstrué par des rétrécissemens qui dataient de 32 ans ; le malade paraissait épuisé ; la prostate, la vessie et les reins devaient être affectés, mais la constitution avait été très-vigoureuse et la résolution ne manquait pas.

Depuis l'orifice du gland jusqu'à **22** centimètres en arrière, on constata successivement **7** rétrécissemens, qui furent détruits par la cautérisation ; au bout de quatre mois la guérison était complète. La surface totale des rétrécissemens occupait une étendue de plus de **15** centimètres ; la longueur du canal, de la vessie à l'extrémité du gland, était de **25** centimètres ; la surface libre de **10** centimètres. Ainsi, la maladie occupait les **5|8** de l'urèthre.

Les violents efforts que font les malades pour rendre l'urine produisent souvent la sortie involontaire des matières fécales, la chute du rectum et des hernies. Quand les rétrécissemens sont détruits, ces maladies consécutives disparaissent ou diminuent. Un malade qui avait une hernie ombilicale ne s'en est plus aperçu, dès le moment qu'il a uriné avec facilité ; il a cessé de la contenir, sans en être incommodé.

Les affections de la vessie et de la prostate amènent encore des hémorrhoïdes. Ce sont les mêmes troncs qui fournissent des artères à ces organes et au rectum, et l'irritation y appelle le sang. Les hémorrhoïdes peuvent donc dépendre d'un rétrécissement de l'urèthre ; et quelquefois elles s'effacent après la guérison de l'obstacle.

Aussi, régle générale, toutes les fois qu'un désordre existe du côté des organes génito-urinaires, quelque étranges que soient les symptômes dont il s'accompagne, avant tout on devra s'assurer par le cathétérisme de l'état du canal, et

si l'on trouve un rétrécissement, rétablir d'abord la liberté
du cours des urines.

***

OBSERVATION 61. Rétrécissement au col de la vessie ; distension de cette
cavité simulant une ascite ; dilatation. — Guérison.

En 1832, un colonel Russe vint à Montpellier, après avoir
consulté les praticiens les plus renommés d'Italie, d'Alle-
magne et d'Angleterre : tous l'avaient déclaré atteint d'une
hydropisie, qui dépendait, suivant les uns, d'une constipation
opiniâtre, suivant les autres, d'anciennes fièvres intermit-
tentes et même d'incontinence d'urine ; tous mentionnaient
une paralysie de la vessie, parce que l'urine s'écoulait involontairement goutte à goutte ; cette grave incommodité avait
profondément influé sur le moral du malade, car elle l'o-
bligeait à tenir constamment la verge dans un urinoir d'argent fixé à la cuisse.

Quatre années auparavant, la santé du colonel avait commencé à s'altérer par des accès de fièvre intermittente, qui,
traités par le quinquina et tous les fébrifuges connus, n'a-
vaient pas éprouvé la moindre amélioration durable ; le
marasme était à son comble. Le ventre énorme, tendu jusqu'au dessus de l'ombilic, laissait sentir une fluctuation très-
prononcée, contre laquelle la ponction avait été proposée.

Voulant avant tout s'assurer de l'état des voies urinaires,
M. Lallemand désira sonder le malade, qui s'y refusa longtemps, croyant sa vessie constamment vide ; cependant il
s'y décida. On put voir alors que le gland, le prépuce et le
fourreau de la verge étaient enflammés et ulcérés par leur ma-
cération dans l'urinoir. De grosses sondes arrivaient facilement
jusqu'au col de la vessie, mais au moment de le franchir, elles
se trouvaient arrêtées ; on recourut, avec aussi peu de succès,
à de moins volumineuses, et l'on ne put pénétrer qu'avec une
sonde métallique du plus petit calibre. Le rétrécissement existait donc au *col de la vessie*. Dès que l'instrument eut péné-

tré dans cette cavité, un jet d'urine très-fin s'échappa, et ne cessa qu'au bout d'*une heure et demie*. La sonde fut laissée à demeure et remplacée le soir par une autre, en gomme élastique, du même volume ; les jours suivants, on en mit de nouvelles progressivement plus fortes ; au bout de trois jours, l'obstacle en admettait une du plus gros calibre, qui y fut laissée durant vingt-quatre heures. Quand on la retira, le malade urina à plein canal. Pendant toute la durée de la dilatation, il n'était pas survenu le moindre accès de cette fièvre qui, durant quatre années consécutives, n'avait jamais manqué de reparaître tous les jours.

Dès lors il s'opéra une révolution complète dans le moral du colonel ; hypocondriaque, tourmenté par des idées de suicide, il reprit de la gaîté, du contentement ; fumeur intrépide avant sa maladie, il avait, depuis longues années, discontinué l'usage du tabac, dont l'odeur lui était même devenue insupportable ; dès le jour que sa vessie fut vidée, il reprit sa pipe avec bonheur ; son appétit s'accrut tellement, que deux mois après, un embonpoint notable avait fait place à une maigreur squelettique.

Enfin le cathétérisme pratiqué avant son départ témoigna que le canal était resté parfaitement libre.

La persistance de cette fièvre intermittente pendant quatre années, et les graves changements survenus dans toutes les fonctions, donnent une idée bien claire de l'influence que les affections des voies urinaires peuvent exercer sur toute l'économie, par la seule difficulté qu'éprouvent les matériaux de l'urine à être éliminés.

Un examen un peu attentif eût facilement permis d'éviter l'erreur dont ce malade faillit être victime ; chez lui le ventre n'était pas distendu comme dans l'hydropisie, mais seulement jusqu'à l'ombilic ; les cuisses et les jambes n'étaient pas infiltrées, ce qui s'observe toujours dans les hydropisies péritonéales ; de même, chez les femmes, on voit des hydropisies simuler des ascites, lorsque le kyste est arrivé à un état de distension considérable, mais elles s'en distinguent par la sécheresse des extrémités inférieures ; en remontant au début, on apprend que la tumeur a commencé par un côté de l'abdomen avant d'avoir occupé toute sa cavité.

OBSERVATION 62. Rétrécissement simulant une incontinence d'urine et une paraplégie.— Guérison (1).

Oreilly (Charles), d'une constitution sèche et robuste, avait contracté plusieurs blennorrhagies qui furent traitées par les frictions mercurielles, la liqueur de Van-Swieten, etc. ; l'écoulement ayant disparu, l'émission des urines se fit goutte à goutte, ou par un jet très-mince tombant entre les jambes. Bientôt après, à 34 ans, urines bourbeuses, d'une odeur infecte, promptement décomposées, rendues presque involontairement, surtout la nuit ; enfin, incontinence complète, dégradation des vêtements par l'action de l'urine, odeur ammoniacale très-prononcée, etc. Au bout de 4 ans, à ces symptômes déjà très-graves, se joignirent de très-vives douleurs dans les lombes et dans les jambes qui déterminèrent une incurvation considérable du tronc en avant ; dès-lors, constipation opiniâtre, abattement général, accompagné d'anorexie, rapports nidoreux, digestions laborieuses, borborygmes ; enfin les jambes s'engourdirent et s'affaiblirent jusqu'à fléchir quelquefois sous le poids du corps ; de là, des chutes fréquentes et la nécessité d'un repos presque absolu.

Parmi les praticiens consultés, la plupart crurent à une paraplégie, d'autres à une affection des vertèbres ou de la

---

(1) Lallemand. *Observations sur les maladies des organes génito-urinaires ;* 2° partie, obs. 6.

moelle; tous avaient été trompés par l'incontinence d'urine et la constipation, par l'incurvation considérable du rachis, et surtout par l'extrême faiblesse des jambes et la démarche du malade, qui soutenait le poids de son corps en prenant avec ses deux mains un point d'appui sur ses cuisses. En conséquence, les uns l'envoyèrent aux eaux de Bagnols (*hydro-sulfureuses*); d'autres lui firent pratiquer des frictions aromatiques, toniques, etc., le long de l'épine; on lui appliqua des moxas dans la région lombaire; on le soumit à un traitement antivénérien : tous ces moyens furent sans succès.

Au mois de mai 1826, le malade vint à l'hôpital Saint-Éloi pour être traité d'une *paralysie;* son récit fit soupçonner que cette prétendue *incontinence* d'urine n'était qu'une émission par regorgement; en effet, le porte-empreinte s'arrêta à 21 centim. et rapporta une tige située vers la partie inférieure. Le premier rétrécissement fut franchi avec une sonde n. 2; mais l'instrument fut arrêté vers 23 centimètres, par un second obstacle qu'il fallut traverser pour arriver dans la vessie. Le malade, qui la croyait vide, fut très-surpris de voir une énorme quantité d'urine s'écouler au dehors. La sonde fut laissée à demeure.

Ces rétrécissemens furent détruits en 15 jours par quatre cautérisations. Après la première, le malade vida complétement sa vessie; pendant la nuit, il retint ses urines et se réveilla pour les rendre volontairement.

A partir de ce moment, l'incontinence disparut, les douleurs des jambes et des lombes diminuèrent, le facies changea d'aspect, le sommeil devint profond, et le besoin d'uriner ne reparut plus que six ou sept fois dans les vingt-quatre heures. Au bout de 20 jours, le malade se promenait sans appui, son corps s'était redressé peu à peu, toutes ses douleurs avaient disparu, et bientôt son rétablissement fut complet.

Il n'existait donc pas plus d'incontinence d'urine chez ce

malade que chez le colonel Russe ; la vessie n'était pas para-
lysée, mais elle se vidait par regorgement. Quant à la faiblesse
extrême des membres inférieurs et aux autres symptômes alarmants, qui ont fait croire aux praticiens les plus distingués
que la moelle épinière était altérée ou comprimée, il faut les attribuer évidemment à l'influence directe des rétrécissemens
sur les organes spermatiques et sur les voies urinaires, influence dont le retentissement sur toute l'économie est aussi
prompt, aussi puissant, que trop souvent méconnu.

On voit par ces deux observations, combien il faut être en
garde contre le récit des malades qui parlent d'incontinence
d'urine ; ils croient facilement avoir un relâchement, une
paralysie du col de la vessie, parce que l'émission est continuelle, involontaire, tandis que leur vessie ne se vide que par
regorgement ; sa distension dépend alors de quelque rétrécissement, ou bien d'un gonflement du moyen lobe de la prostate. Dans les maladies cérébrales elles-mêmes, l'incontinence
d'urine tient moins à la paralysie du col de la vessie qu'à
l'énorme distension de cette cavité, et cette réplétion est due
à ce que les malades ne sentent pas le besoin d'uriner ; la
vessie ne percevant plus la sensation de l'urine, ne l'expulse
que quand elle est trop distendue par le liquide ; l'émission
a lieu par regorgement, d'une manière aussi continue que
la sécrétion. Dans tous les cas où cet état a duré très-longtemps, on trouve, à l'ouverture du corps, la vessie, les
uretères, les reins dilatés.

On ne saurait donc trop recommander de porter une sérieuse attention vers l'état du canal, dès qu'il se manifeste
quelque désordre dans l'émission des urines ; le cathétérisme, s'il ne fait rien découvrir, ne peut du moins avoir
aucun inconvénient.

Chez le colonel Russe l'illusion avait été portée très-loin,
puisque la ponction abdominale avait été proposée ; il fallait
donc que la vessie eût acquis une distension énorme. Que
serait-il arrivé si le malade se fût laissé opérer ? Au lieu d'une

ponction abdominale, on aurait pratiqué une ponction de la vessie, et le moindre épanchement d'urine eût bientôt provoqué une péritonite mortelle.

———

Traitement.

Dilatation prolongée. — Autrefois on croyait devoir continuer l'usage des corps dilatants pendant 2 ou 5 mois, pour procéder avec prudence et préserver plus aisément les malades contre les rétrécissemens. On ne renouvelait les sondes que chaque huit jours, parce qu'on croyait ce temps nécessaire pour obtenir une ampliation suffisante.. Dupuytren a persévéré jusqu'à la fin de sa carrière dans ce dangereux système, encore trop généralement suivi. La dilatation prolongée, outre les douleurs et la malpropreté qu'elle entraîne, la longue immobilité qu'elle exige, a souvent amené des désordres plus graves que les rétrécissemens qu'il s'agissait de détruire.

Le long séjour des sondes de gomme élastique les mieux fabriquées présente de grands inconvénients pour la vessie, pour la prostate, pour les organes spermatiques, et l'urèthre lui-même.

Il en résulte, presque toujours, des catarrhes chroniques qui persistent souvent d'une manière idiopathique, lorsque les sondes sont définitivement retirées ; la membrane muqueuse est si longtemps fatiguée par le contact d'un corps étranger, et par l'introduction presque inévitable de l'air, que son tissu reste injecté, fongueux, et ne peut plus se dégorger complétement. Or, les catarrhes chroniques de la vessie, que conservent ces malades après leur traitement, sont aussi fâcheux que beaucoup de rétrécissemens, et quelquefois plus difficiles à guérir.

La pression qu'exerce, pendant si longtemps, l'extrémité de la sonde contre le même point de la vessie, y détermine une inflammation circonscrite, qui s'étend bientôt de la membrane muqueuse à la membrane musculeuse, et de là au péritoine. Cette inflammation produit, comme toujours, le ramollissement des tissus, en même temps que les contractions spasmodiques de la vessie augmentent la pression exercée par l'extrémité de la sonde. Celle-ci pénètre peu à peu dans le tissu ramolli, et, si la violence des douleurs n'oblige pas à retirer tout-à-fait l'instrument, il résulte de cette action continue une perforation complète de la vessie, un épanchement d'urine dans le péritoine, par conséquent une mort prompte et inévitable.

Ces accidens n'avaient pas échappé à Dupuytren. Malgré le soin qu'il prenait de fixer lui-même les sondes de ses malades, afin qu'on ne les enfonçât pas trop profondément dans la vessie, plusieurs catastrophes semblables ont été observées par M. Lallemand dans le service de l'illustre chirurgien. Il avait parfaitement reconnu que la cause de ces perforations existait dans la pression exercée par l'extrémité de la sonde contre la paroi opposée de la vessie ; mais lors même que l'instrument n'était pas enfoncé trop profondément par les élèves ou par les malades pour l'empêcher de sortir, les violentes contractions de cet organe, provoquées par la douleur, ont rendu plus d'une fois cette précaution inutile, parce que la sonde restait ouverte ; la vessie, ne contenant pas d'urine, embrassait exactement la portion du bec qui dépassait le col, et il suffisait d'une saillie peu considérable pour produire, à la longue, une pression funeste par sa continuité. Dans plusieurs cas, la violence des douleurs a fait retirer l'instrument avant que la perforation fût complète ; cependant celle-ci s'est opérée tout à coup le lendemain, le second jour et même plus tard, parce que la soustraction de la sonde avait amené nécessairement la réplétion du réservoir urinaire : alors le point dans lequel les membranes muqueuse et musculeuse étaient détruites ou profondément ramollies n'a pu soutenir la pression exercée par les urines pendant les efforts d'expulsion, et le péritoine, qui résistait seul, a fini par se rompre dans un moment où le malade vidait sa vessie.

La rupture de l'instrument à l'endroit des yeux est un autre accident qu'on doit attribuer également à son séjour trop prolongé dans la vessie. Cette solution, quelquefois complète, ne dépend pas toujours de l'altération du tissu de la sonde, de sa mauvaise qualité, de la disposition des yeux en face l'un de l'autre, etc. ; elle peut tenir encore à la violence avec laquelle la sonde est pliée par les contractions spasmodiques de la vessie, ce qui peut donner une idée des douleurs endurées par le malade. Ce n'est pas seulement au col de la vessie que les sondes se plient par un trop long séjour, c'est aussi vers le milieu de leur longueur, à l'endroit où la verge retombe au-devant des pubis, et dès qu'elles sont déformées elles offensent le canal, sans donner passage aux urines. Lors même qu'elles n'éprouvent pas la plus légère déformation, il est bien difficile qu'elles restent 8 ou 10 jours à demeure, sans être engorgées de mucosités, incrustées de sels calcaires ; dès lors les urines sont obligées de se faire jour entre la sonde et le canal, et leur passage est d'autant plus nuisible qu'il exige plus d'efforts.

D'un autre côté, la distension continue du col de la vessie, pendant des mois entiers, par des sondes volumineuses, affaiblit le ressort des fibres musculaires, et laisse les malades exposés à des incontinences d'urine, ou du moins à des relâchements tels qu'ils ne peuvent résister un instant au besoin d'uriner, sans laisser échapper une partie du liquide, malgré tous leurs efforts.

Le séjour prolongé des sondes à la surface de la prostate produit des effets plus fâcheux, plus fréquents et très-variés. Les follicules muqueux déjà irrités par la difficulté qu'éprouvait l'urine à s'échapper, s'habituent à une sécrétion exagérée, qui donne lieu plus tard à des écoulements intarissables ; quelquefois l'inflammation s'étend au tissu cellulaire de la prostate et provoque des phlegmons, dont nous examinerons plus loin les conséquences ; ou bien encore la phlegmasie passe à l'état chronique et produit l'endurcissement, l'hypertrophie de la prostate, ou la formation dans son épaisseur de petits abcès qui se transforment plus tard en tubercules.

On sait avec quelle facilité l'action des sondes sur l'orifice des canaux éjaculateurs provoque l'irritation, le gonflement, l'inflammation des testicules. C'est par les vésicules séminales et le canal déférent que ces phénomènes se propagent jusqu'à l'organe sécréteur ; ce qui le prouve, c'est que le gonflement s'arrête le plus souvent à l'épididyme, et quelquefois même au canal déférent, qu'on trouve tendu, tuméfié, douloureux, jusque dans l'abdomen. Ces affections consécutives des organes spermatiques doivent nécessairement avoir, plus tard, une grande influence sur leurs fonctions. Quoi qu'il en soit, ces accidents étant provoqués par la présence des sondes, il est clair qu'on doit les redouter d'autant plus que le séjour des sondes est plus prolongé.

Le canal en éprouve aussi de graves inconvénients. Non-seulement la membrane muqueuse s'enflamme et ses follicules contractent l'habitude d'une sécrétion exagérée, mais encore cette inflammation s'étend souvent au tissu spongieux de l'urèthre et au tissu cellulaire qui l'environne. C'est ce qu'il est facile de constater par les petites tumeurs douloureuses, qui se développent souvent sur le trajet de l'urèthre, et viennent saillir sous la peau. Ces inflammations ont quelquefois le caractère aigu et tendent à la suppuration. C'est autour des rétrécissemens qu'elles se manifestent, et dans le point où la verge se courbe pour retomber sur le scrotum, c'est-à-dire aux endroits où la présence de la sonde se fait le plus sentir ; on la trouve d'ailleurs souvent déformée au niveau des rétrécissemens ou des courbures du canal.

La pression exercée par la sonde produit d'abord dans les rétrécissemens une excitation utile, puisqu'elle y renouvelle le travail d'absorption resté incomplet et fait disparaître les matériaux qui s'y étaient condensés, mais si cette action est trop prolongée, si elle s'accroît par cette continuité, il en résulte, au lieu d'une simple excitation, un nouveau travail inflammatoire analogue au premier, et par suite un abcès ou une augmentation du rétrécissement, ou bien encore la formation d'un nouvel obstacle dans un autre point, si la présence de la sonde y a provoqué une inflammation; on ne saurait révoquer en doute ce dernier résultat quand on voit de nouveaux rétrécissemens se manifester peu de temps après la soustraction de l'instrument, dans des points où il n'existait auparavant aucun obstacle, et surtout quand il en survient après l'usage prolongé de la sonde chez des individus qui n'en avaient pas, comme chez l'aliéné dont il a été question, chez lequel la sonde n'avait été laissée à demeure que pour empêcher la masturbation.

Cautérisation. — D'après ces nombreux inconvéniens de la dilatation prolongée, il ne faut pas s'étonner de l'ardeur avec laquelle les praticiens ont accueilli la méthode de Ducamp, quoiquelle reposât plutôt sur des raisonnemens captieux que sur des faits nombreux et péremptoires, quoiqu'elle fût d'une application bien autrement délicate qu'il ne semblait. M. Lallemand, après avoir rendu la cautérisation plus simple, plus facile et surtout plus sûre, a cependant fini par y renoncer pour la plupart des cas, et ne l'emploie maintenant que dans des circonstances particulières sur lesquelles nous reviendrons.

Le premier reproche qu'on peut adresser à la cautérisation pratiquée *dans l'intérieur* des rétrécissemens, c'est la difficulté de faire porter l'action du nitrate d'argent, uniquement sur le point du canal où l'obstacle se trouve, sans que les parties saines, en avant ou en arrière, soient intéressées par le caustique; le second, c'est la tendance fréquente à des récidives après un temps plus ou moins long, et la nécessité de recourir plus tard à la dilatation, chez des malades qu'on avait regardés comme guéris par la cautérisation.

Il ne s'en suit pas que cette méthode doive être entièrement rejetée; il est même des cas où elle ne peut être remplacée. Ainsi, quand l'intérieur d'un rétrécissement est ulcéré, excorié (*Obs.* 56); quand la muqueuse voisine est enflammée, excessivement sensible, etc., la présence de la sonde détermine dans le canal des contractions spasmodiques et bientôt des symptômes nerveux, qui ne permettent pas au malade de la supporter; il y aurait danger à s'obstiner, et de nouvelles tentatives feraient reparaître les mêmes accidents; alors la cautérisation change la vitalité des parties, amène la guérison de ces complications, et fait disparaître l'excessive sensibilité qui en était la suite.

Quand l'ouverture d'un rétrécissement est irrégulière, ou décollée par suite de manœuvres brutales, par des fausses routes, en un mot, quand la sonde ne peut pénétrer dans l'ouverture de l'obstacle, sans qu'il existe cependant de rétention d'urine, on peut régulariser cet orifice par la cautérisation, mais alors elle doit être pratiquée *d'avant en arrière*, comme nous le dirons.

Dilatation rapide. La dilatation *prolongée*, telle qu'elle est encore pratiquée généralement, avait été abandonnée par M. Lallemand à cause des inconvénients dont nous venons de parler; mais plus tard, ayant reconnu que la cautérisation n'est pas applicable à tous les cas et ne met pas à l'abri des récidives, il chercha de nouveau, il procéda par tâtonnements successifs, et fut conduit à dilater *rapidement* les rétrécissemens, en voyant avec quelle facilité on peut passer d'une sonde à une autre plus grosse, et en constatant surtout que la guérison est aussi durable que par tout autre traitement; enfin, il put obtenir en 2 ou 3 *jours* des résultats qu'on n'espérait autrefois qu'après 2 ou 3 *mois*; en d'autres termes, il conserva tous les avantages de la dilatation, sans en avoir les inconvénients. Mais avant d'entrer dans aucun détail, à cet égard, nous avons à nous occuper du cathété-risme et de tout ce qui peut en assurer le succès.

Exploration. Nous avons déjà vu que les rétrécissemens peuvent varier d'étendue, de forme, de position, suivant l'intensité de la phlegmasie préexistante, et la portion du canal qui en était le siége. Il est souvent très-important de pouvoir connaître avec précision la profondeur, la forme, le nombre, etc., des obstacles à franchir; de là, les divers moyens *explorateurs* qui ont été imaginés : le *porte-empreinte*, avec lequel on prend le relief du rétrécissement, est le plus avantageux et le plus simple.

Pour le confectionner, on doit se servir d'une sonde volumineuse, à parois épaisses, qu'on coupe au-dessus des yeux. Elle a le double avantage de présenter assez de consistance pour faire pénétrer la cire dans l'obstacle et d'offrir à son extrémité inférieure des fils volumineux et abondants. On râcle la couche emplastique qui recouvre ces fils, dans l'étendue de quelques millimètres ; de l'extrémité inférieure de la sonde ainsi dégarnie, on fait un pinceau et on le trempe dans la cire à mouler ; ce mélange, composé de cire et de poix, a la consistance convenable, lorsqu'il prend facilement entre les doigts la forme qu'on veut lui donner, sans y adhérer beaucoup. De cette manière, l'instrument fait corps avec la matière emplastique, et celle-ci ne peut se détacher.

Pour s'en servir, on place dans la sonde exploratrice une bougie de gomme élastique, qui augmente la solidité de l'instrument, tout en lui laissant sa souplesse. Les mandrins, soit en fil de fer, soit en plomb, qu'on a souvent introduits dans la sonde, ne présentent pas les avantages de la bougie; les premiers ont quelquefois pénétré à travers la cire à mouler, à cause de leur rigidité; les derniers opposent, au contraire, trop peu de résistance aux mouvements du porte-empreinte, se plient trop facilement et conservent leur déformation ; tandis que la bougie, quand elle remplit bien la sonde exploratrice, prend toutes les formes, toutes les courbures du canal, à raison de son élasticité, et donne à l'instrument assez de force pour faire pénétrer la cire à travers l'ouverture de l'obstacle.

Arrivé sur le rétrécissement, le porte-empreinte est laissé quelques instants en place, afin que la cire ait le temps de s'échauffer et de se ramollir ; alors, en poussant la sonde, la matière emplastique se trouve pressée contre l'ouverture de l'obstacle, une portion s'y engage, et le reste se moule à la surface des parties voisines. Comme le corps élastique qui supporte la cire appuie perpendiculairement à la direction du canal, la pression de la matière à mouler a toujours lieu suivant l'axe de l'urèthre, elle ne se plie jamais sur la sonde de manière à former un coude, et pénètre jusqu'au col de la vessie, sans se déformer, si elle ne rencontre pas d'obstacle ; bien que plusieurs auteurs aient nié la possibilité de rapporter une empreinte au delà de la courbure sous-pubienne.

Pour retirer la sonde, il faut appliquer le pouce d'un côté et l'indicateur de l'autre, au niveau du gland, la verge étant bien tendue, puis imprimer à l'instrument une courbure régulière du côté du bas-ventre, à mesure qu'on le tire lentement et avec précaution. La position des doigts ne doit pas être changée, quand l'instrument est ramené au dehors ; on ne reconnaîtrait plus à quel côté du canal appartiennent les saillies et les dépressions que présente la cire à mouler ; les doigts restant donc dans la même position, on mesure la longueur de la sonde depuis ce point jusqu'au niveau des saillies de la cire à mouler, ce qui donne exactement la distance du gland à l'obstacle. L'empreinte rapportée par la tige indique si le rétrécissement est au milieu du canal, à droite ou à gauche, en haut ou en bas, etc.

Avant de quitter le porte-empreinte, il est bon de fixer au-dessous des doigts un morceau de fil, dont le nœud soit constamment dirigé en bas, afin de pouvoir consulter l'empreinte, s'il en est besoin, et la comparer à celles qu'on voudra prendre par la suite ; le nœud du fil ayant constamment la même direction sur la sonde, toutes les formes rapportées successivement par la cire à mouler, sont exactement comparables, le point de repère étant toujours le même.

Quoique l'emploi du porte-empreinte soit très-utile, dans les cas embarrassants, pour fixer l'opérateur sur la disposition de l'orifice, il ne faut cependant pas y avoir recours sans nécessité ; son application est toujours plus ou moins douloureuse, et l'irritation qui en résulte, augmente momentanément la gêne de la miction. D'ailleurs il est arrivé quelquefois qu'un petit fragment de cire est resté dans l'obstacle, et n'a été expulsé qu'après une rétention d'urine ou de grands efforts. Dans tous les cas, les indications fournies par les empreintes doivent être rapprochées des sensations perçues pendant le cathétérisme, et rectifiées par les antécédents, par toutes les circonstances accessoires propres à éclairer le diagnostic.

Comme il est certaines choses que la vue seule peut faire bien comprendre, nous placerons ici quelques empreintes de rétrécissemens, empruntées à l'ouvrage de M. Lallemand.

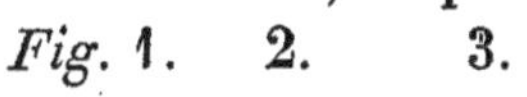

Fig. 1.   2.   3.

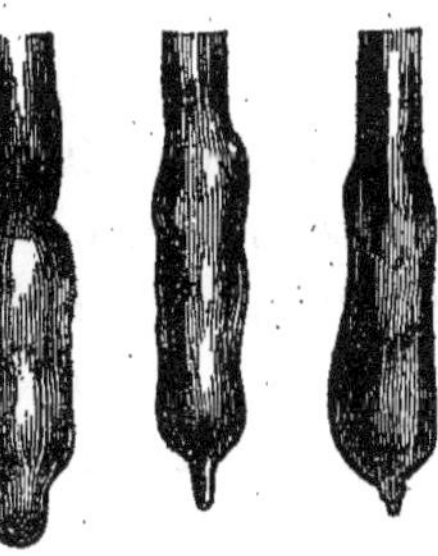

Les figures 1, 2, 5, représentent des rétrécissemens réguliers, plus ou moins étroits, situés dans la portion du canal qui précède la courbure sous-pubienne ; la tige est centrale, supportée par une base arrondie et lisse ; ce qui indique un orifice en entonnoir, dans lequel une sonde droite peut facilement pénétrer quand la verge est bien tendue, parce que les deux axes sont alors dans la même direction, et que l'extrémité de l'instrument est dirigée vers le fond de l'évasement par la disposition même des parties endurcies.

Dans la figure 4, le pourtour est moins régulier et la tige moins centrale; mais son volume indique cependant un rétrécissement facile à traverser.

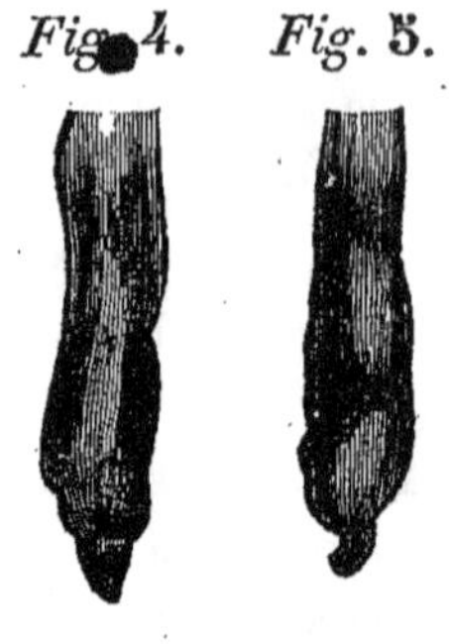

Dans la figure 5, la tige est moins volumineuse, moins centrale, moins droite; l'orifice du rétrécissement est donc plus petit, un peu latéral et contourné, ce qui doit augmenter beaucoup les difficultés du cathétérisme.

Dans la figure 6, la tige du porte-empreinte est tout à fait latérale et courte; ainsi l'ouverture de l'obstacle est située sur un des côtés; pour la trouver, la sonde de gomme élastique doit être armée d'un mandrin qui la rende inflexible, et qu'on retire ensuite : une sonde métallique droite serait encore préférable, s'il ne fallait après cela franchir la courbure sous-pubienne.

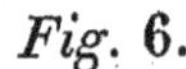
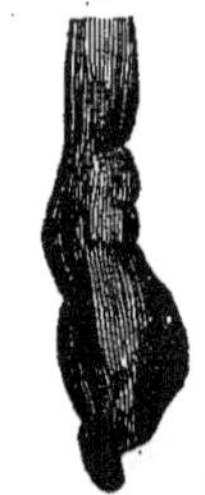

La figure 7 est celle d'un obstacle assez large, mais très-long et fort inégal à sa surface, situé, comme les précédents, à la portion droite du canal; il est facile de juger qu'une sonde courbe le traverserait avec peine, parce que le bec de l'instrument se trouverait bientôt arrêté par quelques-unes des inégalités qu'il rencontrerait dans ce long trajet.

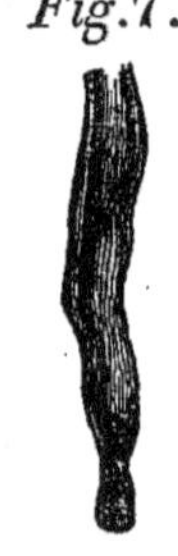

Les figures 8, 9, 10, appartiennent à des obstacles plus ou moins étroits, situés au commencement de la courbure;

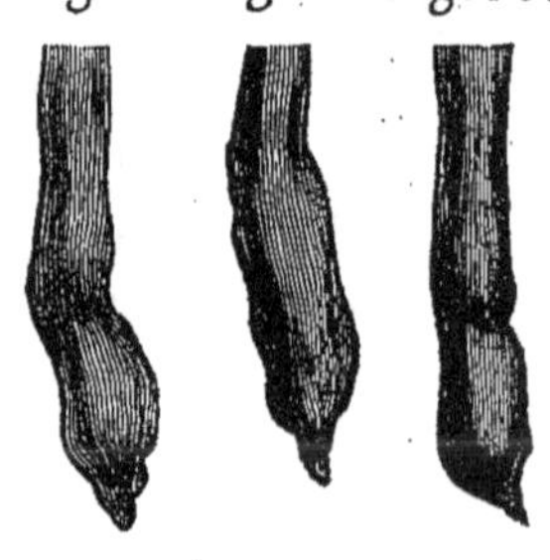

Les figures 11, 12, 13, 14, 15, proviennent d'obstacles situés plus profondément; quelques-unes de ces ouvertures sont irrégulières, bosselées;

Dans la figure 16, l'orifice est précédé d'indurations disséminées dans tous les sens à une grande distance.

Fig.11. Fig.12. Fig.13. Fig.14. Fig.15. Fig.16.

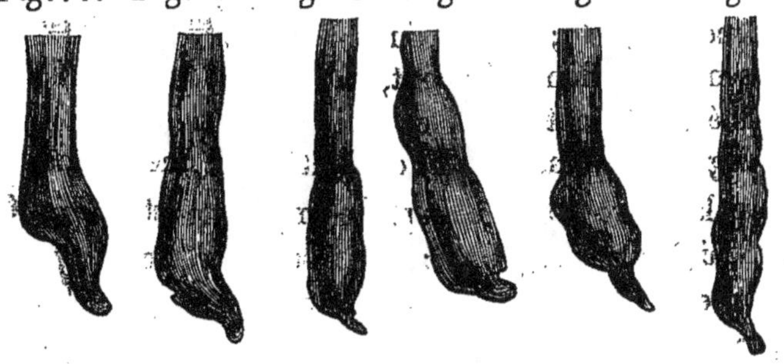

Fig.17. 18. 19.

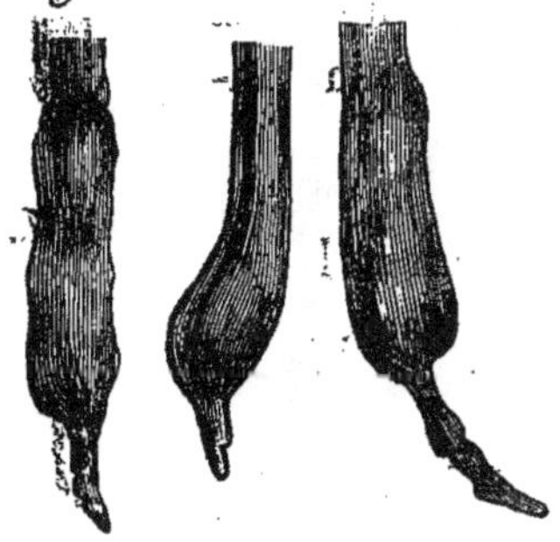

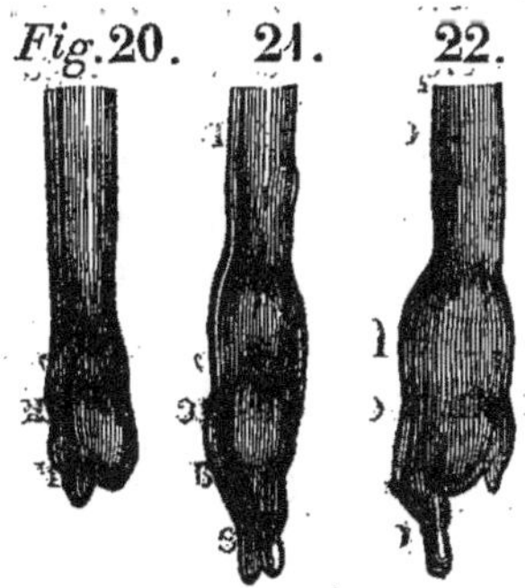

Dans les figures 17, 18, 19, la tige présente des inégalités, des espèces d'étranglement qui répondent à des bosselures, à des saillies de l'intérieur des rétrécissemens, et qui augmentent encore les difficultés que doit rencontrer le cathétérisme.

*Fig.*20.   21.   22.

Les figures 20, 21, 22, représentent des fausses routes plus ou moins avancées, à côté de rétrécissemens situés dans la portion droite.

Les figures 23, 24, 25, 26, 27, 28, 29, 30, sont celles
de fausses routes, à différents degrés, dont le siége est au
commencement de la courbure, ou plus profondément.

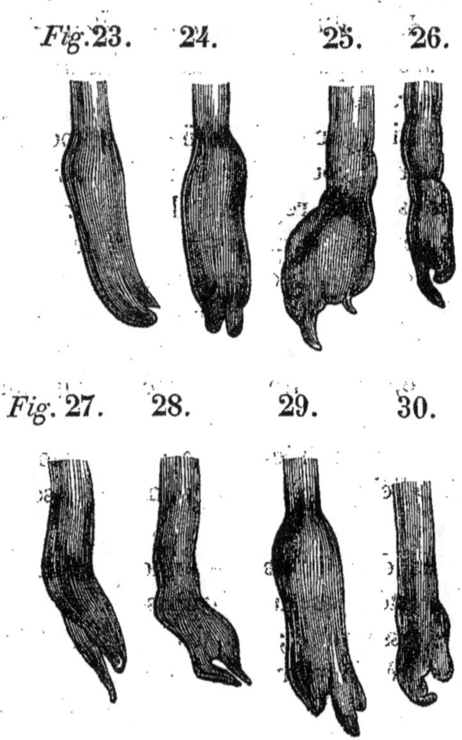

On conçoit facilement de quelle importance peut être,
dans certains cas, la connaissance exacte de l'ouverture d'un
rétrécissement et des parties voisines. Quand la tige est située
sur un des côtés du porte-empreinte, on sait dans quel sens
il faut diriger le bec de la sonde. Quand les parties voisines
sont inégales, bosselées, ou forment une saillie au-devant
de l'orifice, on peut la démasquer, ou rendre ses abords
plus réguliers, en laissant au-devant de l'obstacle une grosse

sonde à demeure, pendant un ou deux jours, comme le pratiquait Dupuytren ; les parties distendues se moulent sur le corps étranger, se disposent en entonnoir, et l'introduction de la sonde est rendue par là plus facile. Ceci ne paraîtra pas étonnant, si l'on sait combien le plus léger changement apporte de facilité dans une opération aussi délicate, qui se passe dans des parties étroites, éminemment sensibles, et surtout soustraites à la vue.

Toute bifurcation dans la tige saillante du porte-empreinte annonce une fausse route plus ou moins avancée. Lorsque l'une des tiges est lisse, régulière, longue, mince, et l'autre courte, large, épatée, il ne peut y avoir de doute ; la première est celle de l'obstacle. Dans une fausse route, la cire ne peut s'allonger comme dans un espace libre ; elle y est nécessairement gênée, refoulée ; aussi en sort-elle inégale, repliée, ondulée, ou renflée en massue. Quelquefois les deux tiges sont courtes, et l'on peut difficilement reconnaître celle qui répond au rétrécissement ; il faut alors donner la préférence à celle qui est la plus mince et se termine en pointe.

Dans un cas de cette nature, une portion de la cire à mouler était restée dans un rétrécissement, à côté duquel existait une fausse route ; les deux tiges, très-courtes, avaient à peu près la même longueur, mais l'une était terminée en pointe. M. Lallemand pensa que cette dernière représentait le rétrécissement, pour les raisons que nous venons d'indiquer.

Le cathétérisme confirma bientôt ce diagnostic, et la suite prouva qu'en effet une portion de la cire avait été retenue dans l'obstacle.

Toutes ces données sont donc importantes dans ces cas embarrassants, puisqu'elles peuvent faire cesser l'incertitude du praticien et lui servir de guide pour la direction qu'il doit donner à l'extrémité de l'instrument.

Un mamelon plus ou moins saillant, à côté d'une tige qui se termine en pointe, indique qu'un cul-de-sac a commencé dans l'épaisseur de la muqueuse uréthrale (V. fig. 20 et suiv.); si la sonde continue à s'y engager, la fausse route sera bientôt complète; la muqueuse n'est pas encore perforée, mais le moinde effort suffirait pour achever de la déchirer; dans ces cas, l'instrument doit être conduit le long du canal, du côté opposé au mamelon.

D'autres fois la muqueuse, décollée par des manœuvres violentes, forme une espèce de valvule qui recouvre l'ouverture de l'obstacle; alors on n'obtient qu'une tige irrégulière, épatée, correspondant à une fausse route, et qu'il faut bien se garder de prendre pour l'indication de l'orifice du rétrécissement. C'est ici surtout que les antécédents et les sensations fournies par la sonde ont besoin de rectifier les données du porte-empreinte.

Enfin, le porte-empreinte ne rapporte pas toujours de tige à sa surface; il revient quelquefois déformé, renflé en massue, bosselé, contourné, sans que rien indique où se trouve l'ouverture du rétrécissement. Cela peut tenir à ce que celle-ci est cachée par un repli membraneux, par une induration saillante, etc., ou bien à ce qu'elle a été décollée par des fausses routes qui tout autour ont sillonné le canal, de sorte que l'orifice se trouve au sommet d'un mamelon en forme de pain de sucre, comme les orifices de la plupart des canaux excréteurs. La cire ni la sonde ne peuvent y pénétrer, à cause de sa mobilité, quoique l'urine, poussée en sens contraire, le franchisse encore assez facilement.

Nous examinerons plus loin ce qu'on peut faire dans ces cas embarrassants.

Cathétérisme. — Pour sonder un malade, il faut le faire coucher sur le dos, les jambes légèrement fléchies, les genoux très-écartés, afin que le périnée soit bien tendu et le corps bien droit; alors l'opérateur se place à la gauche du patient, et tendant la verge de la main gauche, il introduit lentement la sonde, sans jamais employer ni force ni violence; lorsque l'instrument est arrivé à la courbure sous-pubienne, il lui fait exécuter doucement un mouvement de bascule par lequel son extrémité contourne l'arcade du pubis, et pénètre bientôt dans la vessie, quand il n'existe pas d'obstacle. Le cathétérisme n'est pas toujours nécessité par des rétrécissemens, et nous avons d'abord supposé le cas le plus simple.

Lorsque l'instrument est arrêté au-delà de la courbure sous-pubienne, et qu'on le soupçonne dans une mauvaise direction, il faut introduire le doigt dans le rectum, pour reconnaître la position de la sonde, dans la portion membraneuse de l'urèthre. C'est ainsi que l'on constate quelquefois, sans le secours du porte-empreinte, que, pendant le cathétérisme, des fausses routes ont été produites, soit par des manœuvres opératoires inhabiles, soit par la facilité avec laquelle les tissus enflammés et ramollis se sont laissés pénétrer, sans que le praticien ou le malade en aient été avertis.

Il faut aussi tenir compte de la longueur du canal, pour savoir quand l'extrémité de la sonde doit être arrivée au commencement de la courbure, dans la portion membraneuse, ou à la prostate.

Il existe en effet, chez l'adulte, de grandes différences par rapport à la longueur du canal; elle peut varier entre 205 et 245 millimètres; chez un seul malade, M. Lallemand a mesuré 257 millimètres du col de la vessie à l'extrémité du gland. Les deux limites extrêmes qu'il a rencontrées, dans la distance du méat urinaire au commencement de la courbure sous-pubienne, sont 150 et 185 millimètres.

Faute de cette attention, comme nous en verrons un

exemple dans les affections de la prostate, on peut très-facilement faire une fausse route dans la portion membraneuse de l'urèthre, en croyant être encore dans la partie droite.

Lorsqu'une fausse route est constatée, on doit s'abstenir, pour le moment, de toute nouvelle tentative de cathétérisme; la sonde aurait toujours plus de tendance à retomber dans une déchirure récente et sans consistance qu'à pénétrer dans un rétrécissement plus ou moins dur, dont l'orifice est souvent dévié, quelquefois même masqué par un décollement de la muqueuse voisine; chaque nouvel effort ne peut donc avoir d'autre résultat que d'augmenter encore les désordres et les conséquences fâcheuses qu'ils entraînent.

Au contraire, en laissant reposer les parties déchirées par la sonde, elles se cicatrisent, et deviennent plus dures que le reste du canal. Trois semaines ou un mois sont au moins nécessaires pour obtenir cette oblitération d'une manière solide; il serait donc imprudent, quand le malade urine passablement, de l'exposer à de nouveaux dangers, en cherchant à pénétrer dans la vessie. Entre autres exemples que nous pourrions citer à l'appui de ces considérations, le fait suivant nous paraît un des plus remarquables que possède la chirurgie.

OBSERVATION 63. Fausses routes; oblitération complète du canal pendant 2 ans. — Incision. — Guérison.

Au mois de février 1854, M. H..., officier, âgé de 40 ans, en descendant une côte couverte de verglas, fit une chute dans laquelle son sabre, pris entre ses jambes, occasionna une violente contusion au périnée. Immédiatement après l'accident, quelques gouttes de sang s'écoulèrent par l'urèthre; la douleur ne fut pas très-considérable au moment même, mais une heure après, ayant besoin d'uriner, M. H... ressentit une cuisson ardente dans le canal, et le lendemain, une douleur plus intense. Au bout de trois jours il fut plus calme, mais il rendit encore du sang jusqu'au huitième; ensuite il se crut à l'abri de tout danger; mais, quinze jours après sa chute, il s'aperçut de la présence au périnée d'un bourrelet, dont le volume était assez considérable pour produire de la gêne dans l'émission des urines.

Au commencement de mai, M. H... changea de garnison. Peu de temps après son arrivée, à la suite d'une promenade militaire, fatigué, il se jeta sur son lit pour prendre du repos : pendant son sommeil, se trouvant dans un état de violente érection, il se retourna brusquement et ressentit aussitôt à la région périnéale et dans le point où existait le bourrelet, une vive douleur et un craquement, qui furent suivis d'une hémorrhagie inquiétante (*saignée; bain de siége tiède; catap. émoll. sur les parties souffrantes*). Ces derniers moyens furent continués douze jours, sans arrêter complétement l'écoulement sanguin. On mit alors en usage les bains froids et les applications de glace sur le périnée; l'hémorrhagie cessa; trois jours après, une injection astringente fut faite et occasionna de vives douleurs : le jet de l'urine allait toujours en diminuant; dans l'espace d'un mois, il était devenu filiforme.

On essaya de pratiquer le cathétérisme avec les sondes de Mayor, n° 3 et 4; malgré la patience du malade et la persévérance de l'opérateur, on n'obtint d'autre résultat qu'une fièvre violente, qui obligea d'ajourner toutes les manœuvres de ce genre.

Au mois d'août 1855, M. H... prit le parti d'entrer à l'hôpital militaire de Lyon. On lui remit des sondes, en lui conseillant de les introduire lui-même; ses tentatives pour pénétrer dans la vessie furent vaines; des accès de fièvre intermittente se répétèrent, et la peau se colora sur toute sa surface d'une teinte jaunâtre (60 *sangsues au périnée, bains de siége*); soulagement momentané; émission de mucosités par le canal; disparition de la teinte jaune de la peau.

Au mois de février 1836, on revint au cathétérisme ; l'opérateur prit une sonde droite en argent, du n° 8, et saisissant la verge à pleine main, il introduisit l'instrument jusqu'à l'obstacle, contre lequel il appuya de toute la force de son poignet, espérant ainsi franchir le rétrécissement. Par ces manœuvres, il fit une fausse route vers le milieu de la verge, de telle sorte que le bout de la sonde, dévié, ne s'arrêta que vers la branche descendante des pubis. Douleurs extrêmement vives, engorgement immédiat de la verge, tuméfaction considérable du périnée ; les urines s'échappent seulement goutte à goutte.

Dans l'espace de 4 jours, une infiltration urineuse avait envahi tout le scrotum ; la tension et la chaleur au périnée augmentaient toujours ; en conséquence une incision de 10 à 12 millimètres fut pratiquée au côté droit du raphé ; elle livra immédiatement passage à du pus, puis à du sang, et le lendemain à quelques gouttes d'urine. Depuis lors, il s'établit un suintement continuel d'urine par cette ouverture.

On chercha plusieurs fois, mais sans succès, à pénétrer dans la vessie. Enfin, au mois de mars, une cautérisation fut pratiquée d'avant en arrière, avec une sonde droite du n° 4, armée de nitrate d'argent et introduite jusqu'à l'obstacle, sur lequel on fit porter le caustique. Une douleur violente, insupportable, un resserrement plus fort du canal, une difficulté plus grande dans l'émission des urines, furent les seuls résultats de cette malencontreuse opération. Ne voyant aucun changement favorable s'opérer dans son état, le malade demanda à être évacué sur l'hôpital de Montpellier, où il arriva le 13 juin 1836, vingt-sept mois après l'accident.

M. H..., malgré la longue durée de sa maladie, présentait encore à cette époque une constitution robuste ; les digestions se faisaient bien ; la pâleur du visage indiquait seule les longues souffrances qu'il avait endurées.

Des tentatives répétées de cathétérisme furent infructueuses.

Dans l'espace de quatre années, plusieurs opérations furent pratiquées, soit pour parvenir à passer des sondes dans la vessie, soit pour ouvrir un libre passage à l'urine.

Enfin, au mois d'avril 1840, un coup de lancette fut donné sur le canal, au-dessous de l'obstacle, au moment où le malade s'efforçait d'uriner ; un jet volumineux de liquide s'échappa de cette ouverture, qui fut entretenue béante.

Les forces étaient épuisées ; maigre, découragé, inquiet sur son avenir, le malade était devenu d'une susceptibilité nerveuse si grande, que la moindre tentative, quelle qu'elle fût, le jetait dans une crise épouvantable.

M. le professeur Serre, qui jusqu'alors avait seul donné des soins à M. H..., lui conseilla de se résigner à garder cette fistule périnéale pendant toute sa vie, lui déclarant que la moindre opération nouvelle pourrait mettre ses jours en danger, tant la faiblesse et la susceptibilité nerveuses étaient excessives.

Quand M. Lallemand prit le traitement au mois d'août 1840, l'oblitération du canal était complète depuis 2 *ans*; pendant tout ce temps, il n'était pas sorti *une goutte d'urine* par le méat ; à 12 millimètres environ au devant du scrotum existait une petite fistule capillaire, résultant de la dernière ponction pratiquée au canal ; le périnée offrait une surface toute mamelonnée, en raison des fistules dont il était criblé et des cicatrices irrégulières de nombreuses incisions. Lorsque le malade vidait sa vessie avec force, après l'avoir laissée se remplir autant que possible, il sentait l'urine s'engager dans l'urèthre et remonter jusqu'au delà du pertuis fistuleux situé au-devant du scrotum, ce qui produisait la distension du canal dans toute cette étendue.

Il était évident que cette distension momentanée de l'urèthre était due à l'urine qui ne pouvait s'échapper assez rapidement par les fistules du périnée ; ainsi, la portion du canal située derrière l'oblitération était libre jusqu'à la vessie, et la dernière ponction avait été pratiquée dans cette partie de l'urèthre; puisque l'urine remontait plus haut que la fistule capillaire située au devant du scrotum, il existait un intervalle entre cette ouverture et le cul-de-sac qui terminait en avant cette partie de l'urèthre, que nous appellerons *postérieure* à cause de sa position par rapport à l'oblitération. D'autre part, une sonde cannelée introduite par le méat pénétrait plus bas que le niveau du pertuis fistuleux situé audevant du scrotum, sans qu'on employât de force, sans qu'on rencontrât d'obstacle; d'où il résultait que cette partie de l'urèthre située au devant de l'oblitération, et que nous appellerons *antérieure*, descendait plus bas que le cul de sac où l'urine s'arrêtait en sortant de la vessie.

Voici comment M. Lallemand expliqua cette disposition remarquable:

La fausse route avait labouré la partie postérieure du canal, et s'était étendue très loin dans son épaisseur; dilatée par des manœuvres inhabiles et souvent répétées, elle avait formé un cul-de-sac au devant duquel se trouvait le lambeau de membrane muqueuse décollée; enfin, la cautérisation avait amené l'adhérence de ce lambeau avec la paroi antérieure de l'urèthre; sa cavité était donc divisée par une cloison oblique de 12 à 15 millimètres d'étendue, très-mince et constituée par la membrane muqueuse. En effet, quand on inclinait en avant l'extrémité de la sonde cannelée introduite par le méat, on sentait qu'elle n'était séparée de la peau que par une faible épaisseur de tissus.

Le plan de M. Lallemand fut aussitôt arrêté; mais l'état général de M. H.... exigeait du repos; il fallait relever son moral, lui inspirer de la confiance; en même temps l'opérateur devait étudier avec plus de précision la disposition des parties; un mois fut employé à ces préliminaires. Pendant ce temps, on remit au malade de petites bougies, qu'il s'introduisait dans la vessie, par l'orifice fistuleux situé au devant du scrotum. On était ainsi complétement certain de la libre communication de cette partie du canal avec la vessie.

Le 12 août 1840, une sonde cannelée fut introduite par cette fistule et dirigée vers le gland ; une incision de 12 à 15 millimètres, pratiquée de bas en haut sur la cannelure de la sonde, divisa la peau et la portion correspondante de l'urèthre, jusqu'au fond du cul-de-sac, où le malade sentait l'urine remonter. Une sonde n° 5 fut introduite dans la vessie par cette incision, et laissée à demeure. Les jours suivants, la dilatation fut continuée au moyen de sondes nouvelles, jusqu'au n° 9. Dans la crainte de voir les lèvres de l'incision se cicatriser séparément, on discontinua le cinquième jour cette dilatation pour pratiquer, le 17 août, une deuxième opération, complément indispensable de la première.

Il fallait, en effet, inciser le diaphragme oblique qui séparait les deux portions du canal. En conséquence, une sonde cannelée droite fut introduite par l'ouverture du gland ; elle pénétra au dessous du niveau de la première incision ; cette sonde ayant été confiée à un aide, le doigt de l'opérateur fut porté dans la plaie pratiquée cinq jours auparavant et sentit aussitôt le bec de la sonde, dont il n'était séparé que par une membrane très-mince ; alors on incisa de haut en bas sur la cannelure de la sonde, jusqu'au fond du cul-de-sac qui terminait la fausse route.

La communication avait été ainsi rétablie entre les deux parties du canal, l'obstacle avait été incisé dans une étendue de 12 à 15 millimètres, plus que suffisante pour l'introduction des plus grosses sondes ; restait à obtenir la cicatrisation de la peau. Une sonde n. 9, introduite par le méat, pénétra facilement dans la vessie. Les lèvres de la plaie furent rapprochées avec des bandelettes agglutinatives. Les jours suivants, la sonde fut remplacée par d'autres, de plus en plus volumineuses, et la plaie se cicatrisa très-rapidement. Dès lors, on se contenta d'introduire une sonde pendant quelques heures, à des époques de plus en plus éloignées, afin de s'opposer à la rétraction des parois du canal. Une fistule périnéale persista seule plus longtemps, à cause de la muqueuse accidentelle qui, pendant quatre années, s'était organisée à sa surface. Enfin, au mois de juin 1841, M. H... cessa complétement l'usage des sondes.

Depuis quatre ans le malade a toujours continué à jouir d'un état aussi satisfaisant ; il n'a plus eu besoin de recourir au cathétérisme ; le jet des urines a conservé un volume aussi considérable qu'à l'état normal ; les fonctions génitales se sont même parfaitement rétablies. M. H..., réintégré sur les cadres de l'armée, a pu reprendre son service. Sa constitution, naturellement robuste, a repris toute son ancienne vigueur, sans conserver aucune trace des violentes atteintes qu'elle avait subies sans interruption pendant quatre ans.

La figure suivante nous a paru nécessaire pour faire bien comprendre les détails de ce cas insolite.

A. Ouverture fistuleuse.

B, B'. Portion *postérieure* du canal.

C. Portion *antérieure* du canal.

D. Commencement de la fausse route.

E. Niveau du cul de sac de la portion *antérieure* C du canal.

F. Niveau du cul de sac de la portion *postérieure* BB' du canal.

De A en F, première incision.

De F en E, deuxième incision, rétablissant la continuité du canal C B'.

De E en F, membrane muqueuse décollée, adhérente en F, et constituant l'oblitération de l'urèthre.

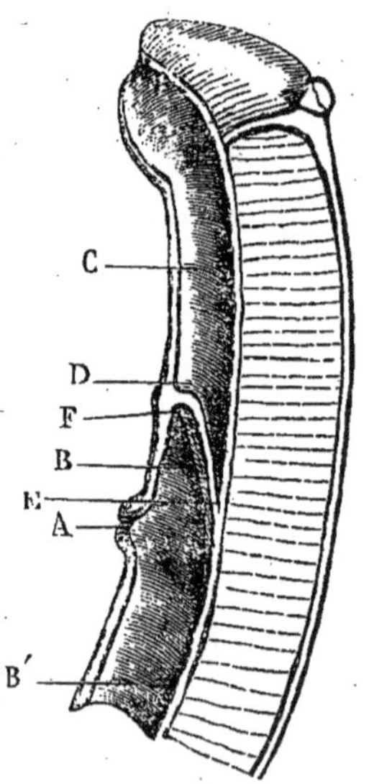

Parmi les nombreuses complications que cette observation a présentées, il faut surtout remarquer :

La double hémorrhagie par l'urèthre ; la déchirure du

canal opérée dans un mouvement brusque, pendant l'érection, au point où il avait été lésé, et lorsqu'il était encore ramolli, déchirure qu'il faut rapporter à la même cause que dans les cas de chaude-pisse cordée, où les malades ont rompu la corde;

Les accès de fièvre intermittente qui ont succédé aux diverses tentatives de cathétérisme, et la coloration jaunâtre de la peau; accidents, qui ne sont pas rares dans les affections graves des voies urinaires;

Enfin, les tentatives violentes de cathétérisme, soit avec les sondes ordinaires, soit avec les sondes de Mayor, et l'emploi inconsidéré de la cautérisation, circonstances qui ont amené l'oblitération du canal au devant du scrotum, à 8 ou 10 centimètres en avant du premier rétrécissement causé par la chute sur le périnée. La sonde, introduite avec violence, a dû traverser la muqueuse uréthrale du côté des pubis, et rabattre en avant cette membrane déchirée, décollée; depuis lors, tous ceux qui ont tenté le cathétérisme sont toujours retombés dans la fausse route; ces inflammations successives, exaspérées encore par l'emploi du caustique, ont produit la réunion de la portion de muqueuse décollée avec la paroi antérieure du canal, d'où est résulté ce diaphragme oblique de haut en bas et d'avant en arrière, qui s'opposait au passage des urines et à toute tentative de cathétérisme; par cette disposition, la partie *postérieure* du canal, celle qui communiquait avec la vessie, se trouvait située au devant du cul-de-sac de la partie *antérieure*, qui aboutissait au méat.

Il est probable que c'est la cautérisation qui a déterminé l'adhérence du lambeau détaché, et par suite la complète oblitération de l'urèthre; car, sans cela, comment comprendre qu'une simple déchirure du canal puisse amener l'adhésion d'une valvule muqueuse à la paroi correspondante? Les membranes muqueuses ne contractent pas d'adhérences tant qu'elles sont dans un état d'intégrité.

La simplicité des moyens employés pour obtenir la guérison n'est pas moins remarquable. Dans l'état de faiblesse et de susceptibilité nerveuse auquel ce malade était arrivé, il est heureux qu'on ait pu concevoir la possibilité de réussir avec deux incisions de 15 mill. de longueur environ, qui ne pouvaient avoir aucun résultat fâcheux; sans cela, il eût certainement fallu renoncer à tenter aucune opération un peu sérieuse; mais il a suffi d'inciser, de bas en haut, la peau et le canal, depuis la fistule résultant de la dernière ponction jusqu'au fond du cul-de-sac, puis de fendre, de haut en bas, le diaphragme oblique qui séparait les deux portions de canal, en divisant cette cloison sur une sonde cannelée introduite par le méat, ce qui en définitive a réduit ces deux opérations à deux incisions d'environ 15 millimètres.

M. Lallemand a rapporté l'observation (1) d'un autre malade qui avait une fausse route de 55 millim. entre le canal et le rectum; on en avait fait un large cul-de-sac en y introduisant, depuis trois mois, des bougies ou des sondes de plus en plus grosses, dans l'espoir de dilater le rétrécissement que l'on croyait avoir franchi, et d'arriver tôt ou tard dans la vessie. La bifurcation du porte-empreinte fit reconnaître l'erreur; mais il fut impossible de franchir l'obstacle. On conseilla au malade de laisser reposer le canal au moins pendant six mois avant de rien tenter.

Nous n'avons pas parlé du cathétérisme *forcé*, parce que M. Lallemand n'a jamais employé ce procédé, qu'il regarde comme barbare et tout à fait indigne des progrès de la chirurgie. Indépendamment des fausses routes auxquelles expose, d'une manière presque inévitable, un instrument aigü poussé avec une violence aveugle au milieu de tissus

---

(1) Lallemand, *loc. cit.*, obs. 9.

résistants, profondément situés et soustraits à tous nos sens, il en résulte des inflammations graves, des abcès, dcs infiltrations urineuses, etc., lors même que l'opérateur est assez heureux pour pénétrer dans la vessie, en traversant tout ce qui l'arrête; bonheur bien rare et bien chèrement acheté.

Parmi de nombreux exemples de ce genre nous choisirons le suivant, à cause des circonstances anormales qu'il présente.

OBSERVATION 64. **Rétrécissement. Cathétérisme forcé, six abcès au côté externe de la cuisse** (1).

M. C..., âgé d'environ 50 ans, petit, sec, d'un tempérament nerveux, éprouva, il y a 18 ans, à la suite de plusieurs blennorrhagies, de la difficulté à uriner. Son médecin lui conseilla l'usage des bougies de gomme élastique : il s'en trouva bien pendant 11 ans. Mais, en 1818, ayant eu une rétention complète, il ne put en faire usage.

Plusieurs praticiens appelés essayèrent inutilement de le sonder ; ce ne fut qu'au bout de quarante-huit heures, et après l'emploi d'un grand nombre de sangsues, de fomentations répétées, de bains et de lavements, que peu à peu l'urine reprit son cours. Depuis lors, émission des urines de plus en plus difficile.

En 1825, cathétérisme forcé avec une sonde de platine très-déliée, laissée dans la vessie pendant vingt-quatre heures ; douleurs inexprimables ; sonde de gomme élastique de même calibre, introduite à la place de la sonde de platine, et laissée pendant deux jours ; le troisième, douleur extrêmement vive à la fesse gauche (*sangsues*); le cinquième jour, fluctuation manifeste, ouverture d'un abcès considérable, évacuation d'une très-grande quantité de matière. Dans l'espace

---

(1) Lallemand, *loc. cit.*, Observation 15.

de quatre mois, apparition de cinq autres abcès, depuis la fesse jusqu'au côté externe du genou, tous ouverts successivement avec le bistouri, suppurant beaucoup, difficiles à fermer, laissant de larges et profondes cicatrices le long de la cuisse ; fièvre qui persiste après la guérison des abcès, prend un caractère très-grave, et met plusieurs fois la vie en danger.

Un an après ces terribles accidents, un autre praticien ayant exploré le canal, trouva un rétrécissement à 10 centimètres environ, et le cautérisa 12 fois avec l'instrument de Ducamp ; il rencontra ensuite un second rétrécissement à 18 centim., qu'il cautérisa 10 fois, sans obtenir de changement notable dans l'émission de l'urine. Ce défaut de succès rebuta le malade au point qu'il renonça à tout traitement pendant un an ; après quoi il vint se confier aux soins de M. Lallemand.

La cautérisation échoua à plusieurs reprises ; le canal était très-sensible et saignait très-facilement. La sonde produisit de l'irritation, des spasmes, et même des rétentions d'urine ; aussitôt qu'elle était retirée le canal se resserrait. Cependant, peu à peu, le malade put la garder à demeure sans accident ; au bout de huit jours, il en portait une du n° 11.

Quoiqu'il soit difficile de concevoir la marche suivie par l'urine pour se faire jour à la fesse et au côté externe de la cuisse, ce que disait le malade de la *quantité incroyable de matière* qui sortit de ces abcès, de la nature de cette matière, de la promptitude avec laquelle elle se formait, etc., tout doit faire considérer ces collections comme les produits d'abcès urineux, et l'on ne peut attribuer ces infiltrations d'urine qu'aux désordres causés par le cathétérisme *forcé*.

Pour éviter les fausses routes, on doit apporter dans le cathétérisme toute la lenteur et toutes les précautions nécessaires. Il faut même, quand les malades doivent se sonder, leur recommander d'agir avec circonspection, et de s'arrêter dès qu'ils éprouvent une douleur plus vive qu'à l'ordinaire. Encore a-t-on vu, malgré ces recommandations, des sujets chez lesquels la sensibilité était peu développée, produire sur eux-mêmes des fausses routes, sans s'en apercevoir.

Ainsi, un malade ayant voulu quitter l'hôpital avant d'être entièrement guéri d'un rétrécissement qui avait son siége au commencement de la courbure du canal, on lui apprit à se sonder lui-même avec une bougie droite assez résistante, qu'on lui recommanda de pousser doucement. Cet homme revint dans la journée, accusant une violente douleur dans le canal ; le doigt introduit dans le rectum, pour explorer la prostate, sentit quelque chose de dur et le ramena au-dehors ; c'était l'extrémité de la bougie, qui avait fait une fausse route.

Le docteur Mayor de Lausanne, pour prévenir ces accidents, dont il a soin d'exagérer la fréquence et les dangers, recommande de pratiquer le cathétérisme *forcé*, avec une sonde très-grosse. Il pose en principe, que plus un rétrécissement est étroit, plus le cathéter doit être volumineux. Pour réfuter les argumens sur lesquels M. Mayor s'appuie, il suffit de faire remarquer qu'il prend toutes ses comparaisons dans des tissus sains, relâchés, flexibles, au lieu que les rétrécissemens qu'il s'agit de franchir sont toujours plus ou moins durs, quelquefois d'une consistance cornée ou cartilagineuse, privés de toute élasticité, par conséquent inextensibles, tandis que les parties voisines, plus ou moins altérées, sont fongueuses, mollasses, et se laissent facilement déchirer. Ceux qui ont l'habitude du cathétérisme ne souhaiteront jamais d'entendre, comme le désire M. Mayor, au moment où certains obstacles viennent à céder, un petit bruit sourd, comme si quelque chose se déplissait ou se déchirait ; sachant que ces signes annoncent une rupture du canal, ils comprendront l'auteur quand il ajoute : « Quelquefois il y a quelques gouttes de sang ».

Le cathétérisme avec une grosse sonde n'est applicable

qu'aux cas dans lesquels il n'y a aucun rétrécissement organique, par exemple, dans les rétentions d'urine, causées
par un état spasmodique accidentel du canal, par un gonflement inflammatoire de la prostate, etc.; ou bien encore
quand on est obligé de vider la vessie pour une paralysie, pour
une affection comateuse, etc.; en un mot, dans tous les cas où
il y a nécessité d'évacuer les urines par le secours de l'art, sans
qu'il existe d'induration, de rétrécissement proprement dit,
dans aucun point du canal; alors, en effet, on le déplisse facilement avec de grosses sondes, et on n'est pas exposé à pratiquer des fausses routes. Avant le docteur Mayor, tous les
praticiens savaient parfaitement que, dans tous les cas de
cette nature, des sondes déliées, pointues, offrent beaucoup
d'inconvénients sans le moindre avantage; mais la pensée ne
leur était jamais venue d'appliquer ces données aux rétrécissements organiques de l'urèthre.

Quoi qu'il en soit, la sonde une fois parvenue dans la
vessie, doit y être laissée à demeure; mais il importe qu'elle
ne dépasse le col que de la quantité indispensable pour l'expulsion facile des urines, afin que le bec ne puisse exercer
aucune pression sur la paroi opposée. A cet effet, l'instrument
doit être retiré jusqu'à ce que l'urine ne passe plus; on le
fait rentrer de nouveau jusqu'à ce que l'urine recommence
à couler, ce qui indique le moment où les yeux dépassent le
col de la vessie; il suffit de faire pénétrer la sonde de quelques millimètres de plus pour qu'elle ne s'échappe pas, et on
la fixe à cette profondeur de la manière suivante : au niveau
du gland, une mèche de coton est attachée à l'extrémité de la
sonde, de manière à présenter deux lanières de longueur
égale; celles-ci sont ramenées en bas, au-devant du scrotum,
et jointes, vers la racine de la verge, par un nœud simple;
alors, après avoir ramené les deux bouts flottants de chaque
côté sur les pubis, on les unit par un double nœud coulant,
dans lequel on embrasse quelques pinceaux de poils; on serre
sur la verge sans la comprimer; enfin les deux bouts sont

ramenés en haut, et arrêtés par un nouveau nœud fait au niveau du premier.

De cette manière, la sonde ne peut être enfoncée dans la vessie que de la quantité nécessaire à l'émission des urines; le malade ne peut pas même la pousser plus avant, puisque le nœud du lien qui la fixe a été serré au niveau du gland; enfin, elle est retenue aux poils du pubis par un appareil simple, commode et solide tout à la fois, qui ne gêne en aucune façon la verge pendant les érections presque inévitables que sa présence provoque, le nœud coulant qui embrasse le pénis étant susceptible d'une certaine ampliation, sans abandonner les poils retenus dans son épaisseur.

Quant à l'emploi des cordes à boyaux, M. Lallemand a depuis longtemps renoncé à ce moyen. La dilatation ainsi obtenue est inégale et très-douloureuse; il en résulte parfois des tiraillements de l'urèthre lors de l'extraction de la bougie, à cause de sa tuméfaction plus grande dans les portions qui ne sont pas comprimées par le rétrécissement; de plus, les malades ne peuvent la conserver, s'ils éprouvent le besoin d'uriner. D'ailleurs, les cordes à boyaux ne sont jamais aussi polies, aussi consistantes que les sondes en gomme élastique; jamais elles ne glissent aussi facilement.

Les bougies de cire ont l'avantage d'être plus souples, plus douces que celles de gomme élastique, et de conserver la forme qu'on leur donne avant de les introduire, mais elles manquent de résistance; pour peu qu'elles soient minces, elles se déforment, se courbent, se replient avec la plus grande facilité, en sorte que souvent elles ne peuvent franchir l'obstacle, bien que leur extrémité y soit engagée.

Quelle que soit d'ailleurs la cause ou la nature des désordres qui exigent le cathétérisme, on devra toujours procéder avec lenteur, et sans employer aucune force; l'urèthre est fréquemment le siége de spasmes qui, au bout de quelques instants, disparaissent; en faisant causer les malades, en occupant leur attention, on arrive quelquefois à pénétrer. Dans tous les cas, il faut choisir un cathéter proportionné au diamètre de l'obstacle, lui donner une courbure convenable, l'échauffer entre les mains, surtout en hiver, l'enduire d'un corps gras, et l'introduire très-lentement. Sans toutes ces précautions, on s'expose à produire des lésions très-graves, même dans un canal parfaitement libre. Un cathétérisme trop précipité est toujours dangereux, quoiqu'on en ait pu dire, et la vanité du praticien ne doit jamais l'emporter sur la sécurité du malade. Le bec de la sonde, relevé trop tôt, se dirige contre les pubis; poussé trop bas, il s'engage dans la paroi inférieure du canal; il peut encore suivre une direction vicieuse, en pénétrant dans un des follicules muqueux de l'urèthre, perforer la portion membraneuse, la prostate, etc. A plus forte raison, tous ces accidents sont à redouter quand il existe de nombreux rétrécissemens, et quand le canal est profondément altéré. Si la sonde ne pénètre pas facilement, il faut la présenter à l'obstacle dans tous les sens, placer la courbure en bas, c'est-à-dire le bec de l'instrument contre la paroi inférieure du canal, ensuite lui faire exécuter lentement un mouvement de rotation, tantôt à droite, tantôt à gauche, comme dans le procédé du *tour de maître*, jadis trop vanté et peut-être aujourd'hui trop négligé, afin de s'assurer si l'ouverture du rétrécissement n'est pas tournée en bas ou sur l'un des côtés.

La profondeur des rétrécissemens est aussi très-importante à considérer pour le cathétérisme. On ne procédera pas de même lorsque l'obstacle existe à la portion droite ou à la portion courbe, lorsqu'il est seul ou suivi de plusieurs autres.

En général il importe que l'extrémité de la sonde se présente perpendiculairement à l'ouverture de l'obstacle, afin que l'axe de l'instrument coïncide avec celui du rétrécissement. Ainsi, pour franchir ceux qui sont placés au devant de la courbure sous-pubienne, on se servira de préférence d'une sonde droite, parce que, pendant le cathétérisme, la verge étant tendue, le canal a cette direction. C'est même pour cela qu'on appelle *portion droite* cette partie de l'urèthre ; car, dans l'état de repos, la verge retombe au devant du scrotum. Pour peu que le rétrécissement soit étroit et long, l'extrémité d'une sonde courbe s'y engage difficilement, ou bien avant d'en être sortie, elle heurte contre ses parois et tend à pénétrer dans leur épaisseur ; une sonde droite, au contraire, étant dans la même direction que le canal, pénètre et glisse plus facilement dans l'obstacle en suivant son axe. Cependant on a l'habitude de se servir toujours d'une sonde courbe pour cette opération quelle que soit la profondeur de l'obstacle, bien qu'il soit évident qu'un rétrécissement très-long, siégeant dans la portion droite du canal, ne pourra être traversé par une sonde courbe, quelque position qu'on donne à la verge, à moins que l'instrument ne soit assez petit pour jouer librement dans la partie la plus étroite. Si le rétrécissement est circulaire, une sonde droite se dirige naturellement vers son ouverture qui est centrale ; s'il est situé sur un des côtés, il vaut mieux se servir, pour le franchir, d'une sonde métallique qu'on peut, à cause de sa résistance, diriger plus facilement vers l'ouverture, dont la position aura été indiquée par le porte-empreinte.

Si l'obstacle a son siége dans la partie courbe du canal, une sonde le traversera d'autant plus aisément que sa courbure se rapprochera davantage de celle du canal, à l'endroit rétréci. Quand on ne pénètre pas immédiatement, il faut changer cette courbure et arriver, par des tâtonnements, à celle qui convient le mieux ; car, dans les cas où l'on se sert d'une sonde de petit calibre, ce n'est plus de ses dimensions que dépend l'insuccès du cathétérisme, mais bien de la difficulté de présenter l'extrémité de la sonde, suivant l'axe de l'ouverture du point rétréci.

Les difficultés du cathétérisme augmentent avec le nombre

des rétrécissemens, surtout quand les uns sont situés dans la partie droite, et les autres dans la partie courbe de l'urèthre. Lorsqu'on a franchi un rétrécissement, on ne gouverne pas la sonde aussi facilement qu'auparavant, pour trouver l'ouverture de celui qui vient après ; quand l'un est placé dans la partie droite et l'autre dans la partie courbe, il serait nécessaire que la sonde, après avoir été droite pour franchir le premier, fût convenablement courbée pour pénétrer à travers les autres. Ainsi une sonde droite qui se présenterait perpendiculairement, à l'ouverture d'un rétrécissement situé à la portion antérieure du canal, après l'avoir franchie, tomberait obliquement, si elle ne changeait pas de forme, sur un obstacle situé à la portion courbe.

Dans ces cas, on prend une sonde de gomme élastique, proportionnée au diamètre du rétrécissement, et, couchant la verge sur le ventre, on donne à l'instrument une courbure qui lui permet de traverser les autres obstacles, auxquels son extrémité se présente suivant leur axe. En procédant ainsi, on est souvent étonné de voir avec quelle facilité la sonde se ploie, en changeant de courbure, et traverse les autres obstacles, après avoir franchi le premier.

Lorsqu'un rétrécissement situé dans la partie droite ne permet pas de franchir les autres, s'il n'y avait pas urgence à vider la vessie, on pourrait se contenter de dilater le premier jusqu'à ce qu'il permît l'introduction d'une sonde courbe de petit calibre ; dès lors le cathétérisme rentrerait dans les conditions ordinaires.

Ainsi, tout récemment, nous avons vu un malade affecté de plusieurs rétrécissemens avec des fistules au périnée ; un premier obstacle situé à 5 centimètres du méat exigeait une sonde droite ; malgré la courbure qu'on donnait à l'instrument , en appliquant la verge sur l'abdomen , la sonde avait de la tendance à s'engager dans les ouvertures qui existaient au périnée ; il fallut dilater d'abord le premier rétrécissement, et, quand une sonde courbe put le franchir, on arriva sans peine à la vessie.

Dans d'autres cas de même nature, M. Lallemand s'est bien trouvé de l'emploi d'une sonde en platine très-mince et peu courbée. Quand elle est parvenue vers le bulbe de l'urèthre, on la courbe davantage en appliquant le doigt contre le périnée; on la fait arriver ainsi jusqu'à la portion membraneuse : alors le doigt, introduit dans le rectum, peut imprimer à l'instrument une courbure plus grande encore, pour l'accommoder à la disposition des obstacles situés dans cette région.

Cependant, ces manœuvres ne sont pas sans danger ; elles peuvent produire la rupture d'une sonde trop fragile.

OBSERVATION 65. Rétrécissement; abcès de la prostate. — Cathétérisme, rupture de la sonde dans le canal ; sortie spontanée du fragment.— Guérison.

M. P..... d'une constitution robuste, avait contracté plusieurs blennorrhagies, qui amenèrent un rétrécissement et une pesanteur gravative dans la région prostatique. Pour se débarrasser d'un suintement qui avait reparu, il prit une forte dose de potion de Chopart; la dysurie fit place à une rétention complète; en même temps une prostatite aiguë se manifesta.

A 10 centimètres environ du méat urinaire, M. Lallemand constata un rétrécissement, dont l'orifice très-étroit nécessita l'emploi d'une sonde en *platine* du plus petit calibre. L'obstacle ayant son siége dans la partie droite du canal, l'opérateur, pour le franchir, fut obligé de redresser beaucoup la courbure de la sonde. Lorsque l'instrument fut arrivé audessous des pubis, la main appliquée à la marge de l'anus en augmenta la courbure ; et quand il fut parvenu à la portion membraneuse de l'urèthre, le doigt indicateur fut introduit dans le rectum , pour en relever encore l'extrémité et la diriger vers la vessie ; mais dans ce moment, un craquement brusque annonça la rupture de la sonde ; en effet celle-ci était cassée à 8 centimètres environ de l'extrémité ; le fragment était resté en arrière du rétrécissement. Aussitôt il sortit par l'ouverture du gland une grande quantité de pus épais, crémeux, tout à fait semblable à celui d'un phlegmon qu'on vient d'ouvrir, et le malade se sentit en même temps soulagé de la pesanteur, de la tension douloureuse qu'il ressentait entre le rectum et la vessie ; bientôt après il put uriner avec facilité.

Cet écoulement subit et abondant de pus phlegmoneux fit penser à M. Lallemand que la pression du doigt, ou l'extrémité de la sonde, avaient amené la rupture d'un abcès de la prostate ; mais il ne crut pas devoir faire part au malade de l'accident qui l'avait accompagnée, parce qu'il n'était pas urgent de prendre un parti à cet égard.

La nuit suivante, en vidant sa vessie, M. P.... entendit tout à coup tomber dans le vase un corps métallique, et reconnut, à sa grande surprise, le fragment de sonde qui, poussé successivement par les urines à travers le rétrécissement, avait pu le franchir sans être arrêté.

Une sonde de gomme élastique pénétra facilement dans la vessie et fut remplacée par d'autres, de plus en plus grosses ; en même temps qu'elles dilataient le canal, elles comprimaient aussi les parois de l'abcès prostatique, et s'opposaient à l'introduction des urines dans le foyer. Plus tard, une cautérisation de la surface prostatique débarrassa le malade de l'écoulement qui persistait.

Le rétablissement de M. P... a été aussi prompt que complet ; il n'a conservé depuis lors aucune incommodité de cette affection grave et compliquée, dont la fracture de la sonde avait encore augmenté les dangers.

En général, pour un premier cathétérisme, les sondes métalliques sont préférables à celles de gomme élastique; elles glissent plus facilement, sont moins flexibles, et peuvent être dirigées suivant la volonté de l'opérateur. Leur rigidité gêne momentanément le malade, mais elle a le grand avantage de placer toutes les ouvertures des rétrécissemens dans l'axe du canal, et de rendre ainsi le cathétérisme suivant plus facile.

Toutefois, quand le rétrécissement est situé au-devant de la courbure de l'urèthre, une sonde métallique droite, en raison même de son inflexibilité, ne pourrait pas franchir aisément la courbure sous-pubienne, après avoir traversé l'obstacle. Si le rétrécissement est très-étroit, il faut, pour le traverser, employer une sonde de gomme élastique d'un très-petit calibre, remplie par un mandrin droit, qu'on retire ensuite pour pousser la sonde dans la vessie, après avoir appliqué la verge sur l'abdomen; de cette manière, on donne à l'instrument une courbure convenable (*Obs.* 54); si ce moyen ne réussissait pas, il faudrait se servir d'une bougie, à cause de sa résistance et de sa flexibilité, et surtout d'une bougie conique.

Les difficultés du cathétérisme tiennent quelquefois à ce que les abords du rétrécissement sont inégaux, raboteux, ou bien à ce qu'un repli de membrane muqueuse en masque l'ouverture, on pourra régulariser ces abords, les disposer en entonnoir, démasquer l'orifice de l'obstacle, en laissant au devant de lui une sonde volumineuse, qui distende ces parties et les moule sur son extrémité. On est souvent surpris de la facilité avec laquelle on franchit ensuite des obstacles qui paraissaient insurmontables.

Après la publication de l'ouvrage de Ducamp, M. Lallemand a souvent essayé de conduire une bougie dans l'obstacle, au moyen d'une sonde ouverte à ses deux extrémités; mais il a bientôt reconnu que les nombreuses dispositions, imaginées par cet auteur ingénieux pour diriger la bougie vers l'ouverture du rétrécissement, étaient plus séduisantes que pratiques, comme du reste tout ce qu'il a produit. Si l'on doit se défier en chirurgie des moyens mécaniques destinés à suppléer à l'adresse de l'opérateur, c'est surtout pour le cathétérisme, où tout se passe dans l'ombre, où rien ne saurait remplacer la délicatesse du tact, les ressources de l'expérience.

L'étroitesse habituelle d'un rétrécissement peut être augmentée accidentellement, par des excès, des fatigues, etc. ; c'est même le plus souvent alors que le malade vient réclamer les secours de l'art ; la première pensée du praticien est de pénétrer dans la vessie le plus tôt possible ; mais s'il réfléchit à l'état de phlogose dans lequel se trouve le canal, il comprendra que l'indication la plus urgente à remplir est de faire cesser le gonflement accidentel qui est venu se joindre à l'altération organique, et qui, pour le moment, est la véritable cause de la difficulté plus grande que les urines éprouvent à s'échapper ; alors il pratiquera une saignée, si la constitution est pléthorique ; il fera mettre des sangsues au périnée, suivies de cataplasmes émollients ; il conseillera un bain, des lavements, si l'émission des urines est encore possible ; car, dans les cas de rétention complète, il ne faudrait pas favoriser la sécrétion des reins, en introduisant une trop grande quantité d'eau dans l'économie ; des bains de siége pourront alors remplacer avantageusement les bains généraux.

Ce n'est qu'après la disparition de cet état de turgescence qu'il faut avoir recours au cathétérisme. Il arrive tous les jours que des tentatives infructueuses sont suivies d'un écoulement de sang par la verge, et malgré l'irritation que ces manœuvres ont dû causer dans les parties qui viennent d'en être le siége, souvent l'émission des urines devient plus facile à mesure que le sang coule : il est évident qu'on eût obtenu le même résultat, avec moins de danger, par des saignées générales ou locales. Plus on acquiert d'expérience dans le traitement de ces maladies, plus on s'aperçoit qu'il faut réprimer le désir bien naturel qu'on éprouve de vider la vessie, afin de soulager de suite le malade.

Chez certains individus, la sensibilité du canal est extrêmement vive ; d'autres ont une constitution fort impressionnable, et l'opérateur doit aussi tenir compte de ces conditions pendant le cathétérisme : dans ces cas, le canal se contracte facilement sur la sonde, même lorsqu'il n'existe pas de rétrécissement, à plus forte raison quand il faut en traverser un et surtout plusieurs. Tant que dure ce spasme, on doit s'abstenir de toute tentative pour enfoncer l'instrument plus avant, et recourir à divers moyens sur lesquels nous reviendrons, à propos des coarctations spasmodiques de l'urèthre.

Nous avons essayé d'indiquer les principales circonstances qui peuvent mettre obstacle au cathétérisme ; mais il en est beaucoup d'autres qui se présentent journellement dans la pratique avec des caractères si variables, si difficiles à saisir, qu'il est impossible de les formuler pour les réduire en préceptes généraux.

Nous terminerons par quelques réflexions que M. Lallemand a reproduites bien souvent dans sa clinique, si abondante en cas de cette nature : on doit se rappeler continuellement que le cathétérisme exige par dessus tout de la patience, de la douceur, et ne réclame jamais l'emploi de la force ; que le plus léger changement dans la position du malade, dans le volume ou la forme de la sonde, pourra faire rencontrer l'ouverture du rétrécissement ; qu'il ne faut pas se lasser de changer de moyen, de varier la courbure de l'instrument, et de le présenter dans toutes les positions. Si le praticien commence à s'apercevoir que l'impatience le gagne, qu'il serre la sonde à pleine main, il doit se retirer, en mettant tout amour-propre de côté, plutôt que d'exercer quelque mouvement brusque dont il ne serait pas le maître, et qui pourrait produire une fausse route, dont les conséquences seraient incalculables. Qu'il prescrive des sangsues, des narcotiques, ou même des moyens insignifiants, pour revenir lorsqu'il sera plus calme ; pendant ce temps, l'éréthisme aura diminué, le malade ne sera pas placé exactement de même, les moyens seront différents, les parties auront subi quelque changement imprévu, inappréciable, et l'instrument pénétrera peut-être au moment le plus inattendu. Les tissus sur lesquels on opère étant soustraits à nos sens, il est bien souvent impossible de se rendre un compte exact des véritables causes qui s'opposent au passage de la sonde ; c'est ce qui rend les résultats du cathétérisme si capricieux, c'est ce qui fait que le tact fourni par une longue habitude ne peut s'expliquer, se transmettre par aucun moyen ; c'est aussi pourquoi l'opérateur ne doit pas se lasser de varier les tentatives, pourvu qu'il n'emploie pas de force : car, du moment qu'on a fait une fausse route, il n'est plus guère possible de l'éviter.

Revenons maintenant au traitement des rétrécissemens par la *dilatation rapide.*

Quelle que soit la forme, la nature, la dimension de l'instrument introduit pour la première fois dans la vessie, on le laissera en place pendant 7 à 8 heures, ou même pendant toute une journée, pour frayer la voie ; si c'est une sonde métallique qui a d'abord été employée, celle de gomme élastique qu'on lui substitue ne doit pas être d'un calibre plus fort, à cause de la difficulté plus grande que présente toujours son introduction. Le rétrécissement comprimé s'affaisse, se dégorge, et, après 7 à 8 heures de séjour, cette sonde peut être facilement remplacée par une autre d'un n° plus fort ; toutefois, avant de retirer celle qui est en place, on s'assurera toujours qu'elle est bien mobile dans le rétrécissement, en la poussant et la retirant un peu ; si elle ne joue pas librement, elle sera laissée quelques heures de plus.

En procédant ainsi, on parvient ordinairement, dans l'espace de 3 à 4 jours, à passer dans le canal la plus grosse sonde que ce conduit puisse supporter. Chaque nouvelle introduction d'une sonde plus forte est même plus facile et moins douloureuse que les précédentes.

La sonde introduite dans le canal agit de deux manières : mécaniquement, comme corps étranger qui distend les parties rétrécies, les empêche de revenir sur elles-mêmes, et favorise leur aplatissement ; vitalement, comme cause d'excitation plus ou moins vive, propre à activer l'absorption. Les rétrécissemens sont le résultat d'une inflammation terminée par induration, c'est-à-dire par l'organisation des matériaux les plus denses, les plus réfractaires à l'absorption. In dépendamment de son action purement mécanique, la pression excentrique exercée par la sonde sur l'induration, favorise la résolution, en renouvelant le travail d'absorption resté incomplet.

On peut avoir une idée de cette double action, par l'effet que produit d'une part la compression sur les membres infiltrés, sur les tissus empâtés, sur les tumeurs indolentes, etc., et d'autre part, l'application des vésicatoires, des stimulans de toute espèce, sur les engorgemens chroniques dont la résolution s'est arrêtée, faute d'activité dans les absorbants. Sous cette double influence, l'obstacle s'affaisse, les matériaux déposés dans son épaisseur sont repris avec activité, et le canal recouvre sa capacité normale.

Dans les premiers instants, les parties distendues par la présence de la sonde se contractent sur elle, et l'étreignent, souvent avec assez de force pour qu'elle ne puisse être enfoncée ni retirée (*Obs.* 55). Quelquefois même ces contractions sont si violentes que les parois de la sonde en sont déformées ; mais ces phénomènes spasmodiques ne peuvent durer longtemps, et la congestion se dissipe par la sécrétion abondante, d'abord muqueuse ensuite puriforme, provoquée par la présence même de l'instrument. Dès que les parties sont détendues, dégorgées, la sonde joue librement dans l'obstacle et peut être facilement remplacée par une autre.

En général cet état de relâchement s'obtient, comme

nous l'avons dit, en quelques heures ; il n'y aurait donc aucun avantage à laisser la sonde dès qu'elle est devenue libre ; elle n'augmenterait pas la dilatation par 8 ou 15 jours de sa présence ; il y aurait au contraire de graves inconvénients à la laisser plus longtemps en place : nous les avons déjà signalés, et l'on conçoit qu'ils doivent être proportionnés à la durée du séjour du corps dilatant : mais l'introduction immédiate d'une sonde plus grosse, reproduisant les mêmes phénomènes, accélère beaucoup la guérison.

Après la soustraction de la dernière sonde, l'émission des urines est quelquefois douloureuse ; le col de la vessie se contracte péniblement pendant l'expulsion des dernières gouttes; mais il suffit d'un bain pour faire disparaître ces inconvénients. D'autres fois, on observe un léger suintement muqueux, produit par l'excitation des follicules du canal et de la prostate ; il diminue le jour même, ou cesse bientôt spontanément. Ce suintement ne saurait être comparé à ces *blennorrhées* abondantes, quelquefois puriformes, intarissables, que laissent à leur suite les traitements ordinaires; la cause de cette différence est facile à saisir, bien que le phénomène soit de même nature; dans un cas l'action du corps étranger ne dure que 2 ou 5 jours, tandis que dans l'autre elle se prolonge pendant des mois entiers.

Le jet de l'urine n'est pas toujours proportionné au volume de la dernière sonde; souvent il est étroit, contourné, bifurqué, comme avant la dilatation, quelquefois même plus embarrassé. On n'en doit pas conclure que l'induration est revenue sur elle-même, ou qu'elle a augmenté ; il ne faut pas non plus recourir au cathétérisme, lors même que le malade redouterait une rétention d'urine. Cette nouvelle difficulté dans la miction tient au gonflement des parties voisines du rétrécissement, par suite de l'excitation provoquée par la sonde; cette gêne n'est jamais que momentanée, et disparaît toujours par l'administration d'un bain, de quelques bois-

sons adoucissantes, et même sans l'emploi d'aucun moyen ;
il suffit de quelques heures de patience, pour qu'il survienne
un changement notable dans le jet des urines, qui dès lors
va rapidement en augmentant.

On pourrait craindre, d'après cela, que la dilatation
rapide ne provoquât, dans le rétrécissement ou dans quelque
point du canal, une véritable inflammation, au lieu d'une
excitation salutaire ; mais cet accident est plutôt le résultat
du séjour trop prolongé des sondes, puisque nous l'avons
déjà signalé comme l'un des inconvénients les plus graves et
les plus fréquents de la dilatation *prolongée*. Le meilleur
moyen de l'éviter est donc de diminuer, autant que possible,
le séjour des sondes dans le canal.

Il est d'ailleurs facile de ne pas s'exposer à produire une
distension trop brusque du rétrécissement ; il suffit pour cela
de ne pas remplacer une sonde par une autre beaucoup plus
grosse, et de s'assurer avant de la retirer, comme nous
l'avons déjà dit, qu'elle joue librement dans le canal, en la
poussant et la retirant à plusieurs reprises. Il est d'autant
plus important de constater la mobilité d'une sonde, avant
de se décider à la changer, que la détente ne s'opère pas
avec la même promptitude chez tous les malades, soit à
cause de la nature des obstacles, soit à cause de la sensibilité
du canal. Certains rétrécissemens, très-anciens, très-durs,
comme cartilagineux, se dilatent fort lentement, surtout dans
le principe ; d'autres sont très-élastiques et reviennent facilement sur eux-mêmes, comme des fibro-cartilages ; s'ils sont
annulaires, ils embrassent la sonde avec force et ne se relâ-
chent que lorsqu'ils commencent à se ramollir, par suite de
la congestion nouvelle provoquée par la présence du corps
étranger. Chez ces malades, il convient de prendre toutes
ses mesures pour qu'il s'écoule aussi peu de temps que possible entre la soustraction d'une sonde et son remplacement
par une autre, afin que le rétrécissement ne puisse revenir

sur lui-même dans l'intervalle ; au reste , on ferait bien de se conduire de même dans tous les cas.

La sensibilité de l'urèthre peut aussi favoriser des contractions spasmodiques prolongées ou répétées , qui tendent à se reproduire par le plus léger frottement, jusqu'à ce qu'elles se soient en quelque sorte épuisées. Dans ces cas, si l'on ne s'était pas assuré que la sonde joue librement dans l'obstacle, on ne pourrait pas la remplacer par une autre , quand bien même celle-ci serait à peine plus grosse ; si elle ne pénétrait pas , on tenterait vainement d'en faire passer une autre, même d'un n° beaucoup plus petit. Au lieu de s'obstiner dans des tentatives inutiles et dangereuses, mieux vaut laisser reposer le malade pendant plusieurs jours, après lesquels le jet des urines ayant considérablement augmenté, on peut reprendre la dilatation avec un nouvel avantage.

C'est donc la mobilité de la sonde qui doit indiquer le moment de la changer, plutôt que la durée de son séjour. Ce que nous avons dit du temps nécessaire pour qu'on puisse la retirer, est seulement une indication fournie par la moyenne des cas ordinaires ; mais la mobilité est un guide plus sûr, en ce qu'il est applicable à tous les cas.

Enfin, il est des malades dont le canal est excessivement sensible, dont les rétrécissemens excoriés, ulcérés, ne peuvent supporter une sonde plus de quelques heures, sans qu'il survienne des contractions spasmodiques de l'urèthre, des phénomènes nerveux plus ou moins graves, de la fièvre, etc. ; accidents qui vont continuellement en augmentant, tant que dure le séjour du corps étranger. Nous en avons rapporté un exemple remarquable (*Obs.* 55) par l'extrême difficulté qui en résultait pour le traitement. Cependant on a vu qu'il suffisait de retirer la sonde pour faire cesser bientôt tous les accidents, et qu'il était possible, quelques jours après, d'introduire un numéro plus fort ; celui-ci n'a jamais été laissé en place plus longtemps ; de cette manière, on a obtenu, dans 48 *heures* de dilatation *interrompue,* une guérison qui ne s'est pas démentie. Il est vrai que le traitement a duré plusieurs semaines; mais pendant tout ce temps, le malade n'a été retenu chez lui que les jours de cathétérisme, au lieu d'être confiné dans son lit durant des mois entiers, par des sondes laissées à demeure. Au reste, la violence des accidents, dans ce cas, eût rendu la dilatation *prolongée* absolument impossible, et le malade aurait dû renoncer à guérir. Nous avons rappelé cette observation parce qu'elle a présenté les phénomènes les plus caractéristiques; mais il est clair que la même méthode, modifiée suivant les circonstances, doit être employée dans tous les cas analogues.

Pour être *intermittente,* cette dilatation n'en est pas moins *rapide*, et les résultats n'en sont pas moins sûrs, moins durables.

Ce traitement, comparé à tous les autres, est donc celui qui présente le moins d'inconvénients, puisque la soustraction de la sonde suffit pour conjurer immédiatement tous les accidents; disons plus, c'est le seul qui puisse réussir dans des conditions aussi difficiles; bien entendu que les intervalles de dilatation doivent être d'autant plus rapprochés que les accidents sont moins graves et se dissipent plus promptement.

En résumé, la dilatation *rapide* a tous les avantages de la dilatation *prolongée* d'une manière continue, pendant des mois entiers, sans en avoir les inconvénients. Mais peut-on s'en promettre des effets aussi durables?

Il est un grand nombre d'obstacles peu étroits, peu résistants, qui ne reparaissent plus; du moins ils ne se sont pas reproduits après 8 ou 10 ans. Les rétrécissemens plus anciens, plus étendus, et surtout plus résistants, reviennent sur eux-mêmes, après un temps plus ou moins long; mais ces récidives ne sont pas plus fréquentes qu'après la dilatation prolongée. Les malades s'en aperçoivent à la diminution du jet des urines. Cependant si ce changement était provoqué par quelques excès, par l'équitation, etc., il faudrait donner des bains, appliquer des sangsues, des cataplasmes, etc., pour combattre l'irritation accidentelle, qu'il ne faut pas confondre avec le resserrement spontané du rétrécissement. Quand la diminution du jet s'opère lentement, sans cause appréciable, on doit revenir à la dilatation, en commençant par introduire la plus grosse sonde qui puisse franchir l'obstacle. Dans une demi-journée, dans vingt-quatre heures, tout au plus, on arrive au même résultat que la première fois, parce qu'on n'a pas laissé l'obstacle revenir au même degré d'étroitesse.

Alors on peut apprendre aux malades à se sonder eux-mêmes, et leur recommander de revenir à la dilatation *rapide*, toutes les fois que les mêmes indications se présentent ; il suffit ordinairement de 8 à 12 heures pour introduire les 2 ou 3 plus grosses sondes que leur canal puisse recevoir. Ces resserrements consécutifs reviennent à des époques moins rapprochées, et, dans les cas les plus réfractaires, ils finissent par ne plus reparaître que de mois en mois, d'année en année. Il est probable, que chaque nouvelle dilatation, ramenant dans les parties indurées la même compression, la même excitation, y réveille chaque fois les mêmes phénomènes d'absorption ; d'où résulte, avec le temps, une résolution complète. De cette manière, la guérison définitive de ces cas réfractaires s'explique aussi facilement que celle des autres.

Quoi qu'il en soit, la dilatation *rapide* et *intermittente*, n'est plus motivée ici par la sensibilité excessive du canal, ou par le tempérament nerveux du malade ; mais elle est bien préférable au retour continuel à la dilatation *prolongée*, dans ces cas où la récidive est inévitable, en ce qu'elle tient à la nature même des rétrécissemens.

Nous terminerons ce qui est relatif à ce sujet par une recommandation générale, souvent reproduite par M. Lallemand dans ses cliniques :

Chaque fois que la présence de la sonde détermine des accidents graves, quelque bizarres qu'ils soient, le praticien doit la retirer, et, s'ils se reproduisent, recourir à un autre mode de traitement. Il y a des idiosynchrasies inexplicables dont on ne saurait trop tenir compte ; il faut surtout prendre en considération les douleurs provoquées par une inflammation chronique de l'urèthre, par certaines excoriations qui occupent la portion rétrécie, etc.

Le fait suivant pourra servir de commentaire à ces préceptes, indépendamment de l'observation 56, à laquelle nous renvoyons.

OBSERVATION 66. Hypospadias accidentel ; opération. — Teinte ictérique ; douleur à l'hypochondre droit ; vomissements ; soustraction de la sonde, disparition des symptômes d'hépatite. Introduction d'une nouvelle sonde ; retour des mêmes accidents. — Mort. — Foyers purulents dans le foie (1).

Le nommé Bodier, soldat au 2ᵉ régiment du génie, âgé de 22 ans, de Sérignan (Vaucluse), doué d'une forte constitution, entre à l'hôpital St-Eloi, le 19 novembre 1827, pour un hypospadias accidentel, situé au niveau du frein et résultant d'une ulcération syphilitique.

Le 23, les bords de la fistule sont rafraîchis et réunis par deux points de suture, des bandelettes agglutinatives servent à rapprocher les parties et la coaptation est on ne peut plus exacte ; un plumasseau enduit de cérat, soutenu par une bande, compose l'appareil de pansement ; la sonde qui avait été préalablement introduite dans le canal, est fixée par des liens de coton.

Le 25, douleurs vives dans l'hypochondre droit ; nausées, vomissements bilieux fréquents ; la face et les conjonctives ont une teinte jaune, la peau est brûlante et sèche, le pouls petit, la constipation opiniâtre ; les traits sont profondé-

____

(1) G. Lafosse, *Eph. médic.* de Montpellier, 1827.

ment altérés. On retire la sonde (*Saignée, sangsues à la région du foie, fomentations émollientes ; sinapismes aux cuisses ; julep anodin*). Ces symptômes effrayants ne tardent pas à se dissiper.

M. Lallemand, désirant obtenir la cicatrisation des lèvres de la plaie, qui s'étaient désunies par le passage des urines, introduit une nouvelle sonde dans la vessie; bientôt après, les symptômes d'hépatite se reproduisent : nausées, vomissements de bile épaisse, verdâtre; traits affaissés, teinte ictérique, pouls très-serré, hypochondre droit excessivement douloureux au moindre contact, frissons irréguliers, constipation. On retire la sonde (**20** *sangsues à la région du foie, fomentations émollientes, lavements émollients*). M. Lallemand annonce l'existence d'une nouvelle inflammation du foie.

Le 13, les symptômes se sont aggravés, la peau est toujours chaude et sèche, la face décomposée, le pouls petit, fréquent et faible, la langue rétractée, sèche et râpeuse; les traits sont crispés; la voix est presque éteinte; une douleur vive se fait sentir dans le genou droit, une autre a son siége dans les deux articulations tibio-tarsiennes (*Potion antiémétique, liniment sédatif sur le genou droit et les articulations du pied, fomentations émollientes, limonade végétale*).

Le 14, tous les symptômes de la veille se sont aggravés; l'articulation du genou droit, plus douloureuse, est distendue par une collection. Mort à sept heures du soir.

Nécropsie.

Tête. Rien de remarquable.

Poitrine. Poumons et cœur sains; le poumon droit est fortement refoulé par le foie.

Abdomen. Le foie, très-volumineux, présente sur sa face supérieure plusieurs taches jaunâtres qui aboutissent à des abcès formés dans son tissu. En le divisant, on trouve encore plusieurs autres abcès plus profonds; ils sont tous entourés d'une aréole violacée, et, dans ce point, la consistance du parenchyme hépatique est moindre. Les parois de plusieurs foyers sont tapissées par une membrane résistante, très-dense, très-épaisse, qui devient plus apparente, lorsqu'on la vide du pus qu'elle contient.

L'estomac injecté offre de légères ecchymoses à l'extrémité des vaisseaux. La rate est volumineuse et consistante. La vessie présente quelques légères stries rougeâtres; elle est un peu plus épaisse que dans l'état normal.

La plaie provenant de l'opération n'est pas cicatrisée. L'urèthre est rouge, injecté; l'urine s'est infiltrée dans le tissu cellulaire du fourreau de la verge; abcès sur le côté gauche du bulbe, s'étendant dans le tissu cellulaire du périnée et ne communiquant pas avec le canal.

Collection purulente et pseudo-membraneuse dans l'articulation du genou droit, légère collection dans l'articulation sterno-claviculaire gauche; rien dans les autres articulations.

Ce fait est curieux sous le rapport de la coïncidence qui existe entre l'introduction de la sonde et le développement des symptômes d'hépatite, qui ont reparu sous l'influence d'une nouvelle sonde, accompagnés de plusieurs arthrites.

Il est donc des idiosynchrasies, des dispositions accidentelles, qu'il faut respecter quand elles sont bien prononcées, quoiqu'on ne puisse pas s'en rendre compte. L'exemple suivant n'est pas moins remarquable.

OBSERVATION 67. Rétrécissemens et calculs dans le canal. — Incision très-étendue; accidents graves et variés dus à la présence de la sonde (1).

Lafreté, pâtissier, âgé de 45 ans, de Valence (Drôme), entré à l'hôpital Saint-Eloi en 1825 avec une ischurie presque complète, survenue à la suite d'une blennorrhagie. On re-

____

(1) Boyer, *Ephém. médic.* de Montpellier, 1827.

connaît l'existence de trois rétrécissemens, qui sont traités par la cautérisation ; le malade quitte l'hôpital.

Peu de changement dans l'état des choses pendant 7 ou 8 mois. Au bout de ce temps, les phénomènes reparaissent peu à peu ; enfin, il survient un écoulement involontaire d'urine, qui force Lafreté à rentrer à l'Hôtel-Dieu Saint-Éloi le 12 novembre 1826.

En explorant le canal, M. Lallemand rencontre deux rétrécissemens placés, l'un à 13 centimètres et l'autre à 19 centimètres ; mais il ne peut franchir ce dernier, qui est extrêmement dur. Urines bourbeuses, purulentes, glaireuses ; en même temps douleurs vives au col vésical.

Après trois cautérisations, le dernier rétrécissement peut être franchi le 9 janvier, et la sonde va frapper un corps dur, pierreux, qu'on finit par reconnaître pour un calcul urinaire ; mais il ferme le passage et l'on ne peut aller au-delà.

10. Un cathéter très-volumineux ayant été introduit avec facilité jusqu'au calcul, on pratique, à l'aide d'un bistouri, une incision vers le bulbe de l'urèthre ; le doigt auriculaire porté dans la plaie reconnaît que le volume de la pierre est plus considérable qu'on ne le présumait. La plaie est alors agrandie à l'aide d'un bistouri boutonné ; on saisit la pierre avec des pinces à pansement, mais elle leur échappe toujours. L'incision est encore augmentée vers la partie inférieure ; le corps étranger est saisi avec de petites tenettes, mais il remonte dans un cul-de-sac placé au-dessus de lui ; enfin il est saisi et retiré : il correspondait à la paroi supérieure du canal. Un second calcul, situé derrière et au-dessous, est ensuite retiré. Alors le doigt indicateur, introduit dans la direction de la prostate, rencontre un troisième calcul enfermé dans une loge particulière creusée aux dépens de cet organe ; le sommet seul de ce calcul fait saillie au-dehors ; l'incision est encore prolongée en arrière, et l'extraction a lieu.

La facilité avec laquelle on manœuvrait les tenettes dans

la cavité qui renfermait ces pierres, aurait pu faire présumer
que l'on était dans la vessie. En parcourant cette poche irrégulière, on lui reconnaît une capacité presque égale à celle
du réservoir urinaire, mais son intérieur paraît formé d'une
foule de loges, et fait éprouver au doigt la même sensation
qu'une éponge ; il ne s'est pas d'ailleurs écoulé une goutte
d'urine depuis le commencement de l'opération. Cet examen
terminé, une sonde est placée dans la vessie, et aussitôt
l'urine s'échappe au-dehors, mêlée à un liquide particulier.

Les deux premiers calculs extraits présentent sur deux
faces, qui étaient tournées l'une vers l'autre, deux cavités
peu profondes, lisses, creusées pour le passage de l'urine,
et rétablissant ainsi la continuité du canal. La sonde est
laissée à demeure.

La plaie faisait de rapides progrès vers la cicatrisation,
quand tout à coup (28) le malade, qui jusque-là n'avait été
que peu incommodé par la présence de la sonde, ressent
dans le canal, vers l'origine du scrotum, des douleurs vives,
lancinantes, qui s'étendent jusqu'à l'extrémité de l'urèthre.
La sonde est aussitôt retirée et les antiphlogistiques mis en
usage. Malgré l'emploi de ces moyens, un abcès se manifeste à l'union de la verge avec le scrotum ; il est ouvert et
une fistule se forme en ce point.

18 *février*. La sonde est de nouveau placée à demeure ;
sa présence n'occasionne pas d'accident pendant quelques
jours ; mais, malgré le soin qu'on prend de la fixer de manière
à ce qu'elle ne pénètre pas trop profondément, une péritonite fort intense se déclare le 25 février. Dès les premiers
symptômes la sonde est retirée.

5 *mars*. La phlegmasie est entièrement dissipée à l'aide
d'un traitement antiphlogistique. L'urine s'écoule en entier
par la plaie qui résulte de l'opération et par la nouvelle fistule. L'exploration du canal fait reconnaître que les deux
rétrécissemens se sont en partie reproduits ; une sonde est
laissée dans la vessie.

Dès ce moment la plaie par laquelle les pierres ont été extraites se cicatrise rapidement ; on la cautérise tous les deux ou trois jours ; la sonde est laissée à demeure tant que le malade peut la supporter ; on la retire lorsqu'elle cause de la fatigue, pour la replacer dès que les accidents sont dissipés.

20 *juin*. Il ne reste plus que la fistule provenant de l'ouverture de l'abcès. Le malade prend d'ailleurs de l'embonpoint, et le rétablissement ne tarde pas à être complet.

Cette observation n'est pas seulement remarquable par la présence de trois calculs volumineux derrière le rétrécissement le plus profond, par la dilatation extraordinaire et la disposition anfractueuse de cette portion du canal, ainsi que de la prostate ; ce qui présente le plus d'intérêt, sous le rapport qui nous occupe, c'est la promptitude avec laquelle la présence d'une sonde provoquait, chez ce malade, des accidents graves et variés.

Après l'extraction des calculs, il était indispensable de laisser une sonde à demeure dans le canal, pour obtenir sa cicatrisation ; mais bientôt elle fit naître une inflammation phlegmoneuse qui se termina, malgré la soustraction du corps étranger, par un abcès suivi de fistule, précisément dans le point du canal correspondant aux rétrécissemens ; ce qui confirme tout ce que nous avons dit à cet égard. Plus tard, la présence de la sonde fut suivie d'une péritonite tellement violente, que les jours du malade furent longtemps en danger, malgré l'attention qu'on avait de ne l'introduire dans la vessie que de la quantité nécessaire à l'expulsion des urines. Depuis cette époque, la sonde ne put être laissée plusieurs jours de suite sans provoquer de la fièvre, des symptômes généraux très-variés, qui s'accroissaient rapidement et ne se dissipaient qu'après la soustraction du corps étranger. On ne pouvait se dispenser de replacer la sonde, à cause de la solution de continuité du canal ; mais il est facile de concevoir ce qui serait arrivé, si l'on s'était obstiné à ne pas la retirer dès que se manifestaient des phénomènes de réaction.

Cependant, malgré des conditions aussi défavorables, malgré l'étendue de l'incision qu'il avait fallu pratiquer pour extraire les calculs, malgré l'énorme distension du canal, ses anfractuosités et celles de la prostate, cette vaste ouverture, pratiquée avec l'instrument tranchant, s'est promptement cicatrisée ; elle était même fermée, bien longtemps avant la fistule résultant de l'abcès dû à la présence de la sonde ; ce qui montre à la fois les inconvénients de son action trop prolongée et les avantages qu'on peut obtenir de sa présence intermittente.

Enfin, un pareil résultat est bien propre à rassurer les praticiens les plus timorés sur les suites de l'incision des rétrécissemens jusqu'à l'intérieur du canal, puisqu'une plaie si étendue s'est cicatrisée avec tant de rapidité, malgré l'absence fréquente de la sonde.

Tout récemment encore, M. Lallemand eut l'occasion de constater, avec le docteur Marx, les avantages de cette méthode, dans un cas aussi grave que le précédent et non moins remarquable sous d'autres rapports.

Chez un malade affecté de rétrécissemens anciens et très-élastiques, qui avaient été traités par la dilatation ordinaire, deux abcès survinrent au côté droit du scrotum, s'ouvrirent dans l'urèthre, envahirent tout le périnée, et s'étendirent ensuite du côté de la peau ; deux incisions furent pratiquées, dès qu'on sentit de la fluctuation ; il en résulta deux fistules, l'une au-dessus, l'autre au-dessous du scrotum. Des sondes furent laissées à demeure et leur volume augmenté progressivement, pour obtenir la dilatation des rétrécissemens et l'oblitération des fistules ; mais un troisième abcès ne tarda pas à se manifester au côté gauche du scrotum, à la même hauteur que les premiers, c'est-à-dire *au niveau des rétrécissemens ;* il suivit la même marche et s'ouvrit également dans le canal, avant d'avoir été incisé ; il en résulta une troisième fistule. Enfin, les sondes employées pour en obtenir la cicatrisation provoquèrent encore la formation d'un nouvel abcès entre les deux premiers et en arrière, mais plus petit ; il suivit la même marche et se vida de même dans le canal ; seulement, il ne fit jamais assez de saillie sous la peau du périnée, pour pouvoir être incisé.

La sonde fut alors retirée pour laisser reposer le malade, épuisé par la fièvre et par les souffrances; cependant chaque fois qu'il urinait, il éprouvait une douleur profonde dans le périnée , et quand on exerçait ensuite une pression au devant de l'anus, sur les parties engorgées , on faisait sortir par le canal une matière purulente mêlée d'urine.

Ainsi, chaque fois que le malade vidait sa vessie, une certaine quantité d'urine s'introduisait dans le foyer purulent situé au périnée, entre l'urèthre, la prostate et le rectum ; il fallait absolument s'opposer à cette introduction et dilater de nouveau les rétrécissemens qui revenaient sur eux-mêmes avec une étonnante rapidité ; mais le séjour des sondes rappelait bientôt l'inflammation des parties voisines de l'urèthre , et augmentait l'induration du périnée et du scrotum, induration comme cartilagineuse, qui contenait dans son épaisseur les trajets fistuleux et embrassait circulairement là base de la verge ; il était probable qu'un séjour prolongé des sondes provoquerait de nouveaux abcès et augmenterait encore les désordres produits par les premiers.

On apprit donc au malade à s'introduire une petite sonde de gomme élastique dans la vessie, et on lui conseilla d'en faire usage chaque fois qu'il éprouverait le besoin d'uriner ; en même temps, dans la journée, on dilata le canal pendant quelques heures, à l'aide de deux ou trois sondes, de plus en plus grosses.

Dès ce moment, la cavité de l'abcès profond se resserra très-rapidement et ses parois ne tardèrent pas à se réunir ; les fistules se cicatrisèrent et les indurations du scrotum et du périnée se fondirent si vite , malgré leur extrême dureté, que le changement pouvait être apprécié d'un jour à l'autre.

Ici encore se manifestent, de la manière la plus frappante les inconvénients du séjour trop prolongé des sondes, et les avantages de leur action intermittente.

Incision extérieure. Malgré les avantages incontestables de la dilatation rapide, il est pourtant des cas dans lesquels elle doit être remplacée par d'autres méthodes. Ainsi, quand le rétrécissement occupe l'ouverture du gland, il ne peut être dilaté sans de vives douleurs, et revient facilement sur lui-même, attendu l'extrême sensibilité des parties environnantes, leur volume et leur texture serrée. La cautérisation n'amène aucun résultat, et souvent elle augmente encore l'étendue de l'induration.

Il est beaucoup plus simple et plus prompt de pratiquer une incision, dans la direction du frein, à l'aide d'un bistouri très-étroit conduit sur une sonde cannelée. Pour s'opposer ensuite à la réunion immédiate des parties divisées, on introduit chaque jour, *momentanément*, dans le canal, un gros bout de sonde, à quelques centimètres seulement de profondeur, et cela, jusqu'à ce que les lèvres de la plaie soient cicatrisées séparément. Cette précaution suffit pour en prévenir la réunion.

On devrait encore se conduire de même si le rétrécissement dépassait un peu l'ouverture du gland; car, à deux ou trois centimètres de profondeur, un bistouri boutonné à lame très-étroite peut encore être employé avec la plus grande facilité.

Nous avons déjà vu (*Obs.* 55) les avantages de cette méthode; nous allons encore en citer quelques exemples remarquables :

OBSERVATION 68. Oblitération *congéniale* du méat. — Incision. — Guérison.

Un enfant présentait une oblitération *congéniale* du méat ; le gland était criblé d'une multitude d'ouvertures fistuleuses capillaires : c'étaient des pores presque imperceptibles.

Une incision pratiquée avec la pointe d'une lancette, en se rapprochant le plus possible de la direction du canal, eut un succès prompt et complet.

On agira de même, au moment de la naissance, chaque fois que l'oblitération n'est constituée que par une espèce de pellicule très-mince, ce qui arrive dans les cas les plus ordinaires.

OBSERVATION 69. Oblitération du méat; fistules multipliées autour du gland. — Incision. — Guérison rapide.

Un notaire, âgé de 72 ans, après de grands excès vénériens, avait contracté plusieurs affections syphilitiques. Un chancre, placé à l'ouverture du gland, avait produit, en se cicatrisant, la diminution progressive, puis l'oblitération complète du méat. Le gland tuméfié était criblé d'une multitude de petits pertuis par où s'écoulait l'urine. Un coup de lancette agrandit celle de ces ouvertures qui se rapprochait le plus de la direction du canal; une sonde cannelée fut introduite par cette ponction, et le gland incisé jusqu'au delà de la cicatrice du méat. Une sonde volumineuse de gomme élastique parvint facilement jusqu'à la vessie; car il n'existait d'ailleurs aucun obstacle dans le canal. Cette plaie fut entretenue béante pendant 15 jours, après lesquels les orifices fistuleux étaient cicatrisés, le gland avait repris son état normal, et l'urine coulait par l'ouverture artificielle, dont les bords s'étaient réunis séparément.

Dans ces deux observations, prises aux deux extrémités de la vie, on a pu remarquer que les effets ont été les mêmes, malgré les différences des âges et des causes.

Quant aux nombreuses fistules capillaires par lesquelles l'urine se faisait jour, elles accompagnent fréquemment la diminution de calibre du méat et toujours son oblitération complète. C'est principalement autour du frein que surviennent ces trajets fistuleux; ce qui tient probablement au peu d'épaisseur du gland de ce côté, et au grand nombre de follicules muqueux et sébacés dont il est criblé.

Quand l'ouverture du gland se resserre, les follicules muqueux qui aboutissent au méat ne tardent pas à s'enflammer sous l'influence de l'urine qui s'y introduit, et la phlegmasie s'étend au tissu cellulaire ambiant. Ces follicules muqueux du méat ne sont séparés des follicules sébacés de la surface du gland que par ce tissu cellulaire ; dès qu'il est détruit par l'inflammation, l'urine suit facilement, pour se faire jour au-dehors, le trajet des follicules sébacés ; ces canaux augmentent de dimension, et les fistules se produisent à mesure que l'ouverture du gland se resserre. C'est ainsi que se forment ces trajets multipliés qui s'étendent de l'intérieur du canal à la surface du gland, qu'on trouve alors percé comme un arrosoir. En effet, dans les cas où l'oblitération du méat n'est pas complète, si on bouche l'orifice du canal pendant que le malade fait des efforts pour uriner, l'urine transsude de chaque côté du frein comme des gouttelettes de rosée.

En résumé, l'incision du méat peut être pratiquée pour des altérations produites par des causes bien différentes. Dans quelques cas, l'affection est congéniale, qu'il y ait oblitération complète ou seulement étroitesse excessive ; d'autres fois, elle est due à la cicatrisation d'ulcérations vénériennes, plus rares dans les parties profondes du canal, parce que la fréquence de ces ulcérations est en raison du voisinage des parties soumises à l'action directe du virus ; enfin ces désordres peuvent tenir à des inflammations répétées, le plus souvent blennorrhagiques ; dans ce cas, le travail morbide indure les tissus, qui s'épaississent et prennent quelquefois une consistance fibro-cartilagineuse (*Obs.* 60). Comme dans les obstacles situés plus profondément et résultant d'une *induration simple*, on trouve un tissu d'une couleur blanchâtre, consistant, entourant l'orifice de l'urèthre en forme d'anneau, et se prolongeant quelquefois dans l'intérieur du gland.

Ces altérations sont rarement graves ; cependant elles peuvent produire des désordres assez considérables pour amener la mort.

OBSERVATION 70. Oblitération du méat ; rupture du canal ; fistules multipliées. — Refus de tout traitement. — Mort (1).

Saury, soldat congédié du 6ᵉ régiment de ligne, avait eu, en 1822, une blennorrhagie qui ne fut qu'imparfaitement guérie et se renouvela avec intensité à diverses reprises, accompagnée de gêne dans l'excrétion des urines. Cinq ans plus tard, une sonde qu'on introduisit dans l'urèthre occasionna de très-vives douleurs et des abcès urineux au périnée, bien qu'elle n'eût pas été laissée à demeure. Au commencement de l'année 1833, il se manifesta un gonflement inflammatoire de la verge, les abcès du périnée qui s'étaient cicatrisés se rouvrirent, et il s'en établit de nouveaux. Les symptômes s'amendèrent une seconde fois, mais reprirent, en janvier 1834, une gravité plus grande encore. La verge devint le siége d'une phlogose violente provoquée par une infiltration d'urine. Les téguments de cet organe et une partie des corps caverneux furent envahis en peu de temps par la gangrène, des eschares considérables se formèrent et leur élimination incomplète fut achevée par le bistouri.

A la visite du 24 janvier, le malade est taciturne, morose, miné par un profond chagrin : c'est avec beaucoup de peine qu'on peut obtenir de lui les renseignements précédents. Une teinte jaune paille est répandue sur toute la peau. La verge est réduite à une sorte de moignon irrégulier dont la surface produit une suppuration d'odeur gangréneuse. Une cicatrice

---

(1) Bermond, *loc. cit.*, p. 20.

très-mince bouche l'extrémité antérieure du canal. A la région iliaque gauche existent plusieurs ouvertures fistuleuses, à travers lesquelles on fait sortir de l'urine, par des pressions exercées sur les parties voisines. Autour de ces ouvertures, les téguments, d'un rouge violacé, sont parsemés de phlyctènes noirâtres. Dans quelques endroits la gangrène est plus avancée.

Ce maheureux se refuse, avec une obstination aveugle, invincible, à la petite incision que veut pratiquer M. Lallemand, pour détruire le léger obstacle qui ferme l'orifice de l'urèthre; les jours suivants, il ne permet pas même d'examiner la verge, dans la crainte qu'on l'opère par surprise.

Enfin, réduit à un marasme squelettique, il s'éteint le 26 février 1854.

A *l'autopsie,* on reconnaît que le méat urinaire n'est oblitéré que par une sorte de pellicule percée de petits trous. Il existe une rupture de l'urèthre dans la portion membraneuse. Les orifices des canaux éjaculateurs sont tellement dilatés, qu'un cathéter ordinaire peut y être introduit sans trop de difficulté. La muqueuse de la vessie est rouge et violacée; ses parois ont acquis une épaisseur quatre fois plus grande qu'à l'état normal; l'urine qu'elle contient est purulente. Les uretères, distendus, égalent le volume du petit doigt; la membrane interne de ces conduits est d'un rouge foncé, comme celle de la cavité vésicale. Le rein gauche a son parenchyme sain, mais la muqueuse du bassinet est très-injectée; le rein droit contient une multitude de petits foyers purulents.

On peut concevoir, d'après cet examen des parties, comment les choses se sont passées. Par suite de l'obstacle à l'expulsion des urines, une crevasse s'est opérée dans la portion membraneuse de l'urèthre. Celle-ci a dû consister d'abord en un simple éraillement qui est devenu la source d'infiltrations successives d'urine. Ce liquide a remonté à gauche, le long de la branche ascendante de l'ischion et descendante du pubis, puis a reflué sous les téguments de la verge dont il a déterminé la gangrène. D'une autre part, l'hypertrophie de la vessie a été la conséquence des efforts continuels que la tunique musculeuse était obligée d'exécuter, pour se débarrasser de son contenu. Mais en même temps que l'accumulation constante de l'urine exagérait la nutrition du tissu musculaire, elle produisait l'inflammation de la surface muqueuse. De la vessie, la phlegmasie s'est ensuite propagée aux uretères, et même jusqu'aux reins. On voit par là jusqu'où s'est étendue l'influence d'un obstacle situé au gland.

L'état de dilatation extraordinaire dans lequel on a trouvé les canaux éjaculateurs ne permet pas de douter que le malade ait éprouvé des pertes séminales abondantes ; c'est à leur influence débilitante qu'il faut attribuer cette morosité chagrine, cette incroyable pusillanimité qui l'a fait reculer obstinément devant tous les soins de l'art. Ainsi, par un enchaînement singulier, cette complication accidentelle est devenue la cause définitive de la mort. Cependant l'opération à pratiquer était aussi simple que possible ; il suffisait de donner un coup de lancette à la pellicule mince située à l'extrémité antérieure du canal et de placer une sonde dans la vessie, car aucun rétrécissement n'existait dans toute la longueur du canal. Tout cela, chaque jour, avait été répété au malade par M. Lallemand et par ses élèves, sans que rien ait pu surmonter la funeste influence de la peur.

L'*incision extérieure* est encore à préférer, lorsque l'obstacle au cours des urines est placé en dehors de la membrane muqueuse, et se trouve constitué par de petites tumeurs développées dans le tissu spongieux de l'urèthre, ou plus superficiellement. Ces obstacles s'accompagnent d'une saillie plus ou moins considérable, qu'on sent facilement à travers la peau ; de nature et de consistance variables, ils acquièrent, dans quelques cas, une dureté fibro-cartilagineuse. Leur cause est la même que celle des autres rétrécissemens, seulement l'inflammation s'est trouvée moins voisine de la surface muqueuse.

Ces nodosités peuvent se rencontrer dans toutes les portions du canal, et mettre également obstacle au libre cours des urines, par la compression qu'elles exercent sur les parois de l'urèthre; seulement celles qui se trouvent dans l'épaisseur du périnée sont moins faciles à constater à travers les parties molles qui les recouvrent; celles qui répondent au scrotum sont déjà plus accessibles au toucher et à l'instrument, à cause de la facilité avec laquelle ce repli de la peau peut être déplacé, ainsi que le tissu cellulaire sous-jacent.

La dilatation éloigne facilement ces tumeurs de l'axe du canal, mais elles reprennent avec promptitude leur première position; la cautérisation ne peut avoir d'action sur elles, puisqu'elles n'arrivent pas jusqu'à la surface muqueuse; par la même raison, les scarifications intérieures ne sauraient les atteindre. L'incision extérieure est le moyen le plus sûr et le plus prompt pour les faire disparaître; on détermine ainsi, d'une manière artificielle, une suppuration qui entraîne au dehors les matériaux étrangers contenus dans les cellules de la tumeur; le résultat est le même que s'ils avaient été repris par les vaisseaux absorbants, et la cicatrice de la peau a l'avantage d'opérer une rétraction vers l'extérieur.

M. Lallemand a été conduit à cette méthode par l'observation de ce qui se passe lorsque des tumeurs semblables deviennent le siége d'une suppuration accidentelle, provoquée le plus souvent par la présence des sondes. Ces désordres, soit dit en passant, prouvent que l'action de la sonde sur les rétrécissemens ne se borne pas à des effets purement mécaniques; car si elle amène la suppuration de tumeurs situées en dehors de la muqueuse, ce ne peut être qu'en y déterminant une vive excitation qui finit par devenir inflammatoire.

Dès qu'elle a pris ce caractère d'une manière évidente, on doit se hâter d'avoir recours à l'incision, afin que la suppuration ne se dirige pas à l'intérieur.

Lorsque ces abcès ont été ouverts, ou se sont fait jour spontanément au dehors, la fonte de la tumeur a constamment amené la disparition de l'obstacle et le rétablissement du libre cours des urines. Ces effets curatifs avaient déjà été signalés par Hippocrate, et parfaitement interprétés par Galien (1). C'est en se dirigeant d'après les faits de cette nature que M. Lallemand a eu l'idée de provoquer artificiellement les mêmes phénomènes à l'aide de l'instrument tranchant.

Voici comment on doit procéder dans les cas ordinaires : l'urèthre étant distendu par une sonde qui rend l'induration plus saillante, il faut inciser largement, avec un bistouri convexe, la peau et le tissu cellulaire extérieur à la tumeur, puis la fendre elle-même dans toute son épaisseur, suivant la direction de la sonde, sans craindre, s'il était nécessaire, d'arriver jusqu'à la muqueuse, et même de pénétrer dans la cavité du canal; la guérison n'en serait pas un instant retardée.

La tumeur ainsi fendue suppure, se dégorge, et finit par se fondre complétement, même lorsqu'elle n'était pas antérieurement le siége d'une inflammation; à l'aide de quelques cautérisations pratiquées à la surface avec le nitrate d'argent, on ravive de temps en temps l'inflammation. S'il restait

---

(1) Lorsque les tumeurs survenues à l'urèthre suppurent et s'ouvrent au dehors, il y a guérison.

(ADH., sect. IV, n. 82.)

Galien pense qu'Hippocrate n'a pas voulu seulement parler de la disparition de ces tumeurs, mais encore de la guérison de l'*ischurie* qu'elles déterminent. Cette interprétation est très-remarquable, surtout pour l'époque où elle a été émise.

(*Aphorismes d'Hippocrate*, traduits en français par Lallemand
et Pappas, 1839.)

quelques traces de la nodosité, elles seraient attirées vers la peau et par conséquent éloignées de l'axe du canal, par la rétraction de la cicatrice extérieure résultant de l'opération.

On a vu de cette manière guérir des rétrécissemens plus ou moins saillants, contre lesquels la dilatation et la cautérisation avaient échoué. Cette méthode réussit même dans les cas où les tissus indurés ont acquis une consistance cartilagineuse.

OBSERVATION 71. Rétrécissement saillant à l'extérieur. — Abus de la cautérisation; insuccès de la dilatation. — Incision. — Guérison (1).

S....., âgé de 58 ans, entra en décembre 1851 à Saint-Eloi, pour un rétrécissement saillant à l'extérieur, situé vers le milieu de l'urèthre et remontant à deux ans.

Ce malade avait contracté plusieurs affections vénériennes; le rétrécissement était survenu à la suite d'une blennorrhagie qui persista pendant six mois et fut complétement négligée. Bientôt l'émission de l'urine ne put avoir lieu que goutte à goutte. Après deux années passées dans cet état, il entra à l'hôpital d'Aix, où il fut traité par les bains de siége et la solution de sublimé; en même temps, on pratiqua *trente* cautérisations qui furent toujours fort douloureuses. Une amélioration passagère s'en suivit; mais bientôt l'émission de l'urine devint de plus en plus difficile; enfin, après un mois et demi elle n'eut plus lieu que goutte à goutte, par un petit filet, *comme un poil de moustache*, suivant l'expression du malade.

A son entrée à Saint-Éloi, on constata, vers le milieu de la face inférieure du pénis, une tumeur circulaire, du volume d'une noix, faisant à l'extérieur une saillie qui figurait l'anneau d'une bague chevalière, le *chaton* regardant en bas.

La dilatation qu'on essaya fut pénible; et une fois arrivé

---

(1) Bermond, *loc. cit.*, p. 36.

aux sondes n° 12, on s'aperçut que le rétrécissement revenait de suite sur lui-même.

Alors M. Lallemand incisa la tumeur du canal. Inflammation et suppuration consécutives ; dégorgement rapide des parties. Au bout de quinze jours, la plaie était presque fermée et il ne restait plus de l'induration qu'un petit noyau mobile, sans influence sur la cavité intérieure du canal. Des sondes furent laissées à demeure, pour dissiper ce qui restait de l'induration. Mais, en déterminant un ramollissement inflammatoire dans le point du canal correspondant à l'incision, elles provoquèrent la réouverture de celle-ci.

Au bout de trois semaines, la fistule uréthrale était presque guérie, lorsque le porte-caustique ayant été introduit pour pratiquer une cautérisation, le canal se contracta tellement sur l'instrument que celui-ci ne put être retiré sans difficulté ; la fistule se rouvrit ; cependant, quelques jours plus tard, le malade était parfaitement guéri.

Nous avons rapporté cette observation à cause des complications qui se sont présentées avant et après l'opération, à cause du volume de la tumeur, et de la rupture de la cicatrice, par suite de l'inflammation provoquée par la sonde. Mais dans les cas ordinaires, la fonte de ces indurations est plus complète et la cicatrice plus prompte, lors même que l'instrument a pénétré jusque dans l'intérieur du canal.

OBSERVATION 72. Blennorrhagie violente ; rupture de la corde ; rétrécissement consécutif. Cathétérisme impossible. — Uréthrotomie. — Guérison (1).

Beau (Joseph), âgé de 36 ans, charretier, de Lorial, eut plusieurs blennorrhagies, dont la dernière fut très-intense. En butte à des douleurs violentes que la courbure du pénis

---

(1) Franc, Observations sur les rétrécissemens de l'urèthre par cause traumatique et sur leur traitement. 1839. Obs. 11.

lui occasionnait pendant les érections, Beau imagina, comme tant d'autres, de rompre la *corde* pour redresser la verge, en appliquant un coup de poing vigoureux sur cet organe appuyé contre le bord de son lit. Il s'ensuivit une hémorrhagie abondante et des douleurs atroces au moment du passage des urines. Une grande difficulté d'uriner ne tarda pas à se manifester, et elle devint tous les jours plus considérable.

Un mois après, on sonda le malade : un obstacle très-grand se présenta au niveau de la rupture; il fut violemment forcé; cependant, la sonde ne put pénétrer dans la vessie. Le lendemain, on voulait revenir à une autre exploration du canal; mais celle de la veille avait été si douloureuse, que le malade s'y refusa obstinément. On lui persuada qu'il avait un rétrécissement au col de la vessie ; on le soumit à un traitement interne et ce ne fut que plusieurs mois après qu'il entra à Saint-Eloi (2 février 1836), dans l'état suivant : décubitus dorsal, pouls petit et profond, inappétence, insomnie, face pâle, terreuse, abattement général, transpiration exhalant une odeur urineuse; périnée et rectum irrités; douleurs vives dans l'urèthre; à 8 centimètres du méat, nodosité du volume d'un pois chiche, bouchant presque complétement la portion correspondante du canal; dilatation de celle qui est derrière cet obstacle; écoulement des urines goutte à goutte; le porte-empreinte s'arrête brusquement et rapporte une tige capillaire excessivement courte.

22 février. Après plusieurs tentatives infructueuses de cathétérisme, on se décide à inciser la tumeur. Sa consistance est presque cartilagineuse, et la capacité du canal en est tellement resserrée, qu'elle ne permet pas l'introduction du stylet le plus mince ; elle est cependant fendue dans toute son épaisseur jusque dans l'intérieur de l'urèthre.

Après l'opération, une sonde à demeure est fixée dans le canal, et les bords de la plaie sont réunis par plusieurs points de suture entrecoupée. Le troisième jour, on coupe les fils et l'on reconnaît que les trois quarts de l'incision sont réunis.

Le cinquième jour, le petit pertuis qui reste encore diminue ; les urines ne passent que par la sonde ; le seizième, il est complétement cicatrisé.

Le 5 avril, Beau urine avec facilité sans le secours de la sonde, et sort de l'hôpital.

Indépendamment des difficultés que présentait l'incision de cet obstacle, il est remarquable qu'elle a fait cesser immédiatement tous les accidens généraux qui avaient gravement compromis la vie du malade, et qu'elle a guéri en 16 jours, quoiqu'elle ait pénétré jusqu'à l'intérieur du canal.

Il est quelquefois nécessaire de recourir à l'incision extérieure pour des rétrécissemens qui ne font aucune saillie appréciable au toucher.

OBSERVATION 73. Uréthrite causée par le nitrate de potasse. — Rétrécissement réfractaire à tous les moyens pendant 20 ans. — Incision. — Guérison (1).

. Un négociant, de Gênes, désirant se purger, envoya chercher 50 grammes de sel d'Angleterre ; par erreur, le pharmacien remit au commissionnaire 50 grammes de *sel de nitre*, qui furent pris dans un litre d'eau. Il en résulta une violente inflammation des voies urinaires et un écoulement semblable à une blennorrhagie : un gonflement se développa vers le milieu de la longueur de l'urèthre, et quand l'état aigu fut dissipé, il resta dans ce point une induration circonscrite qui mit obstacle au passage des urines. Vingt ans après, le malade n'avait pas encore pu se débarrasser de ce rétrécissement. Aucune autre cause n'avait contribué à sa formation ; car il n'avait eu, ni avant, ni après, aucune blennorrhagie, aucune contusion de la partie affectée.

(1) Lallemand, *Pertes séminales*, t. 2, p. 25.

M. Lallemand essaya de la dilatation ; mais au bout de quelques heures, la sonde (n° 5) occasionna une fièvre violente ; elle fut retirée ; chaque fois qu'on voulut revenir à ce moyen, les mêmes accidens se répétèrent.

L'obstacle n'était pas très-étroit, mais il était doué d'une extrême sensibilité ; aussi, considérant les phénomènes qui résultaient du contact de la sonde comme nerveux, on crut devoir employer localement les narcotiques : la *belladone* en injection provoqua un délire furieux. L'urine ne s'écoulait que goutte à goutte, au milieu des souffrances les plus horribles ; une rétention complète était imminente : l'incision fut résolue et pratiquée aussitôt à la portion rétrécie du canal, où s'arrêtait la sonde. La peau, le tissu cellulaire, une partie du tissu spongieux furent divisés dans l'étendue de 5 centimètres, au devant de la racine du scrotum ; cependant le doigt ne rencontrait aucune nodosité correspondant à la saillie dure constatée en dedans. Alors une sonde cannelée, introduite dans le rétrécissement, servit à diviser tous les tissus jusqu'à la cannelure de l'instrument ; ainsi, toute l'épaisseur de la paroi inférieure du canal fut incisée dans l'étendue de 15 millimètres. Aucune sonde ne fut laissée dans la vessie à cause des accidens effrayants provoqués constamment par leur présence.

Le soir même, la fièvre avait disparu ; l'urine sortait à plein jet par le méat, sans passer par la plaie extérieure, malgré l'absence d'une sonde ; circonstance qu'il faut sans doute attribuer à la turgescence inflammatoire des lèvres de la solution de continuité, car cette dernière laissa sortir quelques gouttes d'urine vers le septième ou huitième jour, lorsqu'un resserrement des bords s'était déjà effectué. Le quinzième jour, il ne restait qu'un pertuis fistuleux à peine perceptible.

Cette observation est surtout remarquable par la cause qui a provoqué l'induration du canal ; elle prouve, comme nous l'avons dit en commençant, que toute uréthrite peut produire un rétrécissement, quand l'inflammation dépasse la surface de la membrane muqueuse.

L'inutilité des moyens employés a forcé de recourir à l'incision ; la cautérisation aurait augmenté l'irritation des parties, sans diminuer leur tendance à se resserrer.

Les accidens graves, constamment provoqués par la présence des sondes, ont empêché d'en laisser à demeure après l'opération, et l'on a vu que leur absence n'avait pas retardé notablement la marche de la cicatrisation.

Depuis lors M. Lallemand a dû plusieurs fois avoir recours à l'incision *extérieure* dans des cas où il n'existait pas de saillie appréciable sous la peau ; bien plus, chez un malade, l'induration était déprimée, les tissus avaient acquis une consistance cartilagineuse, l'extrême sensibilité du canal rendait le séjour de la sonde insupportable ; une incision fut pratiquée jusqu'à l'intérieur, et la guérison fut prompte.

Dans un autre cas, le rétrécissement formait un anneau tellement élastique qu'il revenait sur lui-même, comme du caoutchouc, dès que la sonde était retirée, quel que fut d'ailleurs son volume. Après bien du temps perdu, M. Lallemand incisa dans toute son épaisseur ce rétrécissement fibro-cartilagineux, plutôt déprimé que saillant, et la guérison définitive eut lieu rapidement.

Dans toute rétention d'urine produite par un obstacle accessible à l'instrument tranchant, il vaut mieux avoir recours à l'incision qu'au cathétérisme forcé ou à la ponction de la vessie. En se guidant sur une sonde volumineuse introduite jusqu'à l'obstacle, on le met à découvert dans une assez grande étendue, au-dessus et au-dessous, pour n'avoir pas besoin d'y revenir. Il importe que cette première incision permette de bien voir ce qu'on va faire, et prévienne toute infiltration d'urine ; d'ailleurs la cicatrisation de la peau s'opère toujours très-rapidement. On incise ensuite la portion du canal qui se trouve au-devant du rétrécissement, de manière à mettre son ouverture en évidence, ou du moins à permettre de la trouver avec une sonde cannelée étroite dirigée en divers sens. Quand celle-ci est arrivée au-delà de l'obstacle, on fait glisser dans sa cannelure un bistouri très-étroit, puis on divise tout ce qui est induré.

S'il arrivait, contre toute probabilité, qu'on ne rencontrât pas cette ouverture antérieure, il faudrait ouvrir la portion du canal qui vient immédiatement après le rétrécissement, et qui se trouve en ce moment distendue par l'urine; alors on pénétrerait dans l'obstacle de bas en haut et d'arrière en avant, à moins que l'oblitération ne fût complète, et on l'inciserait sur la sonde cannelée. On réunirait ensuite les lèvres de la plaie sur une sonde qu'on laisserait à demeure jusqu'à ce que la cicatrice ait été obtenue.

Cette manière d'agir présente de grands avantages, *immédiats* et *consécutifs*, sur le cathétérisme forcé et sur la ponction de la vessie; elle offre moins de dangers, remédie plus sûrement à la rétention d'urine, et suffit pour procurer une guérison durable.

Nous avons déjà signalé les accidens qu'on doit redouter lorsque le canal a été déchiré dans une étendue plus ou moins grande par une sonde déliée et pointue. Rien de semblable n'est à craindre après l'incision de l'obstacle; on a même pu remarquer qu'elle avait fait cesser immédiatement un état assez grave pour mettre en danger les jours des malades (*Observations* 72 et 73); il s'en faut de beaucoup que les suites du cathétérisme forcé soient aussi favorables, car il est ordinairement la cause d'accidens formidables (*Observ.* 64); ces résultats opposés sont, du reste, faciles à concevoir.

Tout le monde sait la différence qui existe entre une plaie simple, faite par un instrument bien tranchant, et une piqûre qui a labouré les chairs dans une certaine étendue; mais après un cathétérisme forcé, on a de plus à redouter le contact de l'urine sur des parties saignantes, on est forcé de

laisser à demeure l'instrument qui a causé tous les désordres ; il faut même le remplacer par un autre, et tout cela
pour obtenir une portion de canal artificiel qui tend sans cesse
à s'oblitérer. Il y a donc plus de différence encore entre l'incision d'un rétrécissement et le cathétérisme forcé qu'entre
une plaie simple et une déchirure.

Quant à la ponction de la vessie, par l'hypogastre ou par
le rectum, indépendamment des dangers auxquels expose
la lésion du péritoine ou de la prostate, cette opération
n'avance en rien la guérison des rétrécissemens ; on est toujours obligé d'en venir à les franchir avec une sonde : les difficultés n'ont été qu'ajournées. Au contraire, après l'incision
du rétrécissement, on n'a plus qu'à laisser une sonde à demeure dans la vessie jusqu'à ce que la plaie soit cicatrisée,
pour obtenir une guérison radicale, et cette cicatrisation s'o-
père ordinairement en 12 ou 15 jours. On a pu voir dans
l'observation 67 avec quelle promptitude on obtint la cicatrisation d'une incision très-étendue de l'urèthre, pratiquée
pour l'extraction de trois calculs, bien que la sonde ait dû
être retirée très-souvent pendant plusieurs jours, pour laisser dissiper les accidens que sa présence ne tardait pas à provoquer ; enfin, dans l'Observation 73, on a pu s'en passer
complétement.

Avant de terminer, nous devons aller au devant d'une objection. Après avoir ouvert le canal au-dessus et au-dessous
de l'obstacle, il peut se faire qu'on n'y pénètre pas, soit d'a-
vant en arrière, soit d'arrière en avant ; mais il faudrait pour
cela que l'oblitération fût complète ou du moins très-avancée,
et, dans tous les cas, on ne franchirait pas l'obstacle plus facilement après la ponction de la vessie qu'après l'incision du
canal. Enfin, après cette ponction, le malade serait condamné
à porter, pour le reste de ses jours, une canule à l'hypogastre ; après l'incision du canal, ce qui peut arriver de pire,
c'est qu'il reste une fistule derrière l'oblitération, fistule beau-

coup moins fâcheuse, sous tous les rapports, qu'une sonde fixée dans la vessie au-dessus des pubis.

En résumé, toutes les fois qu'il faudra opter entre la nécessité du cathétérisme forcé ou de la ponction de la vessie et l'incision du canal, pour un rétrécissement accessible à l'instrument tranchant, ce dernier parti sera toujours préférable. L'Observation 65 prouve d'ailleurs qu'on ne doit pas toujours désespérer de rétablir la continuité du canal, quand bien même elle aurait été complétement interrompue pendant plusieurs années, et que des incisions convenables, pratiquées sur la partie oblitérée, peuvent procurer une guérison radicale.

Nous n'avons pas besoin de faire remarquer que l'incision est doublement indiquée lorsque les rétrécissemens sont compliqués d'engorgement, d'inflammation des parties voisines, d'infiltration d'urine, etc., puisqu'elle ouvre en même temps une large voie à des produits qu'il est urgent d'éliminer.

<hr>

RÉTRÉCISSEMENS PAR CICATRISATION.

Ils comprennent tous les obstacles au cours des urines, qui ont été précédés de *solution de continuité* du canal. Dans tous les cas de cette nature, il existe une cicatrice, dont la disposition rétractile est proportionnée à la perte de substance qui a précédé ; souvent il s'y joint, en outre, une induration diffuse des parties voisines.

Causes. — Elles sont externes ou internes.

Causes externes. — Elles comprennent toutes les actions vulnérantes qui atteignent le canal par l'extérieur. C'est contre le périnée qu'elles agissent avec la plus grande puissance, parce que, dans les chutes qui ont lieu sur cette partie, le canal poussé par un corps dur, étroit ou pointu, rencontre dans l'arcade du pubis une résistance inévitable, contre laquelle vient porter tout le poids du corps. La partie libre de la verge, quoique plus exposée aux agens vulnérants, leur échappe ordinairement, en raison de sa mobilité. Quant à la portion prostatique, elle est située trop profondément pour être intéressée par des causes semblables.

Effets. — Si l'action vulnérante n'est pas très-énergique, les phénomènes inflammatoires se bornent presque entièrement à l'extérieur du canal ; si elle est plus intense, les tissus qui composent l'uréthre peuvent être rompus dans une certaine étendue ; enfin, si elle est d'une violence extrême, des escharres se forment et sont éliminées par la suppuration, des collections purulentes se font jour, soit au-dehors, soit au-dedans du canal. Ces divers effets traumatiques peuvent donc être rapportés aux trois degrés suivants : *contusion, déchirure, perte de substance*. Toutefois, une désorganisation consécutive, plus ou moins étendue, peut aussi survenir à la suite d'une simple déchirure, lorsqu'il en résulte une infiltration d'urine ou de la suppuration.

Contusion. — Si l'urèthre est seulement froissé, son calibre, momentanément rétréci par le gonflement des parties voisines, reprend bientôt ses dimensions naturelles ; l'absorption qui suit la turgescence fait disparaître tous les matériaux épanchés pendant l'accident ou appelés par l'inflammation, et rien ne s'oppose plus au libre cours des urines.

Quand le dégorgement n'a pas été complet, il reste une induration tantôt diffuse, tantôt circonscrite, des tissus sous-jacents à la muqueuse uréthrale, comme dans tous les cas d'inflammation voisine de l'urèthre. Ces *nodosités* gênent l'excrétion des urines par la compression qu'elles exercent sur le canal, et rentrent dans les obstacles par *induration simple*, dont nous avons déjà parlé.

OBSERVATION 74. Contusion violente du périnée; rétrécissement consécutif. — Guérison (1).

Grau, Richard, journalier de Cette, entre à l'hôpital Saint-Éloi le 5 janvier 1859, pour un rétrécissement traumatique, survenu à la suite d'une chute sur le pont d'un bateau. Une des jambes s'était engagée dans l'ouverture qui fait communiquer le pont avec la cale, l'autre avait glissé en dehors, et le périnée avait porté vivement sur un rebord saillant. Quelques momens après, gonflement considérable du périnée et du scrotum, rétention d'urine. Tentatives infructueuses de cathétérisme. Malgré un traitement énergique fait à l'hôpital de Cette, les urines ne coulaient que goutte à goutte, la position empirait chaque jour.

Le 6, M. Lallemand introduit une sonde d'argent, n° 2, dans la vessie; elle ne cause pas de fatigue. On augmente successivement le calibre du corps dilatant; le 11 janvier, le plus volumineux est placé le soir et retiré le lendemain.

Le malade demeure à l'hôpital jusqu'au 29, et pendant ce temps on passe quelques sondes pour maintenir le calibre du canal; à sa sortie de l'hôpital, une sonde est donnée à Grau avec la recommandation d'en faire usage si le jet des urines vient à diminuer.

———

Déchirure. — La structure particulière du tissu spongieux, du tissu cellulaire sous-muqueux, de la muqueuse uréthrale elle-même, prédispose ces tissus à se rompre sous l'influence d'une cause légère. Cette déchirure s'annonce par une hématurie plus ou moins abondante, plus ou moins prolongée; par une douleur vive, poignante du canal, provoquée par le passage des urines, dans un point fixe et circons-

———

(1) Franc, *loc. cit.,* obs. 1.

crit, correspondant à la partie contuse ; par une ecchymose plus ou moins étendue, plus ou moins foncée, due à l'infiltration du sang dans les tissus situés entre la peau et la membrane muqueuse.

Dans les cas les plus heureux, l'inflammation consécutive se termine par résolution ; les tissus déchirés se réunissent immédiatement, ou sans avoir beaucoup suppuré, et les accidens ne tardent pas à se dissiper ; d'autres fois, le tissu spongieux éraillé, se trouvant en contact avec l'urine à chaque miction, devient le siége d'inflammations répétées qui augmentent sa vascularité, il passe à l'état de tissu fongoïde, et fournit spontanément des hémorrhagies habituelles, des écoulemens de sang au plus léger contact des sondes.

OBSERVATION 75. Violent coup de pied dans le périnée ; hémorrhagies habituelles par le canal pendant six mois. — Rétrécissement consécutif (1).

Bonafos, cultivateur, âgé de 29 ans, entre à l'hôpital Saint-Éloi le 10 février 1839 ; il est pâle, amaigri et paraît très-souffrant.

Il y a dix ans environ, qu'étant à travailler dans une vigne avec son frère, il reçut de lui un coup de pied très-violent dans le périnée, avec un soulier ferré. Les douleurs qui s'ensuivirent furent d'abord très-vives et bientôt accompagnées d'une hémorrhagie abondante du canal, qui se renouvela pendant près de *six mois*, s'arrêta de temps à autre, mais jamais complétement. Cependant, à part un peu de cuisson et de douleurs, les urines coulaient encore assez régulièrement.

Plus tard, pendant un voyage, le périnée et le scrotum se gonflèrent tout à coup considérablement ; une rétention d'urine presque complète se manifesta ; le malade l'en-

---

(1) Franc, *loc. cit.* Obs. 7.

dura deux jours entiers, au milieu des plus horribles souffrances, sans se plaindre. Un médecin parvint dans la vessie après de longues manœuvres, qui firent beaucoup saigner le canal. Des sangsues, des cataplasmes, des bains, amenèrent le dégorgement des parties; mais il fallut toujours recourir à la sonde pour vider la vessie, et ce fut seulement au bout d'une année que le malade put rendre ses urines sans le secours du cathétérisme; encore ne pouvait-il satisfaire à ce besoin qu'en prenant toute sorte de positions pour diminuer, autant que possible, les douleurs qu'il éprouvait.

Après ce temps, deuxième rétention d'urine suivie d'un engorgement inflammatoire au périnée et au scrotum; les sangsues et les émolliens suffirent pour arrêter ces accidens sans l'emploi de la sonde; cependant l'émission des urines fut toujours accompagnée de douleurs très-vives. Huit mois après il survint au scrotum, entre les deux testicules, une tumeur dure, rouge, que le malade ouvrit avec une épingle et qui donna issue à du pus et à de l'urine. Dans l'espace de sept ans, sept fistules s'ouvrirent au périnée et les urines coulèrent toujours de plus en plus mal.

Le jour de l'entrée de Bonafos (18 février), M. Lallemand introduisit assez facilement une sonde dans la vessie; bientôt le malade ne put la supporter; de la fièvre survint à plusieurs reprises; une douleur très-vive se déclara dans la direction de l'uretère et du rein gauche; chaque fois il fallut *interrompre* la dilatation, pour la *reprendre* dès que les accidens étaient passés.

Enfin, le 12 avril, Bonafos ne souffre plus; les urines coulent bien, par un jet continu, et sans causer de douleur.

———

OBSERVATION 76. Chute; rétention complète d'urine. Cathétérisme; sortie de nombreux caillots sanguins. — Rétrécissement consécutif; tumeur et fistule au périnée. — Guérison (1).

Prat, cultivateur, marchant dans une grange, tomba par

———

(1) Bermon, *loc. cit.*, p. 66.

mégarde à travers une trappe et fut reçu à califourchon sur
une roue de charrette, dans l'écurie au-dessous ; il ressentit
une forte secousse, mais n'éprouva pas une grande douleur.
Une heure après, il ne put uriner, et sentit, en faisant effort,
une douleur dans le point où s'arrêtait l'urine. Le cathétérisme détermina la sortie de nombreux caillots sanguins :
des sangsues furent appliquées et une sonde laissée à demeure.

Quelques jours après , une tumeur apparut au périnée, fut
incisée, et laissa échapper de l'urine. La fistule se ferma
bientôt et le malade crut être guéri ; mais il ne tarda pas à
s'apercevoir que le canal se resserrait ; l'émission des urines
devint de plus en plus difficile, puis presque impossible ; la
vessie se vidait goutte à goutte. La dilatation, continuée pendant deux mois, rétablit les dimensions du canal.

Mais , ayant négligé le conseil qu'on lui avait donné de
passer de temps en temps une sonde, et s'étant livré à des
excès de table , le malade vit le rétrécissement se reproduire
et fut forcé, trois ans après, de revenir à l'hôpital , où il
entra le 6 février 1834.

Après avoir vainement essayé le cathétérisme pendant plusieurs jours, M. Lallemand laissa dans le canal, trois ou quatre heures par jour , une grosse sonde poussée jusqu'à l'obstacle ; après quoi, il parvint à faire passer, le 13, une petite
bougie, le long de laquelle l'urine s'écoula goutte à goutte.
Mais le surlendemain toute introduction devient impossible.

16. Injection dans le canal avec 2 centigrammes d'acétate
de morphine. Quelques heures après , une petite sonde peut
pénétrer. On la laisse toute la journée.

Les jours suivants, la dilatation progressive est employée,
et le n° 12 est introduit. Celui-ci , malgré les douleurs qu'il
fait éprouver, n'est retiré que le lendemain 28 ; une matière
mucoso-purulente s'écoule du canal où siége une vive cuisson
(20 *sangsues au périnée*).

3 *mars.* Emission de l'urine assez facile.

5 Diminution du jet de l'urine.

8. Une sonde no 7 est introduite et la dilatation est rapidement continuée jusqu'au no 11.

18. Prat demande à sortir; on introduit avec facilité le no 10, et l'on s'assure ainsi qu'il ne s'est pas opéré de nouvelle diminution dans la capacité de l'urèthre.

28. Le malade quitte l'hôpital.

Depuis cette époque, l'émission des urines est restée libre et facile.

Comme on a pu le voir dans les deux dernières observations, la déchirure du canal est caractérisée par une douleur fixe au passage des urines et par un écoulement de sang plus ou moins abondant.

Cette hémorrhagie peut être peu abondante et s'arrêter spontanément; dans certaines limites, elle est plus utile que nuisible, à cause du dégorgement local qui en résulte; mais quand le caillot condensé à la surface de la déchirure, se prolonge dans l'intérieur de quelque artériole, il est parfois assez adhérent pour donner lieu à une rétention d'urine inquiétante; cependant, elle cesse ordinairement d'une manière brusque et inattendue, par l'expulsion subite de cette espèce de bouchon. Enfin ces hémorrhagies peuvent se renouveler souvent et revêtir, en quelque sorte, un caractère chronique; il est probable que, dans ce cas, une espèce de fongus s'est développé dans le point correspondant de la lésion traumatique. Le tissu spongieux de l'urèthre, étant très-vasculaire, doit se prêter facilement à cette transformation fongueuse, lorsqu'il a été mis à nu par la déchirure de la membrane muqueuse; car le contact répété des urines y renouvelle chaque fois l'irritation et par suite la congestion sanguine. C'est à cette disposition qu'il faut attribuer aussi la facilité avec laquelle le cathétérisme provoque, chez ces malades, des écoulemens de sang très-abondans.

Quoi qu'il en soit, pour que ces hémorrhagies passent ainsi

à l'état chronique, il faut que la contusion n'ait pas été très-forte; car si les tissus étaient désorganisés par la lésion traumatique, l'infiltration d'urine et la suppuration s'ajoutant aux effets du traumatisme, il en résulterait bientôt des accidens beaucoup plus graves. Chez Bonafos, la déchirure était légère et les choses ne se sont aggravées que par l'inflammation qui est survenue après.

Perte de substance. — Une action traumatique très-violente peut entraîner à sa suite une gangrène immédiate à l'extérieur ou à l'intérieur du canal; mais, le plus souvent, la gangrène n'est que le résultat d'une infiltration urineuse dans les parties intéressées; alors elle est due plutôt au contact de l'urine qu'à la violence de la contusion; et les escharres ne surviennent que consécutivement. Quoi qu'il en soit, en définitive, dans les deux cas, les résultats sont toujours les mêmes. La gravité de la lésion dépend surtout des accidens consécutifs.

La perte de substance, de quelque manière qu'elle ait été produite, est suivie d'un travail de réparation; et comme les désordres peuvent différer beaucoup en étendue, en direction, etc., on conçoit l'influence que ces variétés doivent avoir sur la production des rétrécissemens et sur leurs conséquences. Cependant, tous sont remarquables par la tendance qu'ils ont à se resserrer de plus en plus, par la promptitude avec laquelle ils reviennent sur eux-mêmes lorsqu'ils ont été dilatés, et cette disposition rétractile est d'autant plus prononcée que plus de parties ont été détruites.

C'est au reste ce qu'on observe dans toutes les cicatrices qui succèdent à des pertes de substance. Dès le moment que le travail réparateur commence, l'absorption reprend la partie la plus liquide des matériaux déposés dans les tissus enflammés, leurs mailles se resserrent par conséquent de plus en plus, et attirent à elles les tissus voisins; cette absorption se continuant dans le tissu nouveau jusqu'à ce qu'il ait acquis son plus haut degré de dureté, il en résulte que la rétraction de ces cicatrices se prolonge bien longtemps encore après leur formation. En un mot, elles perdent en dimension tant qu'elles peuvent gagner en densité, et la puissance de la rétraction est en raison de l'étendue de la perte de substance.

Pour avoir une idée exacte des phénomènes qui se passent alors, il faut considérer la surface qui remplace la perte de substance comme composée de cellules où l'absorption s'opère dans toutes les directions, en commençant par les matériaux les plus aqueux ; à mesure que chaque cellule diminue de dimension, la surface totale éprouve une diminution d'étendue proportionnelle, par suite du resserrement partiel qui a lieu dans chaque point. De cette manière, on comprend parfaitement pourquoi la rétraction est proportionnée à l'étendue de la perte de substance, pourquoi elle est plus grande dans le sens de la plus grande longueur de ces cicatrices. Il y a bien longtemps que ces phénomènes avaient été observés des praticiens, mais on n'en donnait pas l'explication ; car en créant une *puissance rétractile* dans les tissus *inodulaires*, on ne faisait qu'exprimer le fait sous une forme métaphysique et remplacer le mot de *cicatrice*, parfaitement connu de tout le monde, par celui d'*inodule*, que personne ne comprend bien.

Mais revenons aux observations de rétrécissement traumatique, avec perte de substance.

OBSERVATION 77. Plaie contuse au périnée ; escharres gangréneuses du canal ; rétrécissement consécutif. — Traitement infructueux par la cautérisation ; sondes à demeure pendant 2 ans. — Guérison (1).

Gasquet, chasseur à cheval, âgé de 26 ans, d'un tempérament sanguin, descendant de cheval avec vivacité, s'em-

---

(1) Lallemand, Observations sur les maladies des organ. génit. urin., 2 part., obs. 26.

barrassa les jambes dans son sabre , de manière que le périnée correspondit à la monture , et tout le poids de son
corps porta brusquement sur cette surface étroite ; il en résulta une plaie contuse , suivie d'inflammation considérable
qui fut combattue par un traitement antiphlogistique ; une
rétention d'urine, à laquelle on remédia par l'usage des sondes
de gomme élastique, et des escharres qui , après leur séparation, laissèrent une perte de substance d'environ 2 centim. de
longueur vers la portion membraneuse de l'urèthre. Les parties se cicatrisèrent sur la sonde ; mais malgré son long séjour, il survint bientôt après une oblitération presque complète du canal, accompagnée d'affection de la vessie et des accidens les plus graves.

Le malade entra à l'hôpital militaire du Val-de-Grâce, où
l'on s'occupa d'abord à calmer l'inflammation ; ensuite on
entreprit de rétablir les dimensions du canal par la cautérisation, suivant la méthode de Ducamp. Ce traitement suspendu, repris, modifié, suivant les circonstances, dura près
de deux années, après lesquelles Gasquet, ennuyé de son long
séjour à l'hôpital, s'en retourna dans ses foyers avec son congé.
Quelques mois après, il se rendit à l'hôpital Saint-Éloi ; pendant ces deux voyages, il eut plusieurs rétentions d'urine
fort graves. Le professeur Delpech, après plusieurs tentatives infructueuses, franchit le rétrécissement et pratiqua ,
dans le mois d'août 1825, cinq cautérisations avec la sonde
porte-caustique.

Quand M. Lallemand prit le service en septembre, il reconnut à l'aide du porte-empreinte, à 18 centimètres, un rétrécissement fort étroit, commençant brusquement et situé à
la partie supérieure du canal. Au milieu du périnée , sur le
raphé, la peau présentait une cicatrice d'environ 53 millim.
de long, sur 7 millim. de large, mince, souple , mobile ;
au-dessous d'elle on sentait, dans l'étendue d'environ 27 mil.
un corps dur, saillant et roulant sous les doigts ; c'était la cicatrice du canal. Vingt-cinq cautérisations furent pratiquées

par M. Lallemand sans le moindre succès. Pendant quelques jours le malade semblait uriner plus facilement; mais bientôt le canal se resserrait, et l'émission de l'urine ne pouvait plus avoir lieu sans le secours de la sonde. Elle fut laissée à demeure et son volume augmenté; une nouvelle cautérisation n'amena aucun résultat. Alors on eut recours à la dilatation; dans peu de temps, on parvint à introduire le n° 12. Cependant, le canal se resserra dès que la sonde fut retirée, et le lendemain, on ne put faire pénétrer qu'une sonde de très-petit calibre.

Ce resserrement s'étant renouvelé chaque fois que le canal cessait d'être distendu, le seul moyen qui pût mettre le malade à l'abri d'une rétention complète d'urine, était de lui faire porter constamment une sonde de moyen calibre, qu'on remplaçait de temps en temps par une plus grosse. Il s'y habitua au point que l'année suivante, 1827, il pouvait remplir les fonctions d'infirmier. Après 2 années de persévérance, il parvint à diminuer peu à peu le séjour de la sonde, et enfin à s'en passer tout-à-fait. Depuis lors, il ne ressent plus rien dans le canal, le jet des urines est libre et facile; en un mot, toutes les fonctions de ces organes s'exécutent convenablement; et depuis 16 ans que Gasquet a cessé de faire usage des sondes, son canal ne s'est pas sensiblement resserré.

On voit par cette observation qu'il est possible, à force de persévérance, de parvenir à dilater ces cicatrices d'une manière permanente, malgré la disposition qu'elles conservent, pendant bien longtemps, à revenir sur elles-mêmes.

OBSERVATION 78. Coup de pied au périnée; perte de substance de l'urèthre; hémorrhagie très-abondante du canal arrêtée au moyen d'une sonde; rétrécissement consécutif (1).

Prades (Jean), de Montpellier, âgé de 41 ans, reçoit, en

----

(1) Boyer, Ephémér. médic. de Montpellier, 1827.

décembre 1825, un coup de pied de l'un de ses camarades, vers le bulbe de l'urèthre. Une hémorrhagie très-abondante en est la suite ; la glace et les révulsifs sont vainement mis en usage pour l'arrêter ; elle ne peut être suspendue que par l'introduction d'une sonde en gomme élastique très-volumineuse, qu'on laisse à demeure pendant quinze jours. Les douleurs du canal cessent après la soustraction de la sonde, mais pour reparaître au bout de quelques jours avec une nouvelle intensité. Prades s'aperçoit alors qu'il n'urine que goutte à goutte. Il entre à l'hôpital d'Aigues-Mortes et garde pendant 46 jours une sonde en gomme élastique : léger soulagement. Une autre sonde est introduite quinze jours après la suppression de la première et laissée à demeure pendant un mois ; les douleurs qu'elle détermine forcent à l'enlever. Depuis cette époque jusqu'au 4 juin 1826, jour où Prades vient à l'Hôtel-Dieu Saint-Eloi, rien n'est introduit dans le canal du malade.

Le 5 juin, à l'aide du porte-empreinte, on s'assure de l'existence d'un rétrécissement à 10 centimètres de profondeur, et dont l'ouverture est centrale. Une sonde renfermant un mandrin droit est introduite, et permet de constater l'existence d'une membrane mince, en forme de diaphragme, qui constitue l'obstacle. En promenant le doigt sur le trajet extérieur du canal, on sent au point correspondant une petite tumeur dure, de la grosseur d'une lentille.

6. Cautérisation à l'aide d'une bougie armée d'un petit morceau de nitrate d'argent, et conduit dans une sonde métallique ouverte à ses deux extrémités : peu de douleur pendant l'opération.

7. Ecoulement des urines plus facile. Dans la nuit, les escharres se détachent, et les urines s'échappent par un jet volumineux.

12. Emission des urines facile ; mais elles sortent divisées en deux branches : plus de douleur, suintement léger jusqu'au 16.

17. Deuxième cautérisation, sans sonde conductrice : la partie saine du canal est intéressée par le passage du nitrate d'argent. Quelques bains dissipent les accidens consécutifs.

3 juillet. Troisième cautérisation; douleurs et inflammation vive dans le canal, se propageant jusqu'au gland qui est très-rouge (*Bains*).

5. Une grande quantité d'escharres est rendue : jet de l'urine volumineux et projeté à distance.

Prades est rentré au bout de 26 jours; l'émission des urines était aussi difficile que lorsqu'il était venu pour la première fois. Une sonde droite parvint avec beaucoup de peine à franchir l'obstacle. Plusieurs cautérisations furent faites et suivies, chaque fois, d'une amélioration momentanée; mais, au bout de 15 jours, ces avantages étaient perdus en grande partie. Le malade a quitté Saint-Éloi; mais on ne regarde pas sa guérison comme définitive.

Nous avons rapporté cette observation pour montrer l'insuffisance de la cautérisation dans les cas de cette nature. Elle a été pratiquée ici d'arrière en avant, à cause de la disposition valvulaire de la portion du rétrécissement qui faisait saillie dans le canal. Après la chute des escharres, le jet de l'urine fut, chaque fois, plus gros et poussé plus loin, ce qui semblait devoir présager un plein succès; mais la perte de substance avait été considérable, si l'on en juge par l'abondance et la ténacité de l'hémorrhagie, et le reste de la cicatrice, en se rétractant, suffisait, pour diminuer de nouveau le calibre du canal.

En comparant l'effet des cautérisations chez Prades, toujours suivies d'une amélioration momentanée, avec les résultats durables obtenus, chez Gasquet, par l'emploi d'une dilatation persévérante, on n'hésitera pas, dans les cas de ce genre, sur le mode de traitement à préférer.

Les désordres causés par les lésions traumatiques de l'uréthre peuvent être portés au point d'amener l'oblitération complète du canal.

OBSERVATION 79. Chute sur un support en bois; contusion violente du périnée. Oblitération du canal; fistules périnéales (1).

Un scieur de planches ayant fait une chute sur une de ces pièces de bois appellées *chèvre*, le périnée porta violemment et fut déchiré dans une grande étendue; l'urèthre fut contus, déchiré dans une longueur d'environ 5 centimètres; une hémorrhagie considérable se déclara par le canal; une rétention complète d'urine survint, et ne céda que lorsque le périnée infiltré, ramolli par l'inflammation, eut livré passage à l'urine par huit ou dix ouvertures répandues depuis la racine des bourses jusqu'à la marge de l'anus. Avec le temps, il se forma dans l'épaisseur du périnée une cicatrice occupant tout le champ de la solution de continuité. La plupart des ouvertures fistuleuses se fermèrent; l'urine ne s'écoula librement que par un seul pertuis, suinta par deux ou trois autres, et l'urèthre resta complétement imperméable à l'urine.

A son arrivée à Saint-Éloi, la peau du périnée et de la face interne des cuisses était rouge et comme érysipélateuse, par suite du contact habituel de l'urine; le malade assurait qu'il ne s'était pas écoulé une seule goutte d'urine par le canal depuis son accident.

Cette assertion fut confirmée par les tentatives infructueuses de cathétérisme faites par M. Lallemand, et, plus tard, par M. Franc, qui remplaça le professeur malade.

Les urines ayant cessé de passer par les ouvertures fistuleuses, M. Franc fut obligé d'avoir recours à la ponction hypogastrique. Le trajet entretenu par la présence d'une sonde, après avoir donné passage à des graviers urineux, se resserra, se

------

(1) Franc, *loc. cital.* Obs. 16.

ferma complétement, dès qu'il ne fut plus dilaté ; les fistules
du périnée se rouvrirent, mais il ne sortit jamais d'urine
par l'ouverture du gland. Il faut donc admettre que, chez
ce malade, les désordres causés par la lésion traumatique
avaient amené l'oblitération complète du canal.

A côté de ces lésions traumatiques, doivent être placées
celles qui proviennent de la rupture du canal, à la suite de
ce qu'on appelle *chaudepisses cordées.*

OBSERVATION 80. Blennorrhagie étendue au tissu spongieux ; section de la
corde ; rétrécissement consécutif. — Dilatation (1).

Mignon (Antoine), de Montpellier, âgé de 54 ans, eut en
1821 une violente blennorrhagie, dont il rompit la *corde* en
posant sa verge en érection sur une table et en frappant dessus. Immédiatement après, *hémorrhagie considérable* par le
canal ; difficulté très-grande d'uriner ; *douleur de la plus
grande acuité* pendant la miction.

En 1830, les urines ne s'écoulaient que goutte à goutte.
Après cinq années passées dans un état misérable, le malade
vint à l'hôpital de Montpellier, où son rétrécissement fut
dilaté avec des sondes jusqu'au n° 9 ; mais il refusa de continuer le traitement, sortit de l'hôpital et vécut péniblement
chez lui, urinant encore, mais avec la plus grande difficulté.
Enfin, le 10 janvier 1839, il fut de nouveau reçu à l'hôpital.

A la visite, M. Lallemand constate un rétrécissement dur
et court à 16 centimètres. Il essaie de pénétrer dans la vessie,
et ne peut y parvenir que le soir, avec une sonde en argent
du plus petit calibre. La dilatation progressive est poursuivie
depuis le 11 jusqu'au 19 janvier, jour auquel on introduit
une sonde n° 15. Le malade urine à plein canal, sans aucune
douleur, et sort de l'hôpital le 50. On lui remet une sonde

____

(1) Franc, *loc. cit.,* obs. **7.**

n° 10, et on lui recommande de se l'introduire, si le jet des urines vient à diminuer.

Ayant rapporté ailleurs, pour divers motifs, d'autres observations de rupture du canal à la suite de *chaudepisses cordées*, nous n'en donnerons pas d'autres exemples.

Comme tous les tissus enflammés, le tissu spongieux de l'urèthre perd ses propriétés caractéristiques, pour subir les transformations diverses qui se produisent sous l'influence de l'inflammation; en conséquence il perd sa propriété érectile, et ne peut plus prendre part au développement que produit la turgescence dans les corps caverneux et dans les portions de tissu spongieux qui ne sont pas envahies; la verge semble raccourcie dans ce sens, parce que le point enflammé ne s'est pas développé comme le reste, et cette portion non turgescente s'oppose à la conformation régulière de l'organe pendant l'érection. C'est cette bride qui courbe la verge en bas, que les malades désignent ordinairement sous le nom de *corde*; d'où le nom de *chaudepisse cordée* donné à ces violentes blennorrhagies.

Lorsque des individus ont succombé à d'autres maladies, ayant en même temps une inflammation de ce genre, on a trouvé, dans la première période, le tissu spongieux de l'urèthre converti en un tissu analogue à celui du foie; dans un degré plus avancé, à celui de la rate; plus tard encore, les parties phlogosées étaient infiltrées de pus, mêlé au sang dans des proportions variables; quelquefois même le pus existait seul, encore infiltré ou déjà réuni en foyer; enfin, dans certains cas, le pus s'est fait jour au-dehors, soit du côté du canal, soit du côté de la peau. Quand l'inflammation est passée, on trouve des nodosités, des tumeurs plus ou moins larges ou épaisses, plus ou moins dures, suivant l'étendue, l'intensité, l'ancienneté de la maladie.

Au début de l'inflammation, le tissu spongieux tuméfié paraît au toucher plus ferme, plus consistant qu'à l'état normal où il est souple et élastique, même pendant l'érection;

mais cette augmentation de densité, de consistance, n'empêche pas même le tissu érectile d'être moins souple , moins résistant qu'à l'état de santé, car, sous l'influence du travail morbide, il a perdu sa cohésion, son élasticité. C'est là ce qui a fait
dire à M. Lallemand que le premier phénomène de l'inflammation était le *ramollissement* des tissus , assertion qui, au
premier abord, paraît incompatible avec la fermeté qu'acquièrent quelquefois les parties molles, dans cette première
période ; cette consistance plus grande provient de ce que les
mailles du tissu cellulaire sont gorgées de matériaux appelés
dans les parties par la fluxion ; le réseau qui les renferme
n'en a pas moins perdu sa résistance, son élasticité, par cela
même que ses mailles sont aussi saturées de liquides.

Si l'on applique ces données à l'état du tissu spongieux de
la verge lorsqu'il est enflammé, on concevra facilement pourquoi dans l'érection il ne participe pas à la distension des
autres parties du tissu érectile, dont il ne partage plus les
propriétés ; pourquoi les matériaux nouveaux appelés par
l'inflammation ne lui permettent pas de se gonfler de sang
comme les corps caverneux et les portions saines du tissu
spongieux, ce qui lui donne l'apparence d'une *corde* tendue
qui courbe la verge en bas ; enfin, on comprendra pourquoi,
malgré sa fermeté, sa consistance, cette *corde* ayant perdu
son élasticité, se rompt lorsqu'on fait effort pour la redresser.

Il résulte de cette déchirure une hémorrhagie qui se fait
jour par le canal, quand la muqueuse seule est déchirée ; dans
le tissu cellulaire qui environne la verge et remplit le scrotum, quand la membrane externe du tissu spongieux a seule
été intéressée ; des deux côtés à la fois, quand la fibreuse et la
muqueuse ont été également déchirées. Les malades ressentent, chaque fois qu'ils urinent, une douleur lancinante au
point lésé ; quelquefois même la douleur produit un gonflement, une espèce d'orgasme de ces parties, tel que l'urine
ne peut plus passer pendant quelques instans, d'où il suit
que la vessie ne se vide jamais complétement.

Un officier ayant une chaudepisse cordée, rompit la *corde* ; une hémorrhagie eut lieu par le canal ; plus tard la douleur que causait le contact de l'urine amenait une congestion si violente que la portion de la verge où existait la déchirure se trouvait momentanément oblitérée, et que les urines cessaient de couler pendant quelques minutes ; le besoin d'uriner se manifestait bientôt après, et l'émission était de nouveau suspendue, en sorte que la vessie restait toujours pleine, malgré la fréquence de ces évacuations incomplètes. La cautérisation fit disparaître ces accidens, en amenant la cicatrisation de la partie privée de membrane muqueuse.

Le passage de l'urine à la surface de la plaie s'oppose quelquefois à sa cicatrisation, et la transforme en une espèce d'ulcère, contre lequel la cautérisation est le moyen le plus efficace, comme on vient de le voir ; d'ailleurs, le contact des sondes est alors intolérable. Dans tous ces cas, la rupture du canal est nécessairement suivie, après un temps plus ou moins long, de la formation d'une cicatrice d'épaisseur et d'étendue variables, offrant les mêmes indications que les rétrécissemens traumatiques.

Cependant, à la suite des *chaudepisses cordées*, les désordres ne sont pas ordinairement aussi graves qu'après les chutes sur le périnée, les contusions, etc. ; il n'en résulte pas aussi souvent des infiltrations d'urine, des suppurations abondantes, et par conséquent des destructions étendues ; la déchirure produite par la rupture de la *corde* ne s'étend que rarement au-delà des enveloppes du tissu spongieux de l'urèthre : la cicatrice qui lui succède est donc moins étendue, moins épaisse, et, comme elle n'a pas été précédée de perte de substance aussi considérable, elle se prête mieux à la dilatation, ne revient pas sur elle-même avec autant d'énergie et de persévérance.

Causes internes. — Des fausses routes pratiquées dans l'épaisseur de l'urèthre, pendant un cathétérisme inhabile

ou *forcé*, l'introduction dans le canal de corps étrangers irréguliers, des fragmens de calculs anguleux et tranchants,
venant de la vessie, à la suite du broiement de la pierre, etc.,
sont autant de causes qui peuvent donner lieu à des déchirures. Dans ces circonstances, les accidens sont d'abord purement locaux; mais, dès que l'inflammation ou quelque
déchirure ont ouvert un passage aux urines, les désordres s'é-
tendent aux parties ambiantes, et peuvent être aussi graves
que dans les cas de traumatisme externe. Nous en avons déjà
rapporté un exemple remarquable (obs. 67); en voici un
autre qui ne l'est pas moins.

———

OBSERVATION 81. Calcul vésical volumineux; deux séances de lithotritie;
arrêt d'un fragment dans l'urèthre — Cystotomie. — Oblitération de
l'urèthre à l'endroit déchiré par le fragment. Uréthrotomie et uréthroplastie (1).

Carle (Auguste), âgé de 26 ans, d'une intelligence très-
médiocre, tailleur, de Saint-Hippolyte (Gard), entra le 2
mars 1839 à Saint-Éloi, pour se faire opérer d'une pierre
vésicale qu'il portait depuis plusieurs années. Cet homme
était d'un caractère lâche, et criait très-fort à la moindre
douleur. On l'a sondé, dit-il, il y a un an, sans qu'on ait pu
reconnaître l'existence de la pierre. Son frère fut opéré de la
taille à l'âge de deux ans.

3 mars. On pratique la lithotritie. L'instrument embrasse
un calcul d'environ 8 centimètres dans un de ses diamètres
qui est écrasé avec la plus grande facilité. On réitère quatre
fois le broiement dans la même séance. Le malade crie beaucoup pendant l'opération; mais ses cris et ses contorsions
ne sont pas évidemment en rapport avec les douleurs qu'il
endure.

4, 5 mars. Le malade est sans fièvre et la vessie est sou-

———

(1) Franc, *loc. cit.*, obs. 15.

lagée : les urines sont d'abord sanguinolentes, elles charrient ensuite une grande quantité de poussière.

Le 6, de petits calculs grisâtres s'échappent du canal en grande quantité.

7 et 8. Les fragmens rendus par le malade sont plus volumineux : il souffre dans le canal et surtout à la fosse naviculaire ; deux fragmens considérables sont extraits successivement avec la curette de M. Leroy-d'Etioles.

Le 9, on fait une nouvelle séance de lithotritie : plusieurs fragments sont saisis et broyés.

Les quatre jours suivans, le malade rend de nouveaux fragmens ; quelques-uns sont retirés au moyen de la curette : soulagement, sommeil.

Le 14, un gros fragment s'engage à la courbure du canal et semble fixé dans ce point d'une manière inébranlable ; les jours suivans, une sonde introduite ne peut le déplacer ; elle arrive même dans la vessie sans que le fragment change de position. La curette ne peut pas l'entraîner, quoiqu'elle le soulève ; on dirait qu'il est fixé par des aspérités qui le retiennent dans plusieurs sens. Le corps étranger, ainsi fixé, empêchant la sortie des autres fragmens accumulés derrière, gênant le passage des urines et rendant impossible l'introduction du lithotriteur, M. Lallemand se détermine à pratiquer immédiatement l'opération de la taille par le périnée. Elle est exécutée comme dans la méthode latérale, et permet d'extraire une quantité considérable de fragmens qu'on peut évaluer à 150 grammes au moins. On détache avec peine celui qui a nécessité l'opération ; il est placé très-haut, en dessous et en arrière du pubis. On lave ensuite la vessie ; mais on s'aperçoit bientôt que la plaie donne du sang en abondance, et l'on est obligé de la cautériser avec le fer rouge pour arrêter l'hémorrhagie.

Le 17. Pouls fréquent, élevé ; soif intense ; ardeur dans la vessie (*Potion avec le sirop de diacode et la thridace*).

18. Le malade est mieux ; pouls plus calme, soif modérée;

le sommeil a été doux et tranquille. La vessie et le ventre ne
sont plus douloureux.

Du 19 au 30 mars, Carle est bien ; la plaie du périnée se
cicatrise rapidement. On laisse une sonde à demeure jusqu'à
ce que les instances du malade forcent à la retirer. La plaie
marche rapidement vers la cicatrisation , et le 16 avril, elle
est réduite à une fistule très-étroite ; elle donne passage à la
totalité des urines., depuis que la sonde a été retirée ; cependant, le malade ne veut pas permettre qu'on en introduise
une autre.

Le 30 avril, inquiet de ne pas voir sortir une goutte
d'urine par le canal, il finit par se laisser sonder ; alors on
constate un rétrécissement considérable de l'urèthre, au point
où avait été fixé le fragment du calcul. Les plus petites sondes
ne peuvent pas le traverser. Une corde à boyau , qui avait
paru franchir l'obstacle, est retirée avec son extrémité fron-
cée. Les urines continuent à sortir en totalité par la fistule ;
il est impossible de faire pénétrer une sonde par le canal,
jusque dans la vessie.

Les 1er et 3 mai, on tente encore le cathétérisme, sans pouvoir traverser le rétrécissement. Le 4, on se décide à l'inciser et à faire l'uréthroplastie. Le malade étant placé comme
pour l'opération de la taille , M. Lallemand incise au commencement de la courbure de l'urèthre, dans la direction
d'une ligne dure qui indique l'altération, et finit par constater, après les recherches les plus minutieuses, que le canal
est complétement oblitéré, dans l'étendue de 2 centimètres environ. Le tissu fibreux qui le remplace est incisé, et on ouvre
inférieurement la portion de ce conduit qui tient à la vessie,
pour vider cet organe. Une sonde en gomme élastique est
laissée à demeure , et la plaie réunie par huit points de suture.

Les jours suivans, il survient un peu de fièvre ; la verge
est tuméfiée ; ces accidens cèdent bientôt peu à peu.

Le 8. Le gonflement a tout-à-fait disparu ; le malade est
bien , on lui accorde des alimens.

Du 9 au 28 mai, la cicatrisation s'est opérée avec une grande rapidité sur la sonde qu'on a renouvelée.

Le 28, il ne reste plus qu'un petit pertuis par lequel suinte du pus de bonne nature.

Par la suite, le canal artificiel de Carle ne s'est pas maintenu ; sa fistule s'est rouverte en arrière du scrotum ; mais nous avons cru les autres circonstances de cette observation assez remarquables pour mériter d'être conservées.

Un fragment de calcul, irrégulier, tranchant, s'est avancé dans la portion membraneuse et a déchiré le canal dans une étendue d'environ 2 centimètres. Le calcul extrait, toute la partie déchirée s'est réunie pendant que les urines passaient par la plaie du périnée, circonstance qui ne permettait pas d'apprécier les progrès de l'oblitération du canal ; car après la cystotomie, les urines ne reprennent pas leur cours également vite chez tous les malades, et chez celui-ci la plaie extérieure avait dû être fort étendue pour permettre l'extraction des nombreux fragmens accumulés dans la partie courbe de l'urèthre.

Toutefois, on redoutait la réunion des parties déchirées par le fragment, puisqu'on avait laissé dans le canal une grosse sonde, et qu'elle fut plusieurs fois renouvelée, précaution qu'on ne prend pas après les opérations de cystotomie simple ; mais ensuite il fut impossible d'obtenir du malade de se laisser introduire d'autres sondes : sans cette obstination stupide, invincible, on aurait pu prévenir l'oblitération complète du canal et n'avoir à traiter qu'un rétrécissement traumatique ordinaire.

Quoi qu'il en soit, cette observation donne une idée de la gravité que peuvent acquérir certains *enclavemens* de débris de pierre dans l'urèthre, malgré les moyens ingénieux et variés qui ont été successivement imaginés pour favoriser leur extraction. Aujourd'hui, la cause de la lithotritie est gagnée ; ses immenses avantages sont incontestables ; ses plus chauds partisans peuvent donc se dispenser d'en dissimuler les inconvéniens. Il en est un que le praticien le plus expérimenté ne peut prévoir ni prévenir ; c'est l'enclavement dans le canal d'un fragment irrégulier, pointu, allongé, qui se place en travers, après avoir marché suivant ses plus petites dimensions, fragment que rien ne saurait déplacer dès que ses extrémités aigues ont traversé l'épaisseur de la membrane muqueuse ; quand il a résisté à toutes les tentatives faites pour l'extraire, pour le repousser ou pour changer sa position, il vaut mieux se décider promptement à lui donner issue par une incision que d'exposer ces parties à de nouvelles déchirures, à des suppurations abondantes, à des infiltrations urineuses, et à l'accumulation inévitable de fragmens de plus en plus nombreux derrière celui qui leur barre le passage.

Observation 82. Masturbation ; rétrécissement ; rupture d'un bout de sonde dans le canal ; inflammation suppurative. — Incision. — Rétrécissement consécutif (1).

Un malade, d'environ 30 ans, avait un rétrécissement qu'il attribuait aux excès de la masturbation. Traité une première fois par la dilatation, il urina quelque temps avec facilité ; mais peu à peu les accidens reparurent et nécessitèrent un second traitement : une sonde de gomme élastique se cassa dans le canal ; le bout, de 10 centimètres de longueur, qui y resta pendant quinze jours, ne put être extrait que par une incision pratiquée au périnée. Il sortit ensuite par le canal des *espèces de membranes*. Une grosse sonde fut maintenue dans l'urèthre pendant la cicatrisation de la plaie du périnée ; cependant, dès qu'elle fut retirée, le volume du jet de l'urine diminua peu à peu et devint filiforme, le malade éprouva des accidens graves et entra à l'hôpital Saint-André

---

(1) Lallemand, *loc. cit.*, Page 334.

de Bordeaux, où M. Lallemand le vit. On pratiqua successivement 8 cautérisations dans l'intérieur de ce rétrécissement, avec une sonde porte-caustique d'un petit calibre, sans obtenir le moindre changement dans le jet de l'urine ; ensuite on essaya de nouveau la dilatation par le moyen des sondes, et on parvint en peu de temps à en introduire de très-volumineuses ; mais chaque fois que le malade voulut s'en passer, il fut, avant la fin du jour, menacé de rétention d'urine. Enfin, on lui conseilla de ne plus la quitter. On sentait, à travers le périnée, un noyau fort dur et allongé. C'était la cicatrice du canal.

Nous n'insisterons pas sur la cause du premier rétrécissement de ce malade, parce que nous avons déjà eu l'occasion de rapporter un autre exemple d'induration considérable du canal provoquée par la masturbation (*Observ.* 56) ; mais nous devons rapprocher ce fait de celui de Brouillet (*Obs.* 58), dans lequel la rupture d'un fragment de sonde a causé l'inflammation gangréneuse du canal, et nécessité des incisions multipliées.

Les *espèces de membranes* sorties par le canal, chez ce malade comme chez Brouillet, semblent indiquer qu'il y eut perte de substance d'une partie de la circonférence de l'urèthre, et que la cicatrisation n'a pu s'opérer que par la formation d'un tissu nouveau ; ce qui explique la promptitude avec laquelle ces parties revenaient sur elles-mêmes dès que la sonde était retirée.

La rupture du canal à la suite de rétention d'urine, et les graves désordres qui résultent de l'infiltration urineuse, produisent des pertes de substance qui doivent être rapprochées de celles dont nous venons de parler.

OBSERVATION 83. Rupture de l'urèthre par suite de rétention d'urine complète; fistules urinaires, etc. — Inflammation gangréneuse provoquée par présence de la sonde (1).

Machiavelli, de Parme, brocanteur, d'une constitution robuste, âgé de 42 ans, portait depuis 18 mois un rétrécissement très-étroit, survenu à la suite d'une blennorrhagie traitée par les astringens, lorsqu'il éprouva une rétention d'urine complète, qui amena la rupture de la portion membraneuse de l'urèthre, un épanchement d'urine dans le tissu cellulaire du périnée, une suppuration abondante, et des fistules urinaires. Le malade entra à Saint-Éloi le 25 mars 1821.

Pendant plusieurs jours, M. Lallemand tenta vainement de franchir le rétrécissement avec des sondes d'argent ou de gomme élastique très-fines; cependant il finit par faire pénétrer des bougies de corde à boyau du plus petit calibre; leur volume fut peu à peu augmenté.

Le professeur Delpech, qui prit le service le 1er mai, parvint, au bout de quatre jours, à introduire une sonde de gomme élastique; après huit jours, il en substitua une plus grosse. Le malade les supportait très-bien, et les fistules marchaient vers la cicatrisation lorsque, le vingtième jour, il se manifesta tout à coup une violente inflammation, qui se termina promptement par gangrène, et détruisit en peu de jours tout le scrotum, quoiqu'on ait eu soin de retirer la sonde dès le début des accidens. Les deux testicules et les cordons des vaisseaux spermatiques furent complétement mis à nu. Un nouveau scrotum se forma aux dépens de la peau environnante; on reprit l'usage des sondes; les fistules se fermèrent et le malade fut en état de sortir de l'hôpital. Mais il ne guérit qu'après trois années de souffrances, pen-

---

(1) Lallemand, *loc. cit.* Obs. 5.

dant lesquelles le canal revenait sur lui-même avec une étonnante rapidité dès qu'il n'était plus distendu par la sonde.

Ces déchirures du canal par suite de rétention complète, et les désordres produits par la présence de l'urine, expliquent très-bien la tendance ultérieure de ces cicatrices à se resserrer, en proportion des destructions qui ont eu lieu : on conçoit combien de pareilles complications augmentent encore les difficultés du traitement.]

Les exemples de cette nature ne sont pas rares, mais nous avons rapporté celui-ci de préférence, à cause de l'inflammation gangréneuse provoquée par la présence prolongée des sondes, accident qui confirme ce que nous avons dit ailleurs à cet égard.

Nous avons déjà vu les funestes conséquences auxquelles on expose les malades en pratiquant des fausses routes, en labourant les parties voisines du rétrécissement pour pénétrer de force dans la vessie. Chez M. H... (*Obs.* 65), la continuité de l'urèthre est restée complétement interrompue, pendant deux années entières. Chez M. C... (*Obs.* 64) à la suite d'un cathétérisme forcé, de grands désordres ont eu lieu dans le canal tant par l'action de la sonde que par l'inflammation qui en est résultée. Nous ne reviendrons pas sur les faits de ce genre ; ils sont communs, et toutes ces altérations consécutives se ressemblent, quelle que soit d'ailleurs la cause qui les ait provoquées. Le cas suivant doit aussi être rangé dans cette catégorie.

Un malade (1), affecté d'un rétrécissement, à la suite de plusieurs blennorrhagies, eut des *abcès* dans le canal, sous l'influence de manœuvres inhabiles, et bientôt après des *fistules* urinaires. Persuadé que ces abcès avaient déterminé une perte de substance, M. Lallemand refusa de faire la cautérisation qui lui était demandée avec de grandes instances, bien déter-

____

(1) Bermond, *loc. cit.*, page 64.

miné à n'employer que la dilatation. Étant parvenu successivement au n° 12, il observa que cette sonde, gardée trop longtemps, provoquait dans le canal de la douleur et une turgescence inflammatoire, suivies d'émission pénible et même de menaces d'une rétention complète d'urine. Il ne laissa dès-lors séjourner à chaque-fois l'instrument que durant plusieurs heures, ayant soin de régler les intervalles de repos sur la diminution de rétractilité du tissu de la cicatrice. Bientôt le malade ne fut plus obligé de garder la sonde qu'une demi-heure, à des époques de plus en plus éloignées.

En résumé, dans toutes ces altérations, comme dans celles qui sont dues à des violences extérieures, il y a deux causes qui tendent à diminuer la capacité du canal, la perte de substance réparée par une cicatrice, et l'induration des tissus environnants, induration plus ou moins étendue, suivant que l'inflammation s'est propagée à une distance plus ou moins grande des parties détruites immédiatement ou consécutivement; c'est la réunion de ces deux circonstances qui rend ces rétrécissemens si réfractaires à tous les moyens curatifs.

A côté des rétrécissemens par perte de substance dus à des causes internes, peuvent encore se ranger les obstacles au cours des urines, qui résultent d'*ulcérations* développées dans le canal.

Nous avons vu (page 4 et suiv.) qu'il est des écoulemens, rares il est vrai, fournis par des ulcérations de la membrane muqueuse de l'urèthre, écoulemens accompagnés, précédés ou suivis de symptômes syphilitiques. Ces malades, avons-nous dit, éprouvent une douleur circonscrite, qui se fait toujours sentir dans le même point du canal, soit qu'on promène les doigts à sa surface, soit qu'on y introduise des sondes, soit pendant l'émission des urines; la douleur est caractérisée, dans ce dernier cas, par un sentiment d'ardeur ou de pincement particulier dû à l'action des sels urinaires sur la

partie dénudée. L'urine contient ordinairement de petits fila-
mens vermiformes qui paraissent fournis par la surface ulcérée, ou bien des stries de sang et des caillots, quelquefois
même du sang pur provenant de la même source.

Cependant, ces ulcérations ne sont pas toujours syphilitiques. Ainsi, par exemple, M. Lallemand rapporte (1) une
observation de renversement de l'orifice des canaux éjaculateurs du côté de la vessie, par suite de la cicatrisation
d'une pustule variolique entre le veru-montanum et le col
de la vessie.

Abandonnées à elles-mêmes, souvent ces ulcérations guérissent, comme l'avait déjà vu Morgagni, par un froncement
des parties voisines ; tantôt les bords de l'ulcère se rapprochent en donnant lieu à la production d'une espèce de valvule
dans l'intérieur du canal, tantôt deux surfaces ulcérées se
réunissent : dans les deux cas, il se développe des rétrécissemens qui doivent trouver place à la suite des précédents, en
ce qu'ils sont aussi produits par une solution de continuité
et suivis d'une cicatrice ; mais ils en diffèrent par leur peu
d'étendue en longueur et leur disposition membraniforme.

Quelquefois c'est une espèce de diaphragme mince comme
une pellicule, qui s'avance dans l'intérieur du canal, et diminue sa capacité en proportion de la saillie qu'elle fait, de
telle sorte qu'il ne reste plus qu'une ouverture latérale par
où s'écoule l'urine. Le porte-empreinte donne une idée de cette
disposition en rapportant, sur un des côtés de la cire à mouler, une tige tout à fait latérale qui sort brusquement du bord
de la masse emplastique, dont la base est aplatie carrément.
D'autres fois, une bride mince occupe une partie seulement de la circonférence de l'urèthre, qui semble avoir été
plissé ou froncé dans un point de sa surface par la cicatrisation d'un petit ulcère superficiel ; enfin, il peut arriver
que la cavité du canal soit divisée en deux par une espèce de

---

(1) Lallemand, *Pertes séminales,* t. III, page 445.

cloison ou de corde, résultant de la réunion de deux ulcérations correspondantes.

Le cathétérisme permet de constater le peu d'épaisseur de ces rétrécissemens valvulaires par la rapidité avec laquelle la résistance cesse tout à coup dès que l'extrémité de l'instrument a rencontré l'ouverture ; on sent qu'il se trouve aussitôt de l'autre côté, dans un espace libre ; tandis que, dans les cas ordinaires, le frottement se prolonge le long des parois de l'obstacle en proportion de sa longueur.

Traitement. Le traitement des lésions traumatiques de l'urèthre doit différer suivant leurs causes, et suivant l'époque à laquelle le praticien est appelé.

A la suite de violences extérieures, les premiers symptômes inflammatoires seront combattus par des saignées générales ou locales, par des bains entiers ou des bains de siége, par des topiques émolliens, suivant la gravité des accidens et la constitution des malades. Ces moyens suffisent souvent pour amener la résolution complète de l'engorgement, quand la contusion n'a pas été trop violente.

Un soldat du train d'artillerie entre à Saint-Eloi pour un gonflement du périnée, accompagné de rétention d'urine, survenu subitement à la suite d'une équitation forcée sur un cheval dont le trot était fort dur ; le malade souffrait beaucoup dans les efforts qu'il faisait pour rendre ses urines. (*Sangsues au périnée, bain prolongé, pilule d'extrait gommeux d'opium 5centig.*). Le lendemain, la tuméfaction avait en grande partie disparu ; les urines, qui avaient commencé à couler dans le bain, sortaient à plein canal ; le troisième jour tous les accidens étaient dissipés, et il n'en existait pas la moindre trace.

Lorsque la rétention d'urine *due au traumatisme* ne cède pas aux moyens antiphlogistiques, émolliens, narcotiques, employés après l'accident, il faut bien se décider à vider la vessie ; mais une sonde très-déliée ou pointue pénétrerait trop facilement dans des tissus mous, gonflés, déchirés, et donnerait lieu à des fausses routes presque inévitables, sans que le praticien en fût averti par la moindre résistance; d'un autre côté, une sonde par trop volumineuse distendrait difficilement les parties tuméfiées, y causerait inutilement de vives douleurs, et en augmenterait la déchirure. Une sonde de moyen calibre, à extrémité mousse, permet d'éviter ces inconvéniens opposés.

Tant que l'écoulement de sang n'est pas trop abondant, ou trop prolongé, on ne fera rien pour s'y opposer, car il est plus utile que dangereux; aucune évacuation sanguine ne pourrait produire un dégorgement local aussi direct, et avec moins d'affaiblissement pour l'économie. Cependant, si des syncopes fréquentes et prolongées devenaient inquié-tantes, si le passage des urines rappelait chaque fois une hémorrhagie, il faudrait s'occuper d'y mettre un terme, et le plus sûr moyen d'y parvenir promptement serait de laisser à demeure une sonde de gomme élastique, qui aurait le double avantage de comprimer les surfaces saignantes et de les mettre à l'abri du contact des urines; dans ce cas, il faudrait em-ployer la sonde la plus volumineuse qui puisse être introduite facilement.

Dès que les premiers accidens sont dissipés et qu'on n'a plus à craindre d'aggraver l'inflammation par la présence d'un corps étranger, on doit introduire des sondes de plus en plus grosses, jusqu'à ce qu'on ait atteint le numéro le plus considérable, non-seulement pour prévenir les infiltrations urineuses, ou du moins l'impression de l'urine sur la plaie, mais encore pour obtenir la cicatrice la plus mince et la plus large possible, conditions très-importantes pour l'avenir; car on sait combien ces tissus ont de tendance à revenir sur eux-mêmes dès qu'ils ne sont plus distendus. La présence d'une sonde volumineuse dans le canal empêche les cellules du tissu qui s'organise de se rapprocher, lorsque l'absorption s'opère dans son intérieur; elle permet d'obtenir une cicatrice large, souple et mince, au lieu d'un noyau dur, étroit, épais, qui se serait formé ; elle dirige le travail de l'induration, l'étale et l'égalise en quelque sorte. En empêchant les bords de la plaie de se rapprocher, on retarde, il est vrai, le travail de la cicatrisation, puisque la surface à réparer est plus étendue, mais on prévient par là les suites fâcheuses du resserrement consécutif, auquel il faut s'attendre ; la dilatation ultérieure de cette cicatrice est d'ailleurs d'autant plus facile qu'on l'a obtenue plus mince et plus large.

Dès qu'on a lieu de supposer ce travail terminé, il ne faut pas prolonger inutilement la présence des sondes, à cause des dangers que nous avons signalés, mais on doit y revenir dès que le jet des urines diminue, en commençant par un petit calibre, pour ne pas exposer la cicatrice encore récente à quelque déchirure, ou du moins à de nouveaux phénomènes inflammatoires.

En procédant ainsi, d'une manière intermittente, en éloignant de plus en plus le retour à la dilatation, il est facile d'éviter ses inconvéniens, et avec de la persévérance, on finit par surmonter la tendance des tissus nouveaux à se rétracter, à force d'écarter leurs mailles aussitôt qu'elles se resserrent.

Malheureusement les malades ne comprennent pas ordinairement toute l'importance de ces premiers soins ; fatigués par des manœuvres qu'ils croient inutiles et dont on ne prend pas toujours la peine de leur expliquer la nécessité, ils y renoncent dès qu'ils se croient guéris, pour ne plus réclamer les secours de l'art qu'au moment où ils sont pris de rétention complète d'urine.

Plus ces rétrécissemens traumatiques sont anciens, plus la dilatation est indispensable, plus elle doit être prolongée, ou du moins répétée avec persévérance ; c'est le seul moyen de s'opposer à la tendance qu'ont ces tissus à revenir constamment sur eux-mêmes, et de vaincre leur élasticité. Pour avoir une idée exacte de ce qui se passe dans ces parties soustraites à nos sens, il faut se reporter aux phénomènes qu'on peut observer à l'extérieur, dans des cas analogues.

Après toute perte de substance un peu étendue, produite par une brûlure, une gangrène, etc., si l'on maintient, pendant le travail de la cicatrisation, les parties dans une position telle que les lèvres de la plaie soient écartées, on obtient une cicatrice large et mince ; mais souvent les malades, pour éviter la douleur et hâter la marche de la guérison, prennent une position qui permet le rapprochement des bords de la plaie ; il en résulte une cicatrice épaisse, étroite, qui gêne les mouvemens des parties voisines, et quelquefois en détruit complétement les fonctions, comme cela s'observe tous les jours à la main, à l'avant-bras, au bras, aux membres inférieurs, etc. Pour obtenir le rétablissement de ces fonctions, on est alors obligé d'allonger lentement la cicatrice, de la soumettre à une extension mécanique longue et souvent renouvelée, en même temps qu'on l'assouplit par des applications émollientes. Ce traitement consécutif des cicatrices vicieuses n'eût pas été nécessaire si, dès le principe, on eût empêché le rapprochement des bords de la perte de substance ; la cicatrice aurait marché moins vite, mais elle eût été plus large, plus mince, et n'eût pas gêné les mouvemens. Quand on a laissé la rétraction s'opérer sans entraves, on est obligé, pour en détruire les inconvéniens, d'employer les moyens qu'il eût fallu mettre en usage pour les prévenir ; toutefois l'extension n'agit plus alors avec autant d'efficacité et ne produit pas des résultats aussi durables.

Ces données sont exactement applicables à toutes les pertes de substance des parois de l'urèthre, quelle qu'en soit d'ailleurs la cause. La dilatation est le seul moyen d'obtenir l'extension des cicatrices qui en sont la suite, quand rien ne s'est opposé à leur resserrement, pendant qu'elles s'organisaient. Malgré les inconvéniens attachés à la présence prolongée des sondes, il faut bien reconnaître qu'elle est indispensable dans ces cas difficiles, pour obtenir un allongement durable du tissu nouveau. Mais la sonde doit être enlevée aussitôt qu'elle provoque une irritation locale ou des symptômes généraux de réaction. Il faut essayer aussi de retirer souvent la sonde, pour laisser reposer le malade et observer ce qui se passe dès que le canal n'est plus distendu, sauf à reprendre la dilatation *rapide*, avant que le rétrécissement soit revenu au même point qu'auparavant.

On se rappellera, toutefois, que la turgescence provoquée par la présence du corps étranger est souvent cause d'une grande difficulté dans l'expulsion des urines, après la soustraction d'une sonde du plus gros calibre; on ne se hâtera donc pas d'en introduire une nouvelle, avant d'avoir employé des bains, des cataplasmes émolliens, etc.

Ordinairement, après avoir laissé les malades sans sonde pendant la nuit, on parvient bientôt à les en dispenser pendant un jour; puis on peut passer une semaine, un mois sans revenir à la dilatation *rapide;* dès-lors, la guérison marche à grands pas.

Il est bon, lorsque le cathétérisme devient plus facile, d'apprendre aux malades à se sonder, afin qu'ils puissent eux-mêmes, sans être dérangés dans le cours ordinaire de leurs occupations, entretenir une ampliation convenable de l'urèthre, en se passant plusieurs sondes de plus en plus grosses dans l'espace de quelques heures. De cette manière, ils peuvent y mettre plus de persévérance, saisir les instans favorables, arriver à une guérison définitive et durable, sans accident, sans graves incommodités et même sans compromettre leurs intérêts, ce qui est d'autant plus important que les affaires ou le besoin sont les plus grands obstacles à ces traitemens qui doivent souvent durer des années. Par-là ces malheureux seront à l'abri des terribles accidens d'une rétention d'urine, des incommodités d'une fistule, etc.

Il est remarquable qu'avec le temps, le canal et la vessie s'habituent à la présence répétée ou continue de la sonde, et n'en éprouvent plus aucune incommodité.

Un malade, cité par M. Lallemand, à la suite d'une contusion au périnée, suivie d'escharres, était affecté d'un rétrécissement de l'urèthre ; plusieurs rétentions d'urine avaient mis ses jours en danger ; on lui avait laissé des sondes à demeure ; et toutes les fois qu'il avait voulu s'en dispenser, le canal s'était promptement resserré. Enfin, il ne pouvait la retirer pendant quelque temps, sans risquer d'avoir une rétention complète, et comme cet accident lui était arrivé plusieurs fois après le coït, il s'était trouvé dans l'alternative de s'en priver, ou de garder la sonde pendant l'acte, et il avait fini par prendre le dernier parti. Cette circonstance ayant paru fort extraordinaire, M. Lallemand demanda des explications à cet égard, et les renseignemens très-détaillés qu'il obtint ne lui laissèrent aucun doute sur l'exactitude de cette assertion. La sonde sortait de la verge d'environ 2 centimétres, était retenue par un lacet fixé à 10 ou 12 millimètres de l'extrémité et noué derrière le gland ; quand la verge entrait en érection, le malade détachait la sonde ; il l'enfonçait un peu plus avant dans la vessie, en laissant pendre au-dehors le lacet, afin de pouvoir la retirer, et bientôt, par l'allongement du membre, le gland la dépassait de plus de 2 centimètres ; quand l'érection avait diminué, le sperme s'écoulait entre la sonde et le canal (1).

Malgré la promptitude avec laquelle de semblables rétrécissemens reviennent sur eux-mêmes, il ne faut pas désespérer d'en obtenir la guérison radicale à force de persévérance ; Gasquet (*Observ.* 77) était dans la même position que le malade dont il vient d'être question, et cependant, après *deux* années de soins assidus, d'essais variés, il en est venu à ce point que, depuis 16 ans, il n'a pas éprouvé le besoin de revenir à la dilatation.

Cautérisation. Nous avons rapporté quelques observations de rétrécissemens traumatiques contre lesquels M. Lal-

---

(1) Lallemand, *loc. cit.*, p. 363.

lemand a, comme beaucoup d'autres, employé la cautérisation, mais on a pu voir que ce fut toujours sans avantage durable. En réfléchissant à l'action du nitrate d'argent, on comprend ces insuccès dans les cas qui nous occupent. Lorsqu'on porte le caustique sur le point rétréci, tout ce qu'on peut en attendre, c'est la destruction de la cicatrice; mais outre qu'il est difficile de détruire par la cautérisation un tissu épais, fibreux, comment empêcher la réunion des surfaces mises à nu, comment réparer une perte de substance, ou plutôt comment ne pas l'augmenter ?

Cependant, la cautérisation pratiquée d'*avant en arrière* peut être utile contre les rétrécissemens minces, membraniformes, qui succèdent aux *ulcérations* du canal et gênent le cours des urines par des espèces de valvules plus ou moins étendues : ces diaphragmes incomplets présentent ordinairement une ouverture latérale. La main de l'opérateur exercé reconnaît facilement leur existence; la sonde, dirigée du côté où le porte-empreinte indique qu'une ouverture est restée libre dans le canal, pénètre brusquement en faisant un soubresaut; en même temps toute résistance cesse, tandis que dans les rétrécissemens longs et infundibuliformes la sonde s'engage sans résistance, mais se trouve gênée pendant un certain temps.

Lorsque ces rétrécissemens valvulaires ont une ouverture très-étroite, ils peuvent être attaqués avec avantage par la cautérisation d'avant en arrière, parce qu'il est facile de détruire la membrane mince qui forme une saillie brusque dans l'intérieur du canal. La dilatation, dans ces cas, est difficile à cause de l'étroitesse de l'ouverture, le cathétérisme n'est même pas toujours possible; quant à l'*incision intérieure*, elle n'est praticable qu'autant que l'ouverture est assez grande pour permettre l'introduction de l'*uréthrotome*.

Dans tous les cas, il faut toujours avoir recours, plus tard, à la dilatation, afin d'obtenir une cicatrice large, étendue, et de prévenir les resserremens consécutifs.

COARCTATIONS SPASMODIQUES.

Un malade (1) qui, sur la foi des chirurgiens dont il avait reçu les soins à Marseille, se croyait atteint d'un rétrécissement à 10 centimètres, vint à Montpellier se confier à M. Lallemand. Ce professeur introduisit un porte-empreinte dont la marche fut arrêtée à 14 centimètres. [Soupçonnant] une erreur de la part des praticiens qui l'avaient précédé, ou de la part du malade lui-même, il voulut néanmoins réitérer l'expérience avant de procéder à la cautérisation, et il trouva cette fois l'obstacle placé à 5 centimètres en arrière du méat. Étonné de ce que ce rétrécissement avait échappé à sa connaissance, lors de la première exploration, il fit pénétrer plus avant le porte-empreinte et finit par le faire arriver peu à peu jusqu'à la vessie. Quelques jours après, il crut reconnaître un rétrécissement à 18 centimètres et il se décida à le cautériser. Mais il ne tarda pas à s'apercevoir, par la liberté du jeu de la sonde porte-caustique, que l'obstacle présumé n'existait pas en réalité. Le regret qu'il eut de cette cautérisation ne dura pas longtemps : dès le lendemain, le malade lui apprit, avec de joyeuses manifestations, qu'il urinait avec la plus grande facilité.

M. Lallemand (2) a vu, sur trois autres malades exempts de rétrécissemens, le porte-empreinte s'arrêter à une certaine profondeur et rapporter une tige centrale plus ou moins mince, comme s'il eût existé un endurcissement circulaire ; l'introduction facile d'une sonde à cautériser le tira d'erreur ; ne sentant pas d'obstacle, il ne mit pas le nitrate d'argent à découvert.

Il a rencontré d'autres malades qui, à divers intervalles

---

(1) Bermond, *loc. cit.*, pag. 57.
(2) Lallemand, *loc. cit.*, pag. 427.

et pendant un temps plus ou moins long, avaient éprouvé sans cause appréciable, une dysurie, ou même une rétention complète d'urine. Lorsqu'il n'y avait que dysurie, au moment où le sujet vidait sa vessie, les premières gouttes de liquide passaient encore assez librement, puis survenaient des contractions spasmodiques du canal, qui suspendaient la miction jusqu'à ce que la détente fût arrivée.

Dans les cas de cette nature, la sonde introduite pour évacuer la vessie provoque de vives douleurs et se trouve bientôt arrêtée; si on revient au cathétérisme, on est souvent tout étonné de trouver un obstacle situé dans une partie différente. Le porte-empreinte rapporte quelquefois une tige centrale, allongée, conique, comme s'il existait une induration circulaire et uniforme du canal; mais si l'on veut prendre une seconde empreinte, l'instrument n'est plus arrêté à la même profondeur. Quand on est mis sur ses gardes par de semblables déceptions, on doit laisser en place le porte-empreinte, et recommencer, après un moment de repos, des pressions lentes, graduées et continues; on sent alors la résistance céder peu à peu, l'instrument pénètre à une plus grande profondeur, puis il est arrêté de nouveau; en y mettant de la persévérance, on finit par arriver ainsi, de proche en proche, jusqu'à la vessie. Lorsqu'on s'est d'abord servi d'un très-petit porte-empreinte on peut supposer qu'il existe plusieurs obstacles peu saillants; mais si l'on veut éclaircir les doutes en se servant d'un plus gros porte-empreinte, on est surpris de le voir passer avec moins de difficulté que le premier. Le même changement s'observe lorsqu'on essaie une grosse sonde immédiatement après en avoir fait pénétrer une petite jusque dans la vessie, ou bien après l'introduction d'une bougie mince de gomme élastique, de cire ou de corde à boyau; il suffit, en un mot, de la présence d'un corps étranger pendant quelques instants à la surface de la membrane muqueuse pour diminuer sa susceptibilité. Les contractions spasmodiques du canal ne peuvent pas durer très-longtemps sans intermittence ; elles ont d'autant moins de tendance à se reproduire, qu'elles viennent d'être prolongées ou renouvelées par une cause récente ; mais on doit s'arrêter tant qu'elles persistent, tout effort pour les surmonter ne ferait que les accroître.

Ce qui ne peut laisser aucun doute sur la nature spasmodique de ces coarctations, c'est la difficulté qu'on éprouve quelquefois à retirer une sonde après qu'elle a pénétré à diverses profondeurs ; elle est tellement serrée qu'elle soulève la verge à chaque tentative pour l'en sortir, et il a fallu, dans certains cas, la laisser une demi-heure, une heure, avant de pouvoir l'extraire sans provoquer de nouvelles contractions.

Il existe donc des resserremens temporaires du canal qui simulent des rétrécissemens organiques permanens , bien que l'urèthre ne soit le siége d'aucune induration ou cicatrice, et ces coarctations ne peuvent être que le résultat d'un spasme.

Les dysuries , les rétentions d'urine provenant de coarctations spasmodiques de l'urèthre ne doivent pas être confondues avec les mêmes accidens que déterminent souvent les inflammations de la prostate ; dans les cas de spasme, la rétention est subite, variable, et les malades urinent à plein canal durant tout l'intervalle; dans les prostatites, au contraire la dysurie augmente graduellement jusqu'à la rétention complète , elle persiste longtemps sans intermittence, et lorsqu'elle cède aux antiphlogistiques, ce n'est jamais brusquement ; d'ailleurs, les malades éprouvent, en outre , dans le périnée, dans le rectum, une pesanteur insupportable, des envies fréquentes d'aller à la selle; la prostate, explorée à travers l'intestin, est douloureuse, tuméfiée ; enfin, une sonde *volumineuse* parvient sans obstacle au devant du col de la vessie.

Causes. En général, ces coarctations spasmodiques s'observent chez des individus qui présentent tous les attributs du tempérament nerveux, ou dont les organes génitaux sont trèsimpressionnables; quelquefois, cependant, on ne peut attribuer ces accidents qu'à une irritation momentanée de la membrane muqueuse; voici un cas plus rare, où elles étaient provoquées par une véritable métastase.

OBSERVATION 84. Tempérament lymphatico-sanguin; dartre héréditaire; angine, bubon, écoulemens; uréthrite et cystite chroniques, accompagnées de contraction spasmodique du canal. — Deux cautérisations. — Guérison (1).

M. T..., d'un tempérament lymphatico-sanguin, né de parens affectés de dartres, eut une enfance orageuse et, plus tard, fut sujet à de violens maux de dens.

A 20 ans, en 1817, un rhumatisme aigu envahit le cou, le dos et les lombes, céda aux antiphlogistiques, et se renouvela deux fois avec violence. En 1818, après un coït suspect, les ganglions de l'aine furent atteints d'un engorgement volumineux qui fut regardé et traité comme syphilitique; la guérison ne fut complète qu'après un an; elle fut bientôt suivie d'une nouvelle attaque de rhumatisme aigu.

En 1820, fièvre muqueuse, accompagnée d'une éruption d'aphthes sur la membrane muqueuse de la bouche et de la gorge, déchirure à la paroi postérieure du pharynx, occasionnée par la déglutition d'un morceau de pain; plus tard, ulcération des amygdales, se reproduisant en 1822; exaspérée par un traitement antiphlogistique, guérie pendant les chaleurs de l'été par les bains sulfureux et gélatineux, et surtout par suite de l'apparition, le 12 août 1822, d'une blennorrhagie intense. Celle-ci alterna avec un gonflement douloureux du genou, puis avec une orchite. Le baume de copahu fit diminuer l'écoulement; mais, en même temps,

---

(1) Lallemand, *loc. cit.*, p. 413.

le mal de gorge augmenta, et ne se dissipa que par l'effet du régime lacté continué pendant trois mois.

En décembre 1823, nouvelle blennorrhagie qui ne cesse qu'en juin 1824, et s'accompagne d'engorgemens inguinaux très-opiniâtres. En septembre de la même année, après un long voyage à cheval, apparition au périnée d'une dartre humide qui s'étend au scrotum et à la verge; sécrétion abondante accompagnée d'une vive cuisson; plus tard éruption dartreuse à la narine gauche : guérison par les émolliens et des frictions sur la langue avec le muriate d'or et de soude.

En mars 1825, diminution du jet de l'urine, introduction de sondes jusqu'à 12 centimètres seulement. Un porte-empreinte, introduit dans le canal par un praticien distingué de Lyon, s'arrête vers 12 centimètres, un plus grêle pénètre à 15, à 17, et rapporte chaque fois une tige amincie et allongée. Retour de la dartre au périnée et aux cuisses pendant deux mois; en même temps amélioration sensible dans l'état du canal. On essaie, plus tard, la dilatation, en commençant par les plus petites sondes : l'irritation, la fièvre, les douleurs, forcent à suspendre le traitement au bout de 15 jours. Depuis lors, l'urine est trouble, son excrétion douloureuse, très-fréquente, en petite quantité, par un jet petit, faible, entortillé; de vives douleurs se font ressentir dans le canal et surtout au col de la vessie.

M. Lallemand, consulté en septembre, s'attendait à trouver deux obstacles; mais une sonde moyenne, poussée avec une extrême lenteur et des repos fréquens, put être introduite jusque dans la vessie, malgré de vives douleurs; le n° 11 fut ensuite essayé et pénétra de même. Seulement, la sensibilité du canal provoqua de fréquentes contractions spasmodiques qui arrêtèrent souvent la sonde : les points les plus douloureux étaient entre 10 et 12 centimètres, et entre 16 et 18.

Pensant que le nitrate d'argent pouvait seul changer l'état

de la membrane muqueuse et modifier sa sensibilité, puisqu'on avait employé déjà sans succès le baume de copahu, les injections, la sonde, etc., M. Lallemand pratiqua la cautérisation depuis le col de la vessie jusqu'au niveau du bulbe de l'urèthre. Elle fut suivie de douleurs vives et d'une inflammation assez intense, qui fut dissipée par les antiphlogistiques ; plus tard on combattit l'irritation légère qui persistait dans le canal et la vessie par l'eau de goudron et les bains sulfureux.

Le 2 novembre, une nouvelle exploration fut beaucoup plus facile et moins douloureuse que la première fois ; cependant, à 17 centimètres, la sonde détermina encore une sensation pénible, accompagnée de contraction spasmodique du col de la vessie. Une cautérisation fut pratiquée sur ce point ; la douleur qui la suivit fut bien moindre que la première ; et le 8 novembre, l'état du malade était très-satisfaisant. Il s'améliora de jour en jour. L'engorgement des aînes, qui avait persisté jusque-là, diminua et finit par disparaître : l'urine sortit à plein canal et sans douleur ; le passage d'une sonde jusque dans la vessie ne réveilla pas la moindre douleur.

Ainsi, les rétrécissemens qu'on avait cru reconnaître, à différentes profondeurs, étaient simulés par des contractions spasmodiques, provoquées par l'excessive sensibilité de la muqueuse uréthrale, puisqu'une sonde n° 11 pénétra dans la vessie aussi facilement qu'une plus petite, lorsqu'on eut soin de laisser reposer le canal chaque fois que l'instrument était arrêté ; une induration, une cicatrice auraient toujours occupé la même place et ne se seraient pas prêtées à une pareille ampliation, malgré toute la patience et la lenteur qu'on eût apportée dans le cathétérisme. Quant à la cause de cette excessive sensibilité de la muqueuse uréthrale, on ne peut méconnaître l'influence d'une véritable métastase dont beaucoup d'autres organes avaient été le siége auparavant.

On a voulu expliquer les coarctations spasmodiques de l'urèthre par la contraction des muscles bulbo-caverneux, de Wilson, releveur de l'anus, etc. ; mais cette manière de voir ne saurait rendre compte des phénomènes, lorsqu'ils se développent depuis la fosse naviculaire jusqu'au commencement de la courbure sous-pubienne ; c'est-à-dire au-devant des muscles auxquels on attribue le spasme.

Indépendamment du plan musculaire très-mince admis depuis longtemps à la surface externe de la muqueuse uréthrale, comme à l'extérieur de la trachée et des bronches, il existe, dans l'épaisseur des corps caverneux et du tissu spongieux de l'urèthre, des fibrilles musculaires, que le microscope permet de constater de la manière la plus évidente sur les grands animaux, sur le cheval, sur l'âne, par exemple, chez lesquels le pénis est très-développé.

Ces fibrilles, entrecroisées dans tous les sens, sont grêles et courtes, mais d'un beau rouge, et faciles à reconnaître sous le plus faible grossissement. Cette disposition concourt probablement, d'une manière puissante, à l'éréthisme des corps caverneux et du tissu spongieux de l'urèthre ; car, chez les grands animaux dont nous venons de parler, l'érection s'accompagne de mouvemens de totalité très-étendus, par lesquels le pénis devient plus rigide et se rapproche brusquement des parois de l'abdomen ; phénomène que le simple gonflement des vaisseaux du tissu érectile ne pourrait pas produire ; chez l'homme lui-même, dans l'état de rigidité complète, quelque chose de semblable peut s'opérer sous l'influence de la volonté.

Les fibres musculaires situées à l'extérieur de la membrane muqueuse uréthrale et celles qui sont disséminées dans l'épaisseur du tissu érectile, permettent donc d'expliquer facilement les coarctations spasmodiques du canal dans les parties situées au-devant du périnée et des muscles bulbo-caverneux.

On conçoit que ces coarctations constatées isolément,

chez des individus exempts d'induration du canal, doivent souvent compliquer les rétrécissemens ordinaires, puisque ces resserremens spasmodiques sont provoqués par la susceptibilité de la muqueuse uréthrale, si souvent augmentée par l'effet même des obstacles permanens au cours des urines. Aussi voit-on fréquemment des rétentions d'urine survenir tout à coup chez des malades qui urinaient encore passablement quelques heures auparavant; alors un état de spasme accidentel s'est joint à l'obstacle mécanique, dont l'action continue n'était pas suffisante pour arrêter complètement le passage des urines.

Ces rétentions d'urine ne doivent pas être confondues avec celles qui sont provoquées par des fatigues, des excès, des secousses, etc., qui ont porté leur action sur le canal déjà rétréci, et provoqué un état de turgescence, de véritable phlogose.

La complication spasmodique doit être attaquée par les narcotiques, et l'inflammation accidentelle par les émissions sanguines, les bains de siége, etc., avant toute tentative de cathétérisme.

Traitement. — Le traitement des coarctations spasmodiques ne réclame ni la sonde à demeure, ni la cautérisation, bien que l'action légère et superficielle du caustique ait modifié, dans certains cas, d'une manière avantageuse, la muqueuse uréthrale; l'emploi des narcotiques, soit à l'intérieur, soit à l'extérieur, est en général préférable.

Les injections narcotiques (*Cérat 8 grammes*, *acétate de morphine 1 centigramme*) poussées dans le canal et gardées par le malade, dont la main tient le gland fermé; l'introduction d'une sonde enduite d'une pommade semblable et poussée jusqu'à l'obstacle, déterminent rapidement une torpeur locale qui permet à l'instrument d'arriver peu à peu dans la vessie.

Cependant, l'action des narcotiques ne se borne pas toujours au canal. Un malade éprouvait de la fièvre et des acci-

dens nerveux alarmans, toutes les fois qu'on tentait le cathétérisme; la pommade narcotique ayant été employée, l'absorption fut telle, que des symptômes d'un empoisonnement
par l'opium se manifestèrent; dès qu'ils furent dissipés, l'instrument pénétra librement.

C'est surtout chez ces malades que le cathétérisme doit
être pratiqué avec une extrême lenteur et demande la plus
grande patience; il ne suffit pas que la sonde soit échauffée,
enduite de cérat opiacé, etc., il faut encore que le praticien sus-
pende toute pression dès qu'il sent l'instrument serré, arrêté, et
qu'il attende imperturbablement la cessation du spasme pour
avancer un peu plus loin. Sans cette extrême circonspection,
il pourrait faire beaucoup de mal, lors même que la sonde
ne serait ni grêle, ni pointue, et certainement il n'arriverait
pas dans la vessie, car le moindre désordre augmente encore
le resserrement du canal, et toute déchirure rend momentanément le cathétérisme tout à fait impraticable.

RÉSUMÉ.

Les faits et les commentaires ayant souvent interrompu
l'exposition régulière des opinions de M. Lallemand, nous
croyons devoir les rappeler ici dans leur ensemble.

Les obstacles au cours des urines sont, ou *permanents*, ou
temporaires.

Les premiers constituent les rétrécissemens organiques
avec induration simple, ou bien avec induration et perte de
substance;

Les autres, les coarctations spasmodiques, improprement
appelées rétrécissemens.

Rétrécissemens permanens.

Ils reconnaissent toujours pour cause une inflammation

antérieure. Dans tous les cas, elle a dépassé la surface muqueuse ou sécrétoire de l'urèthre, et laissé dans les tissus enflammés une *induration* consécutive, *avec* ou *sans perte de substance*. De là, deux catégories de rétrécissemens *permanens* :

1° *Rétrécissemens par induration simple.* — La capacité du canal est diminuée par l'accumulation et l'absorption incomplète des matériaux étrangers déposés dans l'épaisseur des tissus enflammés.

2° *Rétrécissemens par cicatrisation* ou *avec perte de substance*. — Des causes vulnérantes, soit externes, soit internes, peuvent amener une solution de continuité, et par suite, la formation d'une cicatrice, qui rétrécira le conduit urinaire en proportion de la perte de substance ; en même temps la phlegmasie pourra laisser après elle une induration des parties voisines, dans une étendue plus ou moins considérable.

En définitive, tout obstacle permanent au cours des urines est le produit d'une inflammation terminée par l'organisation des matériaux réfractaires à l'absorption ; il s'agit toujours d'une *induration*, seulement elle revêt deux formes différentes, suivant que l'inflammation a été diffuse ou précédée de solution de continuité.

D'un autre côté, de même que ces deux formes se combinent souvent, les altérations organiques se compliquent aussi de congestions, d'irritations, de coarctations spasmodiques momentanées.

1° *Causes.*—*Rétrécissemens par induration simple.* Ils sont dus à toute uréthrite assez intense pour dépasser la surface muqueuse. La cause la plus fréquente de ces inflammations est le virus blennorrhagique ; mais elles peuvent être provo-

quées par des excès de coït, de masturbation, d'équitation, etc.

2° *Rétrécissemens par cicatrisation.* Ils reconnaissent
pour cause, tantôt des violences extérieures, des contusions,
des commotions du périnée, etc., capables de produire une
solution de continuité de l'urèthre; tantôt des corps étrangers venant de l'intérieur, comme des fragmens de calculs,
ou introduits dans le canal, comme des sondes, etc. Parmi
ces causes internes, il faut ranger les ulcérations de l'urèthre; les désordres causés par sa rupture dans les rétentions
d'urine, dans le cathétérisme, etc. Enfin, il est des solutions
de continuité du canal qui dépendent autant d'une violence
extérieure que d'une cause interne; telle est, par exemple,
la rupture de la *corde* dans les *chaudepisses cordées.*

Formation. — 1° *Rétrécissemens par induration simple.*
L'inflammation produit le rétrécissement en augmentant le
volume et la consistance des tissus où elle a déposé des matériaux nouveaux, que l'absorption n'a pu faire disparaître
complètement; l'étendue de l'altération est, en général, proportionnée à l'intensité de la phlegmasie, et la dureté des
produits morbides à l'ancienneté de la maladie.

Lorsque l'induration s'est développée dans les tissus extérieurs à la muqueuse, il en résulte des *nodosités* uréthrales
consécutives, plus ou moins saillantes, appréciables au toucher, rétrécissant surtout le canal par compression.

2° *Rétrécissemens par cicatrisation.* La perte de substance
peut être le résultat immédiat de l'action vulnérante, ou
l'effet consécutif de la suppuration, de la formation d'une
escharre, par suite du contact de l'urine. Dans tous les cas,
il y a réparation des parties détruites par la formation de
cicatrices, sous forme de brides, de valvules, d'adhérences,
et souvent il s'y joint une induration des tissus voisins; cette
cicatrice, de forme et d'épaisseur variables, conserve une ten-

dance à la rétraction proportionnée à l'étendue de la perte de substance.

Effets. — Les effets des rétrécissemens sont locaux ou généraux :

Les premiers comprennent tous les désordres que la présence de l'urine, arrêtée dans son cours habituel, peut déterminer :

Dans le *canal* lui-même (irritation des follicules muqueux, écoulement, fistules, déchirures, rupture, gangrène) ;

Dans la *prostate* (abcès, tubercules, hypertrophie, etc.) ;

Dans les *organes spermatiques* (irritation, inflammation, suppuration, et par suite, pertes séminales, orchites, hydrocèles) ;

Dans *la vessie, les uretères, les reins* (irritation, inflammation, hypertrophie, vessie à colonnes, calculs ; dilatation des uretères, des bassinets ; abcès des reins, tubercules.)

Quant aux effets généraux, ils sont dus tantôt à l'influence sympathique des organes génito-urinaires sur le rectum, l'estomac, etc. ; tantôt à l'action de l'urine sur toute l'économie, soit qu'elle ait été reprise dans ses réservoirs par voie d'absorption, soit que les matériaux n'aient pu être éliminés par les reins ; charriés dans tous les tissus par le torrent circulatoire, ces élémens délétères y produisent ce trouble général, ces fièvres urineuses qui revêtent un caractère intermittent, ou une forme maligne pernicieuse. Enfin, les pertes séminales exercent encore une influence trop souvent méconnue sur le moral et le physique des malades ; c'est à cette complication qu'il faut surtout attribuer l'affaiblissement général, l'incurie, la pusillammité, l'hypochondrie qu'on observe si souvent à la suite des affections de l'urèthre.

S'il n'existe pas de graves désordres dans les parties situées derrière le rétrécissement, le rétablissement du cours des urines fait promptement disparaître l'appareil souvent effrayant des symptômes généraux, qu'aucun autre moyen n'aurait pu modifier ; dans tous les cas, il en résulte toujours une amélioration considérable que d'autres agens thérapeutiques peuvent ensuite augmenter et consolider ; d'ailleurs, il est impossible de prévoir jusqu'à quel point les altérations les plus profondes peuvent disparaître, quand elles ne sont plus entretenues par la cause qui les avait fait naître.

Traitement. — Aucune méthode ne convient, d'une manière exclusive, à tous les cas de rétrécissement ; le tort de ceux qui les ont proposées a toujours été de vouloir en faire une application générale ; tous les modes de traitement peuvent être utiles dans des circonstances données, aucun ne doit être rejeté d'une manière absolue. Les moyens qui sont à la disposition du praticien peuvent être rangés sous trois chefs principaux :

La *dilatation*, l'*incision* et la *cautérisation*.

Dilatation. — Elle convient généralement dans les rétrécissemens par induration simple, et plus spécialement encore dans ceux qui ont été précédés de perte de substance.

Le *porte-empreinte* peut servir à reconnaître la profondeur, la forme, la situation de l'ouverture d'un rétrécissement, toutes circonstances qui doivent guider dans le cathétérisme, dès qu'il présente quelques difficultés.

Pour les indurations simples, la dilatation sera *rapide* ; dans l'espace de deux ou trois jours, on parviendra à dilater le canal, au lieu d'y employer, comme autrefois, deux ou trois mois ; on évite par là les inconvéniens de cette méthode, sans rien perdre de ses avantages, et les résultats ainsi obtenus ne sont pas moins durables. Cette dilatation *rapide* doit être interrompue et reprise successivement, si la susceptibilité du canal ou l'idiosynchrasie du malade provoquent des symptômes spasmodiques locaux ou des phénomènes généraux inquiétans.

La sonde exerce sur les rétrécissemens une double action

mécanique, en écartant de l'axe du canal les parties rétrécies ; *vitale*, en y déterminant une excitation qui favorise l'absorption dans les tissus indurés ; ce travail peut même aller jusqu'à provoquer l'inflammation et la suppuration des *nodosités* extérieures au canal, ou la production de nouveaux obstacles dans d'autres points.

Pour les rétrécissemens qui succèdent à des *solutions de continuité*, la dilatation sera longtemps continuée et fréquemment renouvelée. Ici la sonde doit non-seulement favoriser l'absorption des matériaux indurés, mais encore s'opposer aux efforts incessans de retrait de la cicatrice ; toutefois, on en surveillera continuellement les effets, afin de la retirer dès que sa présence provoquera de l'irritation, et on passera, le plus tôt possible, de la dilatation continue à la dilatation intermittente.

Incision. — Elle sera préférée pour les obtacles placés à l'orifice du méat ; on empêchera la réunion des lèvres de la plaie, en introduisant tous les jours un bout de sonde dans l'intérieur du canal, jusqu'à ce que la cicatrisation ait eu lieu séparément.

L'incision doit encore être employée dans les cas de nodosités uréthrales ; seulement alors, elle se pratique de dehors en dedans. On provoque le dégorgement des parties indurées par la suppuration qu'on y établit. Lorsqu'on a pénétré avec le bistouri dans l'intérieur du canal, on y laisse une sonde à demeure jusqu'à ce que la cicatrice soit achevée, et si des accidens généraux ou locaux obligent à la retirer, on la replace le plus tôt possible ; dans les autres cas, on peut s'en dispenser, pour peu que sa présence offre des inconvéniens.

Cette méthode peut aussi être appliquée aux rétrécissemens qui succèdent à la rupture du tissu spongieux de l'urèthre dans les *chaudepisses cordées*.

Lorsque l'obstacle, quelle que soit d'ailleurs sa nature,

est accessible à l'instrument tranchant, s'il ne peut être franchi, et qu'il y ait urgence à vider la vessie, plutôt que de pratiquer le cathétérisme forcé, la ponction hypogastrique ou rectale, on aura recours à l'incision. Le rétrécissement sera mis largement à découvert ; on ouvrira d'abord la portion du canal qui le précède immédiatement, en se guidant sur une grosse sonde préalablement introduite jusqu'à lui ; on cherchera son ouverture avec un stylet cannelé, qui doit servir de conducteur ; si on ne la rencontrait pas, on ouvrirait la portion postérieure, distendue par l'urine, et, en supposant le canal oblitéré, il resterait en ce point une fistule urinaire, préférable à la présence continue d'une sonde à demeure dans la vessie à travers l'hypogastre.

Enfin, si on ne peut obtenir la dilatation d'un rétrécissement trop élastique, ou si la sensibilité exagérée de la muqueuse ne permet pas le contact prolongé d'une sonde, bien qu'il n'existe pas de saillie à l'extérieur, le moyen le plus sûr est d'inciser le rétrécissement de dehors en dedans, et alors il ne faut pas craindre de pénétrer jusqu'à la muqueuse ; une sonde laissée à demeure permettra d'obtenir une cicatrice large, en même temps qu'elle préservera les parties du contact des urines. Ces incisions, pratiquées à l'extérieur, mettent à l'abri des récidives, parce que la plaie, intéressant la peau dans une plus grande étendue que les parties profondes, la plus grande rétraction de la cicatrice s'opère vers l'extérieur.

Les incisions *intérieures* conviennent dans les cas de rétrécissemens valvulaires, minces et saillans ; mais il faut que l'orifice soit assez large pour admettre l'uréthrotome, et, dans ces circonstances, la dilatation peut aussi réussir. Il faudrait d'ailleurs passer souvent des sondes pour empêcher la réunion des parties divisées.

Cautérisation. — Si l'ouverture du rétrécissement est irrégulière ou bien latérale, si des brides cèdent sous la sonde, sans disparaître, et que l'orifice de l'obstacle soit trop étroit pour permettre l'introduction d'un uréthrotome, alors il faut recourir à la cautérisation d'*avant en arrière*. Elle sera encore employée avec avantage dans les cas de fausse route, où une valvule couvre l'ouverture du rétrécissement, ou bien encore lorsque la muqueuse décollée de toutes parts forme une espèce de mamelon flottant que les urines peuvent franchir, mais que la sonde ne peut traverser.

Lorsqu'une excoriation ou une ulcération de la membrane muqueuse de l'urèthre provoquent des contractions spasmodiques, ou bien lorsqu'une altération semblable existe à l'intérieur d'un rétrécissement et s'oppose au séjour prolongé des sondes, par les douleurs et les spasmes qu'elle détermine, c'est aussi à la cautérisation qu'il faut avoir recours; mais alors elle doit être pratiquée de *dedans en dehors*.

Par l'action du caustique, les symptômes nerveux disparaissent immédiatement. La douleur et les accidens résultant du contact de l'urine sur des parties dénudées ou d'une sensibilité exagérée, cessent d'abord parce que ces surfaces sont recouvertes par une escharre, ensuite parce que leur vitalité est modifiée, enfin parce qu'elles guérissent.

Coarctations spasmodiques.

Un tempérament nerveux, une sensibilité excessive de l'urèthre, une idiosynchrasie particulière, peuvent déterminer dans le canal des contractions *passagères* qui font croire à un rétrécissement *permanent*, bien qu'il n'existe aucune lésion organique.

Ces spasmes peuvent aussi compliquer un rétrécissement ordinaire.

Des injections narcotiques dans l'urèthre, des lavemens, des cataplasmes de même nature, des opiacés à l'intérieur, le cathétérisme pratiqué avec une sonde enduite d'une pré paration narcotique, son séjour pendant quelques heures dans le canal, seront autant de moyens propres à combattre cette excessive sensibilité; enfin, si elle résistait à tous ces moyens, on aurait recours à la cautérisation, surtout si la membrane muqueuse était le siége d'une inflammation chronique, d'une métastase; mais alors la cautérisation devrait être étendue et très-superficielle, par conséquent pratiquée avec une très-grande rapidité.

En général, quand un sujet affecté de rétrécissement éprouve une irritation, une inflammation locale, qui amène une rétention d'urine, il faut d'abord employer les moyens propres à faire cesser la phlogose; si le malade est jeune et robuste, il convient de pratiquer une saignée, d'appliquer des sangsues en grand nombre au périnée, d'administrer des bains, des lavemens, etc.; s'il est d'un tempérament nerveux, on insistera davantage sur les narcotiques.

Alors seulement, quand le cours des urines ne se rétablit pas, on pratiquera le cathétérisme, et, dans tous les cas, on ne s'occupera de la cure radicale qu'après avoir combattu la complication accidentelle.

CHAPITRE III.

AFFECTIONS DE LA PROSTATE.

OBSERVATION 85. Inflammation phlegmoneuse de la portion antérieure de la prostate; incision profonde dès le début. — Guérison prompte et complète. — Seconde prostatite [semblable ; abcès ouvert dans le rectum et dans [l'urèthre ; rupture des canaux éjaculateurs; fistule uréthro-rectale, etc. — Sondes à demeure; cautérisation.[— Guérison (1).

M. B..., officier de marine, eut à 25 ans une blennorrhagie, puis un rétrécissement qui nécessita l'usage des sondes; il survint bientôt de la pesanteur vers le col de la vessie, une tumeur dure et profonde se développa au devant des sphincters; l'indicateur introduit dans le rectum fit reconnaître qu'elle dépendait d'un gonflement phlegmoneux de la prostate. M. Lallemand plongea aussitôt un bistouri à travers le périnée dans la direction du col de la vessie : il sortit d'abord peu de pus par l'incision, parce qu'il n'était pas encore réuni en foyer ; mais les jours suivans il s'en écoula une grande quantité. Le cours des urines se rétablit immédiatement, et la cicatrice fut terminée en quelques jours. Une cautérisation de la surface prostatique de l'urèthre fit complètement disparaître l'écoulement abondant qui persistait.

______

(1) Lallemand, *Des pertes séminales involontaires*, t. 2, p. 295.

Huit ans après, M. B... contracta une nouvelle blennor-rhagie, se fatigua, et ressentit vers le col de la vessie les mêmes symptômes que la première fois; mais, au moment de son arrivée à Montpellier, l'abcès de la prostate se vida dans le rectum. Pendant la première semaine, la suppuration fut abondante et phlegmoneuse; après quoi l'écoulement du canal redoubla et celui du rectum diminua. Deux jours après une partie des urines fut rendue par l'anus, chaque fois que le malade vidait sa vessie. Enfin, au bout de deux mois, ayant éprouvé tous les phénomènes d'une pollution nocturne, il ne trouva en s'éveillant que quelques gouttes de sperme à l'ouverture du canal, et il rendit en allant à la selle une matière abondante qui avait tous les caractères de la liqueur séminale. Les mêmes phénomènes se reproduisirent tous les huit ou dix jours. Avec plus d'attention encore il constata que, in-dépendamment de ces pollutions nocturnes extraordinaires, il rendait tous les jours du sperme en moindre quantité par le rectum, sans érection préalable. Il a été possible de vérifier plusieurs fois l'exactitude de ces observations.

Cependant au bout de deux mois ces pollutions d'un nou-veau genre diminuèrent, et quinze jours après, toute évacua-tion séminale cessa par le rectum; elles n'ont point reparu depuis. Une cautérisation de la surface prostatique fit encore cesser en quelques jours l'écoulement abondant qui persistait par le canal, et M. B... sortit de l'hôpital complètement guéri de cette grave maladie par le seul usage des sondes, qu'on retirait même aussitôt qu'elles provoquaient la moin-dre irritation, la plus légère fatigue.

M. Lallemand a revu M. B... quatre ans plus tard, il re-venait d'un long voyage sur mer, sa santé était parfaite, et les fonctions génitales s'exécutaient d'une manière satisfaisante. Cet état s'est maintenu jusqu'aujourd'hui sans variation.

Rien de plus facile à suivre que la marche de ces deux prostatites. Dans la première, une blennorrhagie produit un rétrécissement, on laisse des sondes à demeure dans le canal, et bientôt après se manifeste une tumeur dure et profonde au-devant des sphincters , etc. — Plus tard , une nouvelle blennorrhagie suivie de fatigue amène bientôt les mêmes symptômes. Ainsi, chaque fois l'écoulement s'est transformé en phlegmon , c'est-à-dire que l'inflammation des follicules de la prostate, exaspérée par des causes accidentelles , s'est étendue au tissu cellulaire interfolliculaire.

Mais, dans le premier cas, une ponction profonde fut pratiquée à travers le périnée, jusque dans l'épaisseur du phlegmon , dès que la tumeur se fit sentir au devant des sphincters ; le dégorgement qui en résulta rétablit immédiatement le cours des urines, la suppuration s'écoula par la plaie, avant même d'avoir pu se réunir en foyer, et la guérison fut obtenue en quelques jours. Dans le second cas, on n'a pas eu recours au même moyen , quoique le malade en eût indiqué les heureux effets dans les mêmes circonstances, et la suppuration a persisté assez longtemps pour détruire le tissu de la prostate , y compris les canaux éjaculateurs , et pour se faire jour dans le rectum ainsi que dans l'urèthre. Il est curieux de voir la même maladie , chez le même individu , suivre une marche si différente, à huit ans d'intervalle , par le retard apporté à l'incision ; rien n'est plus propre à faire ressortir tous les avantages de cette méthode, et le patient lui-même s'en était parfaitement rendu compte, puisqu'il avait réclamé l'incision du périnée, dès le début de la seconde prostatite.

Quant aux pertes séminales qui eurent lieu par le rectum, elles prouvent que les canaux éjaculateurs avaient été ouverts dans leur trajet à travers la prostate, ce qui peut donner une idée de l'étendue des désordres produits par la suppuration.

Cependant , une guérison prompte et complète a pu être obtenue, et, depuis cette époque, toutes les fonctions s'exécutent d'une manière normale, malgré les fatigues et les privations inséparables de longs voyages maritimes. Mais cet officier n'avait alors que 35 ans , sa constitution robuste et endurcie à toutes les fatigues reprit bientôt de l'embonpoint; et la phlegmasie était très-aiguë ; conditions éminemment favorables à la réunion des parois du foyer.

OBSERVATION 86. Blennorrhagie ; excès ; prostatite aiguë ; rupture de l'abcès pendant le cathétérisme. — Guérison.

C..., âgé de 23 ans, forgeron, contracta une blennorrhagie, qui passa bientôt à l'état chronique sous l'influence de traitements incomplets, et s'exaspéra souvent pour la moindre cause.

Peu à peu ce jeune homme devint faible, paresseux, triste et susceptible. Un an s'était écoulé dans cet état, lorsque, le 11 février 1832, après quelques excès de femme et de boisson, la maladie prit une forme aiguë. Des pesanteurs plus incommodes, un embarras plus étendu, se firent sentir à la région prostatique et au périnée ; la station debout ne put plus être soutenue. Le malade passa la journée du 12 à boire et à jouer aux cartes. Le besoin d'uriner se fit sentir et ne put être satisfait ; dans la nuit les besoins devinrent impérieux , les douleurs intolérables, la vessie était fortement distendue. Cathétérisme avec une sonde de gomme élastique ; pissement de sang, douleurs vives à la prostate , pendant et après l'opération. (*Sangsues au périnée , bain ; boissons acidulées*) léger soulagement. Toutefois, pendant les huit jours suivants, l'émission des urines ne put avoir lieu qu'au moyen des algalies.

Le 21 février 1836, C... vint réclamer des soins à l'hôpital Saint-Eloi. Persistance de la rétention d'urine , fièvre, soif, agitation, insomnie, douleurs vives à la prostate, surtout pendant la défécation, selles excessivement dures. M. Lallemand pénétra dans la vessie avec une sonde de gros calibre, explora le rectum et trouva la prostate du volume d'un œuf

______

(1) Observations et réflexions sur les phlegmasies de la prostate, par Verdier, 1838.

de poule. (*Saignée, sangsues au périnée, bain, tisane d'orge, émulsion camphrée.*)

A midi, l'élève de garde ayant voulu pratiquer le cathétérisme, il rencontra un obstacle au devant du col de la vessie et y pénétra, malgré les ménagemens qu'il mit dans ses manœuvres. Une énorme quantité de pus sanguinolent s'écoula par le canal; la pesanteur du périnée se dissipa; les urines s'écoulèrent librement. Une heure après, le malade n'éprouva plus que de la cuisson, et prit un bain. Au retour du bain, froid intense d'une heure de durée; ensuite 5 heures de chaleur forte, céphalalgie violente, soif ardente, grande agitation. Ces symptômes se calmèrent un peu dans la soirée, mais ils se prolongèrent dans la nuit; au jour naissant le calme se rétablit.

22. Pas de fièvre notable; du pus sanguinolent s'écoule en abondance par le canal; l'émission des urines a lieu avec facilité. — Accès à la même heure qu'hier, mais plus court et moins fort.

23. Mieux notable, pas d'accès dans la journée; nuit calme, sommeil bon, réparateur.

25. Suppuration peu abondante; cuisson moins vive en urinant.

28. Les selles sont redevenues faciles, les matières fécales de consistance naturelle, l'appétit se ranime.

Le 1er mars, le malade est guéri et sort de l'hôpital.

Ici encore, l'inflammation phlegmoneuse de la prostate se rattache à celle des follicules muqueux, exaspérée par les imprudences du malade; seulement, l'abcès ne s'est pas vidé dans le rectum, probablement parce qu'il était plus voisin de l'urèthre, et, peut-être aussi parce que le bec de la sonde a hâté sa rupture pendant une tentative de cathétérisme. Nous avons rapporté (*Obs*. 65) un exemple semblable, dans lequel l'ouverture de l'abcès pendant le cathétérisme fut également suivie d'un soulagement immédiat et d'une prompte guérison.

Mais, dans tous ces cas, les malades étaient jeunes, robustes, et l'inflammation avait un caractère franchement aigu.

Chez ce dernier, il survint des phénomènes périodiques, qui ressemblaient d'une manière frappante à des accès de fièvre intermittente ; mais on se garda bien de les combattre par le quinquina , et, dès que le malade ne fut plus exposé à l'action de la cause qui les avait déterminés, ils se dissipèrent complètement.

OBSERVATION 87. Blennorrhagies ; ulcération de l'urèthre ; abcès de la prostate, ouverts dans le canal et le rectum ; suppuration des reins ; rhumatisme, etc. — Cautérisation ; bains sulfureux, etc. — Guérison (1).

M. G***, capitaine d'artillerie, d'une constitution sèche et robuste, avait contracté deux blennorrhagies qu'il croyait guéries , lorsque l'écoulement reparut accompagné de douleur , de gonflement de la verge pendant l'émission de l'urine, et de pesanteur au périnée. Ces symptômes augmentèrent d'une manière lente, mais continue.

A la suite d'un voyage, rétention complète , en même temps qu'une espèce de priapisme ; tentatives infructueuses de cathétérisme ; introduction d'une bougie de gomme élastique très-déliée, produisant, à son passage dans la portion prostatique, la sensation d'un corps dur qui parcourt la surface d'une plaie. (*Bains, saignées, boissons adoucissantes.*) Depuis lors, le malade ne vide sa vessie que goutte à goutte, à cause du violent état d'érection qui s'empare de la verge, dès qu'il passe quelques gouttes d'urine dans le canal ; l'écoulement augmente ; pesanteur insupportable au périnée, élancemens vers la fosse naviculaire, que M. G*** compare à des *coups de canif donnés précipitamment* ; quelques instants de repos

----

(1) Verdier, *Loc. citat.* Obs. 11.

ou la simple compression du périnée suffisent pour faire disparaître cette sensation. La plus légère fatigue détermine des accès de fièvre pendant plusieurs jours.

A partir du mois de novembre 1826, le besoin d'uriner devient presque continuel; le passage des premières gouttes produit une vive douleur et renouvelle le priapisme ; la peau de la verge, et surtout le gland, prennent une teinte violacée, les veines sous-cutanées se gonflent ; des gouttes d'urine se succèdent lentement, et, tant qu'il en passe, une vive douleur se fait sentir le long du canal, sans aucun mélange de plaisir, sans le moindre désir vénérien ; une cuillerée de liquide s'écoule ainsi dans l'espace d'un quart d'heure; après quoi, la vessie cesse de se contracter et l'éréthisme de la verge tombe, pour se renouveler bientôt par le contact des premières gouttes d'urine qui s'engagent dans le canal ; les efforts expulsifs deviennent souvent tels, qu'ils produisent l'excrétion des matières fécales ; la station prolongée, et surtout la marche , augmentent encore les élancemens du gland , la douleur et la pesanteur du périnée. La fièvre est à peu près continue.

Enfin un médecin reconnaît la maladie, mais il essaie vainement de pénétrer dans la vessie, et conseille au capitaine G... de venir à Montpellier.

Du 10 au 17 novembre, on prend des empreintes et on fait des tentatives infructueuses de cathétérisme; la sonde, après avoir franchi un premier rétrécissement , est toujours arrêtée dans la portion prostatique où l'on croit en reconnaître un second.

Ces recherches produisent chaque fois une augmentation de l'éréthisme et de la sensibilité du canal , de la fièvre, etc. Enfin , une sonde métallique pénètre dans la vessie, et y reste 18 heures; sa présence exaspère l'inflammation, les accès de fièvre reviennent plusieurs fois par jour. Depuis cette époque, l'émission des urines ne peut avoir lieu sans le secours de la sonde ; on ne parvient pas sans peine à l'introduire, et son emploi est toujours suivi des mêmes accidens; douleurs vives dans les aines et les reins; augmentation de l'écoulement.

C'est dans cet état que M. Lallemand trouva le malade au commencement de décembre. Il reconnut, à l'aide du porte-empreinte , un rétrécissement à 14 centimètres ; il le franchit avec assez de facilité, à l'aide d'une sonde n° 2, et vida la vessie. La prostate, explorée à travers le rectum , lui parut petite et flasque, tandis qu'elle avait été trouvée, quinze jours auparavant, volumineuse et tendue. Immédiatement après, il cautérisa le rétrécissement.

Le malade redoutait le moment où il serait obligé d'uriner; mais au bout de quatre heures, et à son grand étonnement, il n'éprouva ni douleur ni érection, et vida complètement sa vessie par un jet gros, plein, non interrompu : cet état se soutint les jours suivans; il ne survint pas le plus léger mouvement fébrile.

Huit jours après, seconde cautérisation. Plus tard, introduction dans la vessie d'une sonde n° 12, sans difficulté. Depuis cette seconde cautérisation, émission des urines comme en santé.

M. Lallemand espérait voir bientôt diminuer l'écoulement du canal. Cependant, il devint encore plus abondant et tout-à-fait purulent; trois serviettes suffisaient à peine, tous les jours, pour l'absorber. Une aussi grande quantité de pus ne pouvait provenir que d'un abcès prostatique ouvert dans le canal. Cette supposition, d'ailleurs, expliquait la différence observée dans la prostate, à quinze jours d'intervalle ; car on l'avait trouvée tendue et volumineuse, et M. Lallemand l'avait sentie petite et flasque. C'était sans doute aussi le gonflement inflammatoire qui avait mis tant d'obstacle à l'introduction de la sonde dans la vessie, et avait fait croire à un second rétrécissement. Il fallait donc admettre que la prostate était en suppuration.

Mais, d'un autre côté, l'urine déposait environ le quart de son volume de pus épais et jaunâtre, parfaitement lié. Quand on avait décanté l'urine, le dépôt ressemblait parfaitement à du pus qu'on aurait tiré d'un vaste phlegmon; il en avait même l'odeur fade, quelquefois seulement il était d'un jaune verdâtre. En même temps le malade éprouvait, dans la région des reins, une douleur et une pesanteur habituelles; il y ressentait des battemens répétés, semblables à des coups de canif, séparés les uns des autres par un instant de repos; chacun de ces élancemens était si violent, qu'il arrachait un cri; ils cessaient après une ou deux minutes, pour revenir de la même manière plusieurs fois par jour. Plus tard, ces élancemens furent remplacés par des battemens ou par la sensation d'une goutte de liquide qui tomberait sur la même partie ou qui s'en détacherait. La réunion de ces symptômes fit penser à M. Lallemand qu'il s'était aussi développé des abcès dans les reins. Enfin la fièvre devint presque continue, et la faiblesse extrème.

M. G*** était sujet à des douleurs rhumatismales; le froid rigoureux de 1829 les exaspéra d'une manière violente; elles se portèrent sur les articulations coxo-fémorales, puis sur les genoux, aux coudes, aux épaules, sur le côté gauche de la poitrine; la suffocation était imminente: enfin survint un hoquet insupportable (*Deux larges sinapismes sur le thorax*).

Le lendemain l'orage était dissipé; mais plusieurs scènes analogues se reproduisirent à de courts intervalles; les coudes étant devenus douloureux, on y appela la fluxion par des rubéfians; ils se tuméfièrent, et les organes renfermés dans la poitrine se trouvèrent dégagés.

Le malade était d'une faiblesse et d'une susceptibilité dont on ne peut se faire une idée; sa maigreur était telle, que la peau menaçait de s'excorier sur toutes les parties saillantes; pendant quinze jours, on crut à chaque instant le voir succomber; tout le traitement consista dans l'application de dérivatifs extérieurs, et le régime dans des bouillons et quelques verres de vin de Bordeaux.

Voyant qu'il avait résisté à cette crise terrible, et ne pouvant lui administrer aucun tonique à l'intérieur, M. Lallemand se décida, malgré les rigueurs de la saison, à lui faire prendre les bains de Baréges artificiels. Le premier fatigua beaucoup le malade; il eut une syncope pendant qu'on l'essuyait; après le troisième, il survint une fièvre aiguë qui dura deux jours; mais l'écoulement avait sensiblement diminué, ainsi que la quantité de pus contenu dans l'urine. Ces changemens avantageux engagèrent à persévérer dans cette médication, et donnèrent du courage au malade. Après deux autres bains la fièvre revint, et, pendant quelques jours, l'écoulement fut presque supprimé; il reparut ensuite, malgré l'emploi des bains sulfureux; mais ceux-ci produisirent un autre effet: peu à peu l'appétit se prononça, les digestions s'opérèrent avec plus d'énergie, les forces se relevèrent, et l'affection rhumatismale disparut complétement.

On ne pouvait méconnaître dans cette amélioration l'effet de 20 bains pris dans l'espace d'environ deux mois, mais ils n'avaient produit aucune diminution dans la quantité de pus évacué par le canal ou mêlé à l'urine. L'eau de goudron, le copahu, la térébenthine, etc., avaient été donnés sans succès, en sorte que, malgré l'amélioration survenue dans l'état général, l'affection des reins et de la prostate, qui entretenait cette énorme suppuration, paraissait au-dessus des ressources de l'art.

Le 18 février 1829, il survint une violente indigestion accompagnée de vomissemens et suivie de déjections alvines très-abondantes et très-fétides. Ce nouvel accident semblait annoncer une diarrhée colliquative, mais il fut le signal d'une révolution complète dans la marche de la maladie.

Le lendemain, l'écoulement du canal était réduit à 7 ou 8 gouttes de mucosités purulentes dans les 24 heures, et le dépôt des urines avait diminué de moitié ; le surlendemain il avait presque disparu. Le dévoiement se ralentit, et l'on remarqua dans les selles une matière semblable à du chocolat au lait. Le troisième jour le malade rendit, à quatre reprises différentes, au commencement de chaque défécation, un demi verre de pus épais et sanguinolent, d'une couleur jaune verdâtre mêlé de lie de vin. Plus tard, le pus fut rendu plus pur et séparément. Un autre besoin, annoncé par une sensation différente, produisait l'expulsion de matières fécales moulées, et d'un aspect tout à fait naturel. Les jours suivans, le pus ne fut plus rendu que trois fois, puis deux fois dans les 24 heures.

Au bout de deux mois, les selles purulentes cessèrent tout à coup à la suite d'un vomissement bilieux très-abondant. Pendant cette nouvelle période, deux bains sulfureux furent administrés chaque semaine ; leur effet tonique ne fut pas moins marqué que la première fois.

Il est difficile de se faire une idée du changement qui s'opéra chez le malade, du moment qu'il vit disparaître la suppuration abondante qui avait lieu par le canal ; une gaîté franche, vive et bruyante, remplaça brusquement sa taciturnité morose ; son appétit augmenta rapidement ; il reprit de l'embonpoint ; ses joues se colorèrent, et lorsque, au bout de deux mois, les selles purulentes eurent cessé, il se crut entièrement guéri.

M. Lallemand n'éprouvait pas tout-à-fait la même confiance pour l'avenir, parce qu'il voyait la suppuration du rectum reparaître quand celle du canal se supprimait. Il est vrai cependant que l'une et l'autre avaient considérablement diminué ; mais leur retour prouvait que le foyer de la suppuration n'était pas complètement oblitéré.

Au mois de juin 1829, le capitaine G... partit pour Barèges dans l'état suivant :

Il urinait à plein canal, sans douleur, sans effort ; les douleurs rhumatismales avaient entièrement disparu, ainsi que les accès de fièvre. Depuis plusieurs mois, la suppuration ne s'était pas fait jour par le rectum ; l'écoulement qui avait lieu par le canal était réduit à un léger suintement muqueux qui augmentait de temps en temps, comme cela arrive dans les blennorrhagies invétérées ; l'urine, habituellement transparente, se troublait seulement de temps à autre, et laissait déposer, pendant quelques jours, un sédiment muqueux, floconneux, jamais purulent. Au reste, la situation physique et morale du captaine G... était très-variable, et, pour ainsi dire, intermittente ; tous les douze ou quinze jours environ, il éprouvait un trouble général dans l'économie ; l'écoulement uréthral augmentait, l'urine se troublait, était rendue avec douleur ; le pouls devenait légèrement fébrile, la langue pâteuse, l'appétit nul, les idées sombres, etc. ; après deux ou trois jours, tout disparaissait pour recommencer au bout d'un temps plus ou moins long.

M. Lallemand eut l'occasion de revoir le capitaine G...., à son retour de Barèges ; sa santé générale s'était améliorée sous l'influence des eaux thermales ; il avait plus de force, meilleur appétit, plus d'embonpoint, beaucoup de gaîté ; les accidens, devenus plus rares, se prolongeaient moins longtemps, mais il rendait encore, par le rectum *tous les trois ou quatre mois*, du pus en petite quantité, et cela, *pendant trois ou quatre jours ;* après quoi tout rentrait dans l'ordre.

Chez aucun malade peut-être, les symptômes caractéristiques des ulcérations de l'urèthre n'ont été plus frappants et les effets de la cautérisation plus prompts, plus décisifs. Nous ne reviendrons pas sur tout ce que nous avons dit à cet égard ; mais nous devons faire remarquer que rien n'aurait pu remplacer la cautérisation, puisque le contact des sondes était intolérable. Cependant, si la liberté du canal n'eût été promptement et complétement rétablie, le malade n'aurait certainement pas résisté à tous les accidens qui sont venus l'assaillir.

L'affaissement subit de la prostate et l'écoulement copieux, d'aspect purulent, survenu dans le même temps, indiquaient suffisamment qu'un abcès de la prostate s'était ouvert dans l'urèthre ; mais le pus abondant et phlegmoneux que laissaient déposer les urines ne provenait pas de la même source ; car il aurait fallu qu'il existât une communication entre le foyer prostatique et la vessie, et, dans ce cas, les urines y auraient pénétré continuellement, seraient ressorties par le canal, mêlées à l'écoulement, et bientôt elles auraient causé de grands ravages dans les parties voisines. D'ailleurs, les symptômes remarquables éprouvés par le malade du côté des reins indiquaient un travail pathologique important dans ces organes ; le pus phlegmoneux que laissaient déposer les urines venait donc des reins.

L'abcès prostatique, après s'être ouvert dans l'urèthre, s'est étendu peu à peu du côté du rectum et a fini par s'y faire jour aussi, et, dès-lors, la suppuration a tari d'un côté, chaquefois qu'elle a pris son cours de l'autre. Ces alternatives indiquaient l'existence de deux ouvertures opposées, aboutissant au même foyer. Cependant les urines n'ont jamais passé de l'urèthre dans le rectum ; le pus rendu, avant ou pendant la défécation, est toujours resté épais et crémeux, comme celui d'un phlegmon qui vient d'être ouvert, et les matières fécales ne s'y mêlaient pas ; lors même qu'elles en étaient enveloppées, elles conservaient leur consistance normale ; au contraire, elles sont toujours liquides, lorsque les urines se rendent dans le rectum.

Il faut donc admettre que les urines n'ont jamais pénétré dans le foyer purulent de la prostate, et c'est probablement ce qui a prévenu de plus graves désordres, ce qui a permis aux parois de se rapprocher de plus en plus, et de se réunir définitivement ; mais il n'eût pas été possible d'empêcher les urines de pénétrer dans le foyer purulent, si la liberté du canal n'eût été complétement rétablie ; car les sondes à demeure n'auraient pas été supportées pendant si longtemps ; leur présence continuelle aurait d'ailleurs exaspéré l'inflammation de la prostate.

Quant aux graves complications qui ont mis si longtemps en danger les jours du malade, nous n'avons pas à nous en occuper ici, parce qu'elles étaient indépendantes de l'affection des voies urinaires ; nous ferons seulement remarquer que le succès des dérivatifs et des bains sulfureux, dans cet état désespéré, doit être attribué à la disposition rhumatismale qui faisait le caractère dominant de cette constitution détériorée.

OBSERVATION 88. Symptômes cérébraux ; rétention d'urine ; cathétérisme ; fausse route. — Mort. — Abcès de la prostate (1).

Un soldat du huitième régiment de dragons, grand, maigre, mal constitué, âgé de 24 ans, entra dans la salle des militaires fièvreux le 1er avril 1834, pour une céphalalgie dont il se disait tourmenté depuis quatre jours.

5. Extrémités froides, front très-chaud, pouls rare et vif, paupières demi conniventes, bouche fermée ; lorsqu'on l'ouvre de force on aperçoit la langue retirée en arrière, humide et rouge sur les bords. Assoupissement ; sensibilité obtuse ; membres souples, non contractés, rétraction de la tête à droite. Les liquides introduits dans la bouche au moyen d'un biberon sont bientôt rendus par une espèce de regorgement.

10. Les symptômes s'aggravent ; la vessie est pleine ; cathétérisme ; urine normale.

---

(1) Verdier, *Loc. citat.* Observ. 1.

11. Persistance de la rétention. Impossibilité d'arriver dans la vessie avec des sondes de moyen calibre; on a recours à de plus déliées sans réussir mieux. Alors M. Lallemand est appelé ; il change la courbure de l'instrument et pénètre sans difficulté dans la cavité urinaire.

20. Pouls misérable; dysphagie; contracture plus grande dans les membres supérieurs ; vessie distendue, l'urine s'écoule par regorgement; elle est brunâtre, répand une odeur ammoniacale, entraîne des flocons mucoso-purulents, excorie les fesses, le pénis, le scrotum et même la main, qui est toujours appliquée sur les parties génitales. On pratique avec beaucoup de peine le cathétérisme; la sonde en argent dont on fait usage, est retirée de la vessie toute colorée en brun.

21. Mort.

Necropsie. Ramollissement du cerveau ; injection des méninges.

Organes génito-urinaires. Urine lactescente, brunâtre ; membrane muqueuse de la vessie parcourue par des arborisations foncées ; cette injection diminue d'intensité dans les uretères, finit par devenir rouge et enfin rosée dans le bassinet et les calices, qui sont dilatés ; les reins paraissent sains. La portion membraneuse de l'urèthre est ecchymosée, ramollie, surtout en arrière où se trouve une fausse route qui conduit dans l'épaisseur de la prostate; celle-ci contient environ 30 grammes de matière purulente, renfermée dans une cavité tapissée par une pseudo-membrane jaunâtre et récente.

Chez ce malade, les symptômes cérébraux s'aggravèrent jusqu'à la mort, aussi la prostatite ne fut-elle pas soupçonnée; l'autopsie seule a pu donner une idée de ce qui serait survenu du côté des organes génito-urinaires, si la maladie cérébrale se fût terminée heureusement.

Dans l'observation qui va suivre, nous verrons, les symptômes cérébraux se dissiper, et la phlegmasie de la prostate, provoquée par la même cause, se manifester de plus en plus et suivre son cours ordinaire.

OBSERVATION 89. Apoplexie ; distension de la vessie ; tentatives infructueuses de cathétérisme avec une sonde de petit calibre ; rétablissement des facultés cérébrales ; impossibilité d'uriner ; abcès de la prostate ouvert dans l'urèthre et dans le rectum.—Guérison (1).

N***, cultivateur des Cévennes, fut frappé, en 1828, d'une attaque d'apoplexie avec hémiplegie du côté gauche, coma, perte de connaissance, etc. Dès cè moment l'émission des urines n'eut plus lieu que par regorgement, le ventre se tuméfia, une tumeur circonscrite, volumineuse et rénittente se développa au-dessus des pubis.

Le troisième jour, on crut avec raison qu'il était urgent de vider la vessie; mais le médecin, dans l'espoir de franchir plus facilement l'obstacle auquel il attribuait la rétention, se servit d'une sonde en argent de petit calibre. Il ne put pénétrer dans la vessie, et l'expulsion des urines devint encore plus difficile.

Des émissions sanguines répétées, des vésicatoires, des purgatifs, produisirent une amélioration notable dans les symptômes cérébraux. Le malade reprit connaissance, éprouva le besoin d'uriner; mais malgré ses efforts il ne put vider complètement sa vessie. Il se plaignait de pesanteurs continuelles et incommodes dans le rectum et au périnée. De nouvelles tentatives de cathétérisme, faites huit jours après les premières, furent aussi infructueuses ; mais la dernière

____

(1) Verdier *Loc. citat.* Obs. **2.**

procura l'évacuation par le canal d'une énorme quantité de pus.

, A dater de ce moment, l'émission des urines reprit son cours ordinaire ; seulement elle était accompagnée d'une douleur cuisante au col de la vessie. Six jours après, le malade allant à la selle rendit une grande quantité de matière purulente, et l'écoulement de pus qui avait lieu par le canal se supprima, pour reparaître un peu plus tard.

Au bout de cinq jours, nouvelle évacuation de pus par le rectum, nouvelle suppression de l'écoulement uréthral. Les mêmes phénomènes se reproduisirent encore la semaine suivante, puis chaque douze ou quinze jours, enfin après un mois d'intervalle; chaque fois l'évacuation purulente du rectum et du canal diminua notablement de quantité et de durée; au bout de six mois elle cessa complètement.

Voici un autre fait de même nature, que nous nous contenterons d'indiquer en quelques mots, à cause de sa ressemblance avec le précédent.

Un apoplectique est pris de rétention d'urine, un médecin essaie de pénétrer dans la vessie avec une petite sonde et ne peut y parvenir; un autre praticien arrive avec une sonde plus grosse ; mais une fausse route avait été pratiquée par le premier dans l'épaisseur de la prostate, et une nouvelle rétention d'urine ne tarde pas à se manifester. Au bout de huit jours le foyer s'ouvre dans le rectum, et bientôt après dans l'urèthre ; la guérison a lieu spontanément dans l'espace de quelques semaines.

Tous ces exemples de prostatite phlegmoneuse provoquée par des fausses routes, confirment parfaitement ce que nous avons dit de l'importance de n'employer que de grosses sondes toutes les fois qu'on n'a pas d'obstacle à franchir ; en effet, dans tous ces cas, la distension de la vessie n'est due qu'à l'affection cérébrale, qui a diminué la sensibilité et la contractilité de cet organe.

Nous devons reproduire ici les réflexions qui nous ont été suggérées par le malade qui fait le sujet de l'observation 87. Il est remarquable que le pus rendu par le rectum, a toujours eu l'aspect plegmoneux, et n'a jamais été mêlé avec les matières fécales; il les précédait et les enveloppait, mais ne les dissolvait pas; elles conservaient au milieu de la matière purulente une grande consistance et n'en étaient pas pénétrées, ce qui n'a jamais lieu quand le pus est mêlé aux urines; ainsi, quoique le foyer se vidât, tantôt dans l'urèthre, tantôt dans le rectum, les urines n'ont jamais passé du canal dans l'intestin; à plus forte raison, les matières fécales n'ont-elles jamais pu pénétrer dans le foyer prostatique; ce qu'il faut attribuer à la manière dont il se vidait d'un côté ou de l'autre, quand il était plein.

Dans les cas de ce genre, l'ouverture est très-petite et dirigée de l'intérieur du foyer vers l'extérieur, comme les orifices des canaux excréteurs, et la cavité diminue après chaque évacuation, par la compression des parties voisines et la disposition des surfaces déjà cicatrisées à revenir de plus en plus sur elles-mêmes. La réunion de toutes ces circonstances explique comment la guérison peut quelquefois s'opérer spontanément.

OBSERVATION 90. Prostatite; rétention d'urine, cathétérisme, fausse-route, — Ponction; fistule hypogastrique. Suppuration de la prostate; fistule uréthro-rectale. — Sondes à demeure dans le canal; abcès au périnée; fistule périnéale. — Sondes de temps à autre dans la vessie. Guérison complète (1).

V...., Auvergnat, adonné depuis longues années à la mas-

---

(1) Verdier, *Loc. cital.* Obs. 3.

turbation, fut pris (septembre 1831), à la suite de ses manœuvres, d'une dysurie; le besoin d'uriner n'étant pas pressant, il négligea de le satisfaire, et but de la décoction de persil. Cependant, l'urine distendit la vessie, les douleurs devinrent intolérables dans la région hypogastrique, enfin la rétention fut complète (*saignée; bain; cathétérisme avec une grosse sonde*).

La nuit suivante, une nouvelle rétention d'urine survint; un autre médecin appelé voulut sonder le malade avec un instrument de petit calibre; ne pouvant pénétrer dans la vessie, il pratiqua la ponction au-dessus des pubis, et laissa la canule à demeure. Dix jours après cette opération, aucune goutte d'urine n'ayant encore passé par l'urèthre, un abcès de la prostate s'ouvrit dans le canal et le rectum.

Pendant trois mois et demi, la canule fut laissée à demeure dans l'hypogastre.

Au mois de décembre 1831, V.... vint à Saint-Eloi. Le professeur Delpech pratiqua facilement le cathétérisme avec une sonde en argent d'assez gros calibre. Il la laissa à demeure pendant deux jours, et la remplaça par des sondes en gomme élastique, progressivement plus volumineuses; il cautérisa la fistule hypogastrique qui marcha promptement vers la cicatrisation. Les urines s'écoulaient à la fois par l'anus et par le canal; ces dernières déposaient une couche puriforme, et un sédiment muqueux, filant, qui adhérait aux parois du vase. Douleurs vives au périnée, depuis l'introduction des sondes.

13 *janvier* 1832. M. Lallemand explore la prostate et reconnaît qu'elle est plus petite que dans l'état ordinaire, et qu'au lieu de donner la sensation d'un corps arrondi, elle produit celle de deux mamelons indurés, inégaux, du volume de deux gros pois (*sonde en gomme élastique,* n° 6).

14. Douleur vive et tuméfaction au périnée; la sonde est retirée. Pendant des efforts de défécation, le malade rend

d'abord du pus, ensuite de l'urine par le rectum. (*Lave-mens, cataplasmes émolliens au périnée.*)

16. La tumeur au périnée commence à devenir fluctuante ; elle est incisée ; du pus crémeux s'en écoule (*bain*).

Les jours suivans, constipation opiniâtre (*huile de ricin 60 gr. dans autant de sirop de fleurs de pêcher*) ; selles copieuses.

Des sondes sont placées à demeure, et retirées, quand la douleur et l'irritation qu'elles déterminent est trop vive. La constipation est combattue avec l'huile de ricin ; du pus s'écoule de temps à autre par le rectum ; il s'y introduit aussi de l'urine, ainsi que dans la fistule du périnée.

15 *février*. On renonce à l'introduction des sondes, dont la présence donne lieu à des contractions spasmodiques de la vessie qui font passer l'urine à travers toutes les fistules.

Du 28 *février au* 20 *mars*. Des sondes volumineuses sont de nouveau placées à demeure, à des intervalles assez longs. Plusieurs cautérisations sont pratiquées sur les fistules périnéale et hypogastrique. La première se resserre beaucoup ; l'autre s'oblitère.

Enfin, le 22 avril, le malade quitte l'hôpital ; les trajets fistuleux livrent seulement encore passage à une petite quantité d'urine.

Arrivé chez lui, V.... reprit de l'embonpoint, et la fistule uréthro-rectale s'oblitéra complètement ; les désirs vénériens se réveillèrent, et provoquèrent au coït et à la masturbation, quoique le sperme s'introduisît dans la fistule du périnée pendant l'éjaculation, et y déterminât des douleurs vives. Chacun de ces excès était suivi, pendant quelques heures, d'une diminution de volume dans le jet de l'urine, dont une petite quantité passait alors par la fistule.

Le 15 mai 1833, V..., bien portant du reste, vint encore réclamer des soins à l'hôpital Saint-Eloi pour cette fistule périnéale. Une sonde n° 10 pénétra facilement dans la vessie, et son séjour n'occasionna aucun symptôme fâcheux. La dilatation fut continuée jusqu'au n° 12.

Le 30 mai, la fistule étant guérie, V... quitta l'hôpital.

Cet exemple de prostatite, provoquée par la masturbation, ne doit pas surprendre après ceux d'uréthrites dues à la même cause, et portées au point d'amener des rétrécissemens très-graves.

Il est remarquable que le cathétérisme pratiqué avec une sonde volumineuse avait été facile, lorsque, le lendemain, un autre praticien ne put réussir avec un numéro moins fort; ce qui le conduisit à la ponction de la vessie, au-dessus des pubis. Il est donc aussi dangereux d'employer des sondes déliées dans les cas de cette nature, que de vouloir franchir les rétrécissemens de l'urèthre avec des cathéters volumineux. Chez V..., les urines passaient par le rectum; la sonde, dont la présence était indispensable, ne pouvait être laissée longtemps à demeure, sans provoquer des accidens qui forçaient à la retirer. Cependant, à force de persévérance et de circonspection, on est arrivé à une guérison définitive, ce qui confirme encore ce que nous avons déjà dit des inconvéniens d'un séjour trop prolongé des sondes, et des avantages de leur usage intermittent. Dans les cas de fistule, il vaudrait mieux sonder les malades, chaque fois qu'ils éprouvent le besoin d'uriner, ou plutôt leur apprendre à se sonder eux-mêmes.

OBSERVATION 91. Prostatite chronique; fistule uréthro-rectale. — Traitemens variés infructueux. — Mort.

J.-Marie Caussade, de Bassouls (Gers), menuisier, est entré à l'Hôtel-Dieu-Saint-Eloi, le 29 novembre 1842.

Il rapporte qu'il y a neuf ans environ, il contracta une gale qui fut mal guérie, et à la suite de laquelle il se développa,

de chaque côté du scrotum , un furoncle assez considérable
qui disparut de lui-même. Trois années après , les urines
devinrent purulentes et leur excrétion fut aussi plus fréquente;
le malade avait à cette époque supporté beaucoup de mauvais temps. Les besoins d'uriner se rapprochaient quand il
buvait des liqueurs excitantes ; en même temps, il éprouvait
des douleurs assez vives du côté de la vessie ; il put néanmoins
continuer à travailler. Cet état s'aggrava peu à peu pendant
deux ans. Un jour, après avoir scié du bois, il voulut uriner
et ne rendit que du sang pur ; peu après , les urines rede-
vinrent claires, par la suite il sortit de nouveau des caillots
de sang de la grosseur d'un haricot (*Sangsues au périnée,
bains; tisane adoucissante*). Soulagement.

Les accidens ayant reparu , Caussade entra à l'hôpital de
Toulouse. (*Traitement antiphlogistique;* 100 *pil. avec l'extrait de ratanhia;* 150 *pilules de térébenthine*). L'hématurie cessa; mais les urines restèrent purulentes. Plus tard,
usage fréquent de lavemens purgatifs, alternant avec des lavemens laudanisés ; le malade put retourner chez lui et reprendre son travail.

Bientôt après, il fut obligé de s'aliter de nouveau (*Deux
cautères dans la région des reins ; eau de goudron*). A cette
époque, Caussade remarqua que ses urines contenaient du
sable, tenu en suspension au milieu de flocons glaireux ;
enfin, en allant un jour à la selle, il rendit par le rectum
une *matière liquide semblable à de l'urine*, et se sentit soulagé. Le médecin croyant à une diarrhée se contenta de la
combattre avec des lavemens de mauve.

Cet écoulement par le rectum continuant toujours, le malade vint à Montpellier. M. le professeur Serres le sonda
et ne reconnut dans la vessie aucun corps étranger; il lui
donna de l'eau de goudron, et bientôt les urines cessèrent
de déposer du sable. En même temps, des bains de siége, des
lavemens avec la décoction de têtes de pavot, et quelques bains
aromatiques, des purées pour aliments, du petit-lait en bois-

son, amenèrent un bon effet ; aucune matière liquide ne fut plus rendue par le rectum.

Au bout de quinze jours, l'écoulement rectal reparut ; une cautérisation fut pratiquée sur la portion prostatique de l'urèthre, mais sans amélioration.

M. Lallemand prit alors le service. En explorant la prostate, il la trouva volumineuse, inégale, saillante en avant et en arrière, mais déprimée et mollasse à sa partie moyenne. Une sonde ordinaire fut arrêtée au col de la vessie, et ne pénétra dans cette cavité qu'après avoir été fortement relevée vers les pubis et en faisant éprouver un soubresaut ; ce qui fut attribué à l'affaissement de la partie moyenne de la prostate. Le malade dit être sujet à une diarrhée, à un écoulement de matière liquide qui précède les selles ordinaires ; ces selles liquides sont involontaires, les matières fécales rendues ensuite ont une consistance molle, pâteuse ; les urines, moins abondantes alors, contiennent un dépôt de l'épaisseur du doigt, de matière très-consistante. Quand l'écoulement par le rectum s'arrête, celui du canal reparaît, sans que le malade soit prévenu de ces changemens par aucun symptôme.

D'après le rapprochement de toutes ces circonstances, M. Lallemand pensa que la prostate avait été le siége d'une inflammation chronique à la suite de laquelle le pus s'était fait jour dans l'urèthre et ensuite dans le rectum, d'où était résultée une fistule uréthro-rectale. En conséquence, il pratiqua une nouvelle cautérisation à la surface de la prostate, prescrivit plus tard des lavemens avec le nitrate d'argent (*un gramme pour* 500 *gr. d'eau*), et revint encore à la cautérisation, dans l'espoir de modifier le trajet fistuleux et de faire passer à l'état aigu l'inflammation chronique dont ces parties étaient le siége depuis plusieurs années. Des sondes volumineuses furent ensuite placées dans le canal pour empêcher l'urine de s'engager dans le trajet fistuleux et favoriser ainsi la réunion des parties suppurées.

Pendant neuf jours les sondes furent bien supportées ; rien ne passa par le rectum, et le malade ne souffrit pas.

19 *juin*, la sonde n'ayant pas été solidement fixée est sortie pendant la journée ; le malade, après avoir uriné, a rendu par le rectum une ou deux cuillerées d'urine.

25. L'introduction d'une nouvelle sonde provoque l'émission d'une assez grande quantité de sang ; on la retire. Lassitude inaccoutumée ; émission de l'urine par le rectum ; fièvre (*Bain*).

29. La fièvre étant dissipée, on revient à l'usage des sondes ; dans la journée, les accidens s'aggravent ; des douleurs vives se manifestent du côté des organes génito-urinaires, et surtout à la partie gauche de la poitrine ; la sonde est retirée (*4 ventouses scarifiées ; large vésicatoire sur le point douloureux.*)

1er *juillet*. Face altérée, narines pulvérulentes, fièvre violente ; inappétence (*Émétique* 10 *centigr.*, *quatre fois par jour*).

2. Aucune amélioration. Mort à sept heures du soir.

Nécroscopie. — *Poitrine.* Traces ordinaires d'une pleuropneumonie aiguë et récente, surtout du côté gauche.

Abdomen. Rien de particulier.

Reins, volumineux, déformés ; dans le droit, plusieurs cavités remplies de pus ; bassinet très-développé ; l'uretère droit très-dilaté a presque acquis le volume d'un intestin grêle. Le rein gauche, également en suppuration, est entouré d'un tissu cellulaire très-dense, comme fibreux, qui l'unit intimement à l'estomac, au colon, à la rate, au diaphragme et même au poumon gauche. L'uretère gauche est dilaté ; ses parois dures, très-épaisses, ont aussi contracté des adhérences intimes avec toutes les parties environnantes.

Vessie, très-petite, racornie et remplie de pus ; parois très-épaisses ; surface muqueuse très-altérée.

Prostate. La portion inférieure, presque entièrement fondue, est à peu près réduite à sa coque fibreuse. En haut, une ouverture assez grande pour admettre l'extrémité du doigt établit une large communication entre l'urèthre et le foyer prostatique ; d'autres plus petites, situées dans le voisinage, sont constituées par les orifices agrandis et réunis en groupe de plusieurs follicules muqueux de la prostate. En bas, la principale ouverture se continue avec un trajet fistuleux qui traverse la prostate excavée, se dirige en arrière vers le col de la vessie et va s'ouvrir dans le rectum, vers le milieu de sa face antérieure et à 5 centimètres environ de la marge de l'anus.

Il existait donc une large communication entre la portion prostatique de l'urèthre et le rectum ; c'est par ce vaste trajet fistuleux que passaient les urines lorsqu'elles étaient rendues sans le secours de la sonde ; ainsi se trouvait pleinement confirmé le diagnostic qui avait été porté.

Chez Caussade, la prostatite a présenté les caractères et suivi la marche des inflammations chroniques ; aussi, n'est-il pas survenu de rétention complète d'urine ; aussi, la suppuration ne s'est-elle pas fait jour brusquement et en abondance, avec soulagement, etc. Enfin, la désorganisation a continuellement fait des progrès sans qu'il se soit manifesté de tendances à la guérison, ni même de temps d'arrêt ; ce qui doit toujours être regardé comme le présage d'une terminaison funeste.

Il est facile, de suivre la marche de cette affection. Un abcès s'est développé dans la partie moyenne de la prostate ; il a cheminé vers l'urèthre où il s'est ouvert. A partir de ce moment, l'urine, pendant chaque émission, s'introduisant dans la cavité abcédée, y a entretenu l'inflammation ; peu à peu la suppuration a produit la destruction des parties voisines, et la cavité s'agrandit du côté du rectum ; l'enveloppe fibreuse de la prostate se détruisit dans un point, puis le tissu cellulaire sous-jacent ; enfin, l'intestin ramolli par l'inflammation s'est perforé.

Tous les symptômes caractéristiques d'une suppuration de la prostate se sont présentés dans ce cas. L'organe exploré à travers le rectum ne donnait plus, comme à l'état normal, la sensation d'un corps arrondi résistant, mais la partie moyenne était molle et fluctuante ; la sonde, arrivée au col de la vessie ne pouvait y pénétrer qu'en remontant sous les pubis et en éprouvant un soubresaut brusque, ce qui indiquait une dépression considérable dans la partie moyenne de ce lobe inférieur ; le malade ne rendait pas de l'urine par le rectum d'une manière continue, et la présence d'une sonde à demeure suffisait pour empêcher l'écoulement de ce côté, ce qui excluait l'idée d'une fistule vésico-rectale ; auquel cas la sortie du liquide par l'intestin perforé aurait eu lieu d'une manière continue.

Chez ce malade, les matières fécales étaient délayées par les urines, parce qu'il existait une large communication entre l'urèthre et le foyer prostatique ; c'est ce qui a fait croire à une diarrhée ordinaire. Dans d'autres cas où le pus seul pénétrait dans le rectum, nous avons eu soin de faire remarquer qu'il conservait les caractères phlegmoneux, qu'il était rendu le plus souvent avant les selles et ne se mêlait jamais avec elles, quoiqu'il les recouvrit quelquefois comme une couche de cérat. Ces différences, dont il est d'ailleurs facile de se rendre compte, sont d'autant plus importantes à noter que des abcès de la prostate peuvent se vider dans l'urèthre et dans le rectum, sans qu'il s'établisse de fistule urinaire, lors-même qu'aucune sonde n'est laissée dans le canal ; cette condition est très-favorable à la guérison, comme on a pu le remarquer en comparant les observations 87 et 89, à celles de Caussade, et comme on peut aisément le concevoir, quand on connaît l'action des urines sur les tissus les plus sains. Le caractère des selles dans les abcès de la prostate est donc d'une grande importance pour le diagnostic et pour le pronostic de la maladie.

M. Lallemand avait conçu le projet de fendre la prostate,

comme dans la cystotomie bilatérale de Dupuytren, afin d'ouvrir une issue facile à la suppuration et d'obtenir le contact des surfaces désorganisées ; mais l'état général du malade parut trop défavorable, et l'apparition de la pleuro-pneumonie justifia bientôt ces appréhensions. Toutefois, les méditations de M. Lallemand à ce sujet ne furent pas perdues, comme on va le voir.

OBSERVATION 92. Blennorrhagie ; chancres sur le gland. Prostatite aiguë ; rétention d'urine, suppuration, destruction de la prostate. — Taille bilatérale. — Guérison.

Elgard, Dominique, de Tardet (Basses-Pyrénées,), fusilier au 58ᵉ de ligne, âgé de 20 ans, d'une bonne constitution, contracta, dans les premiers jours de janvier 1844, une blennorrhagie, accompagnée de chancres à la couronne du gland. Non-seulement il négligea de soigner cette affection, mais il fit des excès de boisson qui provoquèrent (14 janvier) la suppression de l'écoulement et une strangurie accompagnée de grands efforts et de vives douleurs.

Le 18, rétention complète d'urine ; hoquet. Le malade, apporté à l'hôpital, dit avoir senti dans le ventre un craquement, correspondant au milieu des muscles de l'abdomen. D'après cette assertion et la nature des symptômes, l'élève de garde crut à une déchirure de la vessie avec épanchement d'urine dans la cavité péritonéale. Une sonde fut introduite avec beaucoup de difficulté dans la vessie, et les urines évacuées laissèrent déposer une grande quantité de pus.

Le lendemain, les symptômes avaient pris un caractère encore plus grave ; pouls petit et déprimé, langue sèche, rouge sur les bords ; hoquet ; vomissemens bilieux ; fluctuation évidente dans la cavité péritonéale ; abdomen excessivement douloureux à la moindre pression. L'ensemble de ces symptômes alarmans ne pouvait laisser le moindre doute sur l'existence d'une violente péritonite (50 *sangsues sur l'abdomen* ; 15 *centigr. de calomel renouvelé 4 fois par jour*).

Les deux jours suivans, 120 sangsues furent appliquées sur l'abdomen, et des cataplasmes émolliens continués sans interruption ; la dose du *calomel* fut portée à *un gramme* dans les 24 heures.

Après six jours de cette médication énergique, la diarrhée annonça que la crise de la maladie s'opérait par des selles abondantes qui furent entretenues encore, pendant trois jours, par l'administration du calomel. Enfin la maladie fut complétement arrêtée ; l'épanchement se résorba peu à peu, et le malade entra en convalescence.

5 *février*. Des chancres existaient au prépuce ; celui-ci recouvrait complétement le gland et entretenait ainsi l'absorption du virus vénérien (*Circoncision. Pilules de Sédillot, une matin et soir ; tisanes sudorifiques.*) On espérait que ces moyens amèneraient quelque changement favorable dans l'affection de la prostate, et permettraient plus tard d'agir directement sur l'organe lui-même.

La rétention d'urine ayant persisté, ce malade avait été sondé plusieurs fois par jour, depuis son arrivée. Mais la sonde évacuait toujours des urines bourbeuses, purulentes, infectes, recouvrant d'un enduit brunâtre le métal de l'instrument ; ces symptômes annonçaient une affection très-grave de la prostate et de la muqueuse vésicale ; le dégagement de l'acide sulfhydrique, qui noircissait si rapidement l'argent, faisait craindre la gangrène. Une fièvre continuelle avec exacerbation le soir épuisait le malade ; yeux enfoncés dans l'orbite, pommettes couvertes d'une rougeur vive et circonscrite ; face grippée, soif vive ; pouls fréquent ; inappétence ; en un mot, fièvre hectique, marasme complet. Le doigt introduit dans le rectum, reconnaissait, au défaut de résistance, que la portion inférieure de la prostate était détruite et qu'il n'en restait plus que la coque fibreuse.

La position de ce malade était donc désespérée ; l'incision

de la prostate parut seule offrir une chance de salut ; elle pouvait seule favoriser le rapprochement et la réunion des parois du foyer, empêcher le séjour du pus dans cette vaste excavation, dont l'ouverture se trouvait à la paroi supérieure, et faire cesser les funestes conséquences de la décomposition et de l'absorption qui s'y opéraient continuellement ; en un mot, il existait un abcès profond qu'il fallait vider à travers le périnée.

14. Le malade étant placé comme pour l'opération de la taille, une première incision est pratiquée sur le raphé, depuis le milieu du périnée jusqu'à la marge de l'anus, et prolongée en profondeur jusqu'au col de la vessie ; puis, avec le lithotome double de Dupuytren, la prostate est divisée dans toute son épaisseur, jusqu'au devant du rectum, par une double incision latérale ; du pus d'une odeur fétide s'écoule en grande abondance par la plaie ; le doigt introduit dans la prostate constate une excavation de l'étendue de la moitié d'un œuf, plus prononcée à gauche qu'à droite. Le malade est reporté dans son lit et placé comme après l'opération de la taille.

Dès le soir même, la fièvre hectique, qui s'exaspérait régulièrement à la chute du jour, avait disparu ; l'expression de la figure était déjà complétement changée.

15. Pouls meilleur ; le malade a dormi, il se sent très-bien ; l'urine passe en totalité par la plaie. Le traitement antivénérien est continué. — Prépuce cicatrisé.

21. Aucun accident n'est survenu ; la plaie est d'un beau rouge. On cautérise la cavité prostatique avec un crayon de nitrate d'argent introduit par la plaie. Le malade demande à manger ; on commence à lui permettre quelques alimens.

Les jours suivans on renouvelle de temps en temps la cautérisation de l'excavation prostatique.

Le 6 *mars*, les urines commencent à passer par le canal.

16. La plaie du périnée est cicatrisée dans les deux tiers de son étendue ; les urines passent de plus en plus par le canal, et peuvent déjà être retenues pendant quelque temps.

12 *avril*. Le malade s'étant refroidi, a de la fièvre et une indigestion (*Diète*).

16. L'urine passe à plein jet par le canal; elle est claire et limpide; les fonctions de la vessie ont repris leur état normal. Il survient des pollutions nocturnes. La fraîcheur et l'embonpoint annoncent que toutes les fonctions de l'économie s'exécutent parfaitement. La plaie du périnée est cicatrisée, sauf un point fistuleux très-petit, qui ne tarde pas à se fermer.

2 *mai*. Sorti de l'hôpital complètement guéri, Elgard a pu reprendre immédiatement son service.

Depuis lors, ayant été plusieurs fois de garde à l'hôpital, il n'a pas manqué de visiter les salles de chirurgie; sa santé n'avait jamais été meilleure; il n'éprouvait pas le moindre ressentiment d'une aussi grave affection, et les fonctions génito-urinaires s'exécutaient comme auparavant. Enfin, il n'a pas voulu demander son congé de réforme, comme M. Lallemand le lui avait proposé, et, plus tard, son rétablissement avait tellement dépassé toute attente, qu'il n'eût même pu être présenté.

Nous ne reviendrons pas sur ce que nous avons dit ailleurs des blennorrhagies syphilitiques, de la circoncision dans les cas de chancres développés sous le prépuce, etc. Nous ferons seulement remarquer, à l'occasion de la péritonite, combien étaient graves les symptômes réunis chez ce malade : fluctuation de l'abdomen, douleur excessive, vomissemens bilieux abondans, hoquet continuel, langue sèche et rouge, etc. Tout indiquait un pronostic mortel; cependant, 150 sangsues en 8 jours et le calomel à haute dose, ont produit une guérison prompte et complète de cette violente complication.

Il est bon de noter aussi que ce malade a pris pendant *sept jours 1 gramme de calomel*, sans éprouver aucun accident du côté des organes salivaires, ce qui doit être attribué à l'intensité même de la maladie. C'est ainsi que dans le tétanos, 60, 70 centigrammes d'opium sont supportés sans provoquer le moindre phénomène d'intoxication. Chez Elgard, la maladie s'est jugée par des selles en diarrhée ; chez une autre malade qui, à la même époque et pour une péritonite moins intense, avait pris seulement pendant *trois jours* 60 *centigrammes de calomel,* une salivation abondante s'est déclarée et a jugé la maladie.

Les doses ne doivent donc pas être calculées d'après la constitution des individus, mais encore d'après l'intensité de la maladie ; alors on n'est plus étonné de trouver des sujets chétifs, affaiblis par de longues souffrances, qui supportent des doses énormes d'un médicament, tandis que d'autres, robustes et vigoureux, sont éprouvés souvent par des quantités infiniment plus petites. On serait induit également à de graves erreurs en voulant juger de l'effet des agens thérapeutiques, par leur action sur des individus bien portans ; le corps sain se comporte avec les médicamens autrement que le corps malade ; la *tolérance* est en général en raison de la violence du mal. Il existe encore dans la thérapeutique une autre cause d'erreur ; c'est que l'action des médicamens change quelquefois avec leurs doses, d'où résultent des contradictions apparentes. Ainsi, 25 ou 50 *centigrammes* de térébenthine provoqueront, chez certains individus, une irritation de la vessie avec hématurie, tandis que 4 et même 8 *grammes* seront supportés facilement ; cela vient de ce qu'à haute dose la térébenthine agit comme purgatif et n'est pas absorbée, tandis qu'à 5 ou 10 centigrammes elle est absorbée, passe successivement dans le sang, dans les reins, dans la vessie, et agit spécialement sur les voies urinaires.

Mais arrivons à l'affection de la prostate qui fait essentiellement le sujet de cette observation.

L'inflammation a commencé par les follicules muqueux, comme l'indique l'écoulement abondant qui a précédé de 15 jours la rétention d'urine ; plus tard des excès de boissons, des fatigues, ont étendu la phlegmasie au tissu cellulaire qui unit entre eux ces follicules : l'écoulement s'est supprimé. Dès-lors, la maladie a pris les caractères et suivi la marche des phlegmons de la prostate : d'où la dysurie, et bientôt la rétention complète d'urine. L'abcès s'est ouvert dans l'urèthre, et le reste de ce lobe inférieur s'est fondu. La vessie participait à cette inflammation, car les urines étaient purulentes; leur odeur infecte et la coloration brune, noirâtre de la sonde à chaque cathétérisme, annonçaient le dégagement de l'acide sulfhydrique et par conséquent un état gangréneux des parties affectées, ou du moins une disposition très-prochaine à la gangrène. Le foyer purulent ne pouvait se vider dans le canal, parce que son ouverture se trouvait située à la partie la plus élevée; il s'y opérait de fâcheuses réactions et une résorption continuelle qui agissaient sur toute la constitution et entretenait la fièvre hectique; le malade était tombé dans le marasme, et tout devait faire craindre que l'abcès ne se fît jour incessamment dans la vessie et dans le rectum. Cet état exigeait une prompte solution.

Trois moyens principaux se présentaient pour y remédier : *la cautérisation par le nitrate d'argent, les sondes à demeure, et l'incision.*

Comme l'abcès s'était ouvert dans l'urèthre, et que l'affection avait déjà pris un caractère chronique, on aurait pu porter le nitrate d'argent sur la portion prostatique du canal et sur le col de la vessie, dans le but de changer l'inflammation de ces parties; mais, quand bien même on eût modifié l'état de la muqueuse, il restait toujours une vaste excavation, qu'il fallait vider. Comment y développer une inflammation aiguë, capable de produire le travail nécessaire à la cicatrisation, et surtout comment arriver à mettre en contact les parois de l'abcès ?

Les sondes à demeure n'auraient pas atteint ce but; quelque dilatation, quelque compression qu'on eût exercée sur le canal au moyen d'une sonde, ou par le rectum au moyen de tamponnemens, il eût été impossible de mettre en contact la paroi supérieure du foyer formée par les membranes de l'urèthre, avec le bas-fonds, qui ne consistait plus que dans la coque fibreuse de la prostate.

Restait donc l'incision. Le plan de cette opération avait été conçu à l'occasion du malade qui fait le sujet de l'observation précédente. La coque fibreuse divisée par l'instrument tranchant devait s'affaiser et permettre au foyer purulent de se vider librement au dehors; il était possible ensuite, avec le nitrate d'argent, de déterminer dans cette cavité une inflammation aiguë, qu'on modifierait ou qu'on activerait à son gré. De cette manière, le pus pouvait facilement s'écouler par trois incisions qui s'étendaient jusqu'à la partie la plus déclive du foyer; les parois de l'abcès pouvaient arriver peu à peu au contact et contracter des adhérences. Le résultat a complétement justifié ces prévisions. On a vu que tous les symptômes alarmans avaient disparu le jour même de l'opération, y compris cette fièvre, que les anciens regardaient comme incurable, comme l'indice d'un état miasmatique général de l'économie.

C'est à Broussais qu'appartient la découverte de ces fièvres hectiques qui se rattachent à une inflammation chronique, le plus souvent fatale, inflammation qu'il faut attaquer et détruire pour que tous ces symptômes tombent ensuite d'eux-mêmes. Ce sera toujours un beau titre de gloire, pour l'auteur des recherches sur les phlegmasies chroniques, et un immense service rendu à l'humanité.

Ici la fièvre hectique avait sa source dans l'influence sourde et pernicieuse de l'affection de la prostate sur la constitution du sujet; une fois que la suppuration a pu se faire jour au-dehors, les accidens généraux se sont dissipés, et, en même temps que la plaie du périnée marchait rapidement vers la cicatrisation, la santé générale s'est rétablie avec une promptitude qu'il n'était pas permis d'espérer.

Cette opération de taille, pratiquée dans un cas où l'on savait qu'il n'existait pas de pierre à extraire, est peut-

être le seul exemple de ce genre ; il faut espérer que les praticiens seront encouragés par ce succès, et qu'ils ne reculeront pas devant un moyen hardi, il est vrai, mais qui est
la seule ressource dans les cas de cette nature ; les dangers
sont moins grands que s'il existait un calcul dans la vessie ;
le réservoir urinaire n'est pas ordinairement aussi malade, il
n'y a pas d'hémorrhagie à redouter, et les efforts nécessaires
à l'extraction du calcul ne compliquent jamais l'opération.

Les praticiens doivent encore être rassurés par ce qui a
souvent été remarqué chez des opérés de la taille dont la
prostate était profondément altérée, et qui ont été débar-
rassés en même temps de ces affections, qu'on aurait pu
croire incurables, par la cystotomie qui les avait délivrés de
leurs calculs.

CONSIDÉRATIONS GÉNÉRALES.

La prostate est composée de follicules muqueux accolés
les uns aux autres, pourvus à leur surface interne d'une
membrane muqueuse, unis par du tissu cellulaire, et enveloppés par une membrane fibreuse. Ces follicules sécréteurs
fournissent une matière onctueuse destinée à lubrifier le canal ; leur orifice excréteur s'ouvre à la surface de l'urèthre et
leur cul-de-sac s'étend jusqu'à l'enveloppe fibreuse qui les
renferme.

C'est donc improprement que la prostate a été comparée
à une glande ; les appareils glandulaires présentent des con
duits entortillés, abouchés les uns dans les autres, augmentant de volume, et formant un canal excréteur commun ;
tandis que la prostate est composée d'une réunion de follicules droits, courts, uniformément disposés, allant chacun
s'ouvrir directement à la surface du canal par un orifice distinct ; ces follicules ne diffèrent pas d'ailleurs de ceux qui

sont disséminés dans le reste de l'urèthre ; seulement, ils se trouvent là réunis en très-grand nombre, et enveloppés d'une membrane fibreuse qui leur donne l'aspect d'un seul organe.

Au premier abord, ces follicules ainsi réunis paraissent former une masse unique ; un examen plus attentif fait cependant reconnaître qu'ils se groupent en plusieurs lobes assez distincts, surtout dans l'état pathologique.

La prostate étant composée de follicules muqueux et de tissu cellulaire inter-folliculaire, chacun de ces éléments peut être isolément ou simultanément le siége d'une inflammation ; ainsi toutes les causes d'irritation, soit directe, soit indirecte, dont l'action ¦détermine une fluxion vers ces parties, sont capables de produire des inflammations aiguës ou chroniques de la prostate, qui, suivant l'élément affecté, seront ou *folliculeuses* ou *cellulaires*.

Prostatite folliculeuse. — Nous ne reviendrons pas sur les distinctions que nous avons établies ailleurs entre les blennorrhagies, les blennorrhées ordinaires, les blennorrhagies syphilitiques, etc. ; il nous suffira de rappeler que tous les écoulemens uréthraux ont leur siége principal dans les follicules de la prostate ; car son ¦parenchyme n'est qu'une réunion de follicules plus nombreux, plus rapprochés et plus développés que dans tout le reste du canal. La membrane muqueuse, qui tapisse la surface de la prostate, est percée par leurs nombreux orifices excréteurs : quoiqu'ils soient très-petits dans l'état sain, si l'on comprime la prostate, après avoir soigneusement essuyé la surface muqueuse, on voit sortir, par une multitude de pores, autant de gouttelettes d'une matière onctueuse. La même chose arrive, lorsqu'après avoir coupé la prostate, on la comprime entre les doigts ; et comme le plus petit fragment laisse exsuder de cette matière par une foule de petits canaux divisés, il est évident qu'ils la traversent dans toute sa longueur, et qu'elle en est partout composée.

Dans l'état normal, le mucus prostatique est transparent, filant, semblable à de la glu, comme on le voit par exemple, à la suite d'érections prolongées.

Toute excitation des follicules muqueux en augmente la sécrétion; lorsqu'ils sont irrités, cette sécrétion est de plus modifiée dans sa composition; enfin lorsqu'ils sont enflammés, la texture de leurs parois est altérée.

Dans les prostatites folliculeuses, quelle qu'en soit la cause, la sécrétion est augmentée et altérée en proportion du degré d'intensité de la phlegmasie; elle est d'abord trouble, grisâtre, opaque, puis jaunâtre et même verdâtre, puriforme.

Chez des malades qui avaient succombé à d'autres affections pendant que la prostatite folliculeuse était encore à son maximum d'intensité, on a pu voir bien distinctement ces canaux juxta-posés s'étendant sans interruption, sans ramification, sans se réunir aux follicules voisins, depuis leur ouverture à la surface de l'urèthre jusqu'au cul-de-sac qui les termine; on ne saurait mieux les comparer qu'à des doigts de gant. C'est dans ces cas aussi qu'il a été possible de percevoir distinctement la structure de la prostate, très-difficile à reconnaître sans préparation à l'état normal; en divisant l'organe dans le sens antéro-postérieur sur la ligne médiane, on a pu suivre tous les follicules depuis la muqueuse du canal jusqu'à la membrane fibreuse périphérique; ils sont alors gorgés d'un liquide visqueux, puriforme, et ressemblent à des canaux qu'on aurait injectés avec de la cire; on voit aussi les culs-de-sacs de ces follicules venir se terminer à l'enveloppe fibreuse (1).

Les produits de ces inflammations folliculeuses étant facilement éliminés au-dehors, il n'en résulte aucun gonflement remarquable de la prostate; c'est pourquoi les écoulemens

---

(1) Lallemand, *Des pertes séminales involontaires*, obs. 5.

de l'urèthre, quelque abondants qu'ils soient, ne s'accompagnent pas de rétention d'urine.

Quand cette inflammation des follicules est exaspérée, elle peut s'étendre jusqu'au tissu cellulaire et produire la destruction de leurs parois ; il en résulte une excavation qui présente plusieurs orifices, par lesquels s'écoulent les produits morbides.

Si la maladie fait de nouveaux progrès et réunit plusieurs de ces cavités, la prostate est partagée en un plus ou moins grand nombre d'alvéoles, dont les unes sont isolées tandis que les autres communiquent entre elles ; enfin si l'espace qui les sépare se détruit à la longue, une partie de la prostate réduite à sa coque fibreuse, ne forme plus qu'une vaste excavation, séparée du canal par la membrane muqueuse de l'urèthre, percée comme un arrosoir d'une multitude de trous par lesquels s'écoulent les produits du foyer commun ; les nombreuses ouvertures de cette espèce de crible peuvent avoir des dimensions très-différentes, suivant que les orifices des follicules sont restés isolés ou se sont réunis en plus ou moins grand nombre, comme dans l'observation de Caussade, n° 94.

D'autres fois les follicules subissent peu d'altération, mais plusieurs orifices se réunissent par la destruction de la membrane muqueuse qui les entoure, de manière à former à la surface du canal une ouverture commune, en forme d'entonnoir. La membrane muqueuse prostatique paraît alors ulcérée, éraillée ; si l'on introduit un stylet par un de ces orifices on peut le faire pénétrer dans différentes directions, ce qui prouve que plusieurs follicules aboutissent à une ouverture commune. Enfin plusieurs follicules peuvent se réunir dans toute leur longueur par la destruction du tissu cellulaire qui les séparait, de manière à ne plus former qu'une seule cavité qu'il est difficile, par la suite, de distinguer de celle d'un seul follicule très-dilaté.

Dans tous ces cas, des sondes déliées ou pointues peuvent

s'engager dans ces clapiers pendant le cathétérisme, d'autant plus facilement que quelques-uns ont assez de capacité pour admettre un cathéter ordinaire ; chez des malades qui n'avaient jamais été sondés, on aurait même pu croire que la prostate avait été sillonnée par de nombreuses fausses routes.

On conçoit aussi que l'urine doit s'engager avec facilité dans ces clapiers, surtout si elle rencontre dans le canal le moindre obstacle à sa libre émission, et son action tend à raviver l'inflammation, à augmenter les désordres déjà existans. C'est ce qui explique la fréquence et la gravité des altérations de la prostate à la suite des blennorrhagies, qui produisent si souvent des rétrécissemens de l'urèthre.

M. Lallemand a rapporté dans son ouvrage sur les *Pertes Séminales* (1), une série de nécropsies qui permet de suivre le passage de l'inflammation des follicules muqueux au tissu cellulaire ambiant, et les progrès des altérations à des époques plus ou moins avancées. Nous rappelons ici ces observations, parce qu'elles ne sont pas communes ; en effet, peu d'individus succombent pendant la première période de ces affections, et c'est toujours à quelque maladie beaucoup plus grave ; en sorte qu'on ne pense pas à examiner la prostate quand on le pourrait ; le plus souvent on ne soupçonne pas qu'elle soit altérée, ou l'on n'a aucun intérêt à s'en assurer.

Dans l'une de ces observations (n° 5), les follicules muqueux étaient gorgés de pus épais, concret, par suite d'une inflammation éminemment aiguë et récente. A une époque plus avancée on a trouvé la prostate *infiltrée de pus* ou de matière *pultacée*, que la pression faisait sortir sous forme de grains (n° 6). Ainsi, le tissu cellulaire était déjà envahi par l'inflammation, mais la suppuration n'y était pas encore bien établie. A une époque plus avancée encore, en comprimant légèrement la

____

(1) Page 13 et suiv., T. 1.

prostate, *on faisait sortir du pus de tous ses conduits excré-teurs;* elle contenait en outre, *de petits abcès* du volume d'une lentille ou d'un pois (n° 4). Ici la suppuration du tissu cellulaire avait déjà eu le temps de se réunir en foyers bien distincts. A la suite d'une affection beaucoup plus ancienne et d'une marche plus lente, la prostate *trois fois plus volu-mineuse qu'à l'ordinaire,* fournissait par la pression *une matière purulente très-abondante;* elle contenait en outre *une trentaine de petits abcès* et *autant de tubercules mi-liaires* (n° 3). Dans ce cas, l'inflammation ayant été peu intense et d'une marche chronique, les foyers les plus an-ciens, au lieu de se vider au dehors, s'étaient transformés en tubercules par l'absorption de la portion la plus aqueuse du pus. Enfin, chez un autre malade (n° 5), la destruction ayant fait encore plus de ravages, la partie inférieure de la prostate était réduite à sa coque fibreuse, et la suppuration s'é-chappait par une multitude de trous de la muqueuse uré-thrale, c'est-à-dire par les orifices des follicules muqueux, dont tout le reste avait été détruit.

Ces détails d'anatomie pathologique permettent de comprendre la fréquente apparition d'abcès de la prostate à la suite de blennorrhagies exaspérées par des excès, des imprudences, des traitemens irrationnels (*Obs.* 65, 85, 86, 87). On conçoit aussi pourquoi ces écoulemens s'arrêtent instantanément, ou diminuent beaucoup, en même temps que l'émission des urines devient difficile et même impossible; l'inflammation passe de la surface sécrétoire des follicules au tissu cellulaire qui les enve-loppe; les matériaux qui étaient éliminés au-dehors par le canal, sous forme d'écoulement, sont désormais empri-sonnés dans la coque fibreuse qui enveloppe le tout; ils pro-duisent donc un gonflement qui comprime le canal jusqu'à ce que le pus se soit fait jour au dehors.

Ayant parlé ailleurs des écoulemens de l'urèthre, nous n'avons dû les envisager ici que dans leurs rapports avec les abcès de la prostate; c'est aussi sous ce point de vue seulement que nous avons rappelé la nature de cet organe, ses fonctions

et les altérations pathologiques décrites dans un autre
ouvrage. Malgré la division que nous avons dû admettre en
théorie, entre les affections des deux élémens principaux de la
prostate, il ne faut jamais perdre de vue dans la pratique
leurs connexions intimes et forcées.

Prostatite celluleuse aiguë ou *phlegmon de la prostate.*

Indépendamment de l'inflammation des follicules dont nous
venons de parler, toutes les causes qui agissent sur le tissu
cellulaire de la prostate peuvent déterminer une inflammation phlegmoneuse, susceptible d'amener la suppuration de
l'organe. Les plus actives sont une équitation forcée, un
voyage prolongé en voiture, des excès de boisson et de coït,
un cathétérisme vicieux, etc.

Cette inflammation se distingue de la précédente par l'absence d'écoulement et par la difficulté de l'émission des urines, fréquemment portée jusqu'à la rétention complète ; de
plus, les malades éprouvent dans la prostate une pesanteur
gravative, des douleurs sourdes, de la constipation, un besoin trompeur d'aller à la selle ; la prostate, explorée à travers le rectum, donne la sensation d'un corps tendu, plus
volumineux qu'à l'état normal, et la moindre pression exercée à sa surface est très-douloureuse ; l'économie participe
souvent à ces désordres par une réaction fébrile, accompagnée de chaleur générale, d'agitation, etc. Si la phlegmasie
est arrêtée, les symptômes se dissipent ; si elle continue à
augmenter d'intensité, la rétention d'urine devient complète, quand elle ne l'était pas dès le début. Le tissu cellulaire
enflammé suppure, les follicules muqueux participent
bientôt à l'inflammation, se détruisent, et le pus se rassem-
ble en petits foyers, qui d'abord disséminés, s'étendent successivement et se réunissent en une cavité principale.

Dès lors, l'abcès prostatique est constitué, et la suppuration peut se faire jour dans des directions différentes, sui-

vant que la phlegmasie siége principalement en avant, en haut, en bas ou en arrière.

Pour plus de précision, nous allons examiner séparément chacune de ces dispositions.

1° Lorsque l'abcès siége à la partie antérieure de la prostate, il survient au périnée, entre le sphincter de l'anus et la peau du scrotum, une tumeur dure et rénitente. La solution la plus avantageuse est celle où le pus s'écoule spontanément au dehors, à travers le périnée, et permet au travail de la cicatrisation de s'établir ; car ni les urines, ni les matières fécales ne pénètrent alors dans le foyer. L'inflammation a gagné de proche en proche les divers tissus jusqu'à la peau, qui se rompt et laisse la suppuration se faire jour.

Quand on est appelé de bonne heure, aussitôt qu'on sent de la dureté ou une saillie qui indique le siége de l'inflammation, lors même qu'il n'y aurait aucune apparence de fluctuation, il faut se hâter de pratiquer une incision profonde sur la ligne médiane du périnée, en dirigeant la pointe du bistouri vers le col de la vessie, jusqu'à ce qu'elle ait pénétré dans l'épaisseur de la tumeur. En agissant ainsi, on ne donne issue, dans le moment, qu'à du sang, mêlé tout au plus à quelques gouttes de pus, parce que la suppuration était encore disséminée dans les mailles du tissu aréolaire ; mais comme on lui a fait jour, l'écoulement devient bientôt de plus en plus abondant, les parties se dégorgent rapidement, tous les symptômes se dissipent, et la guérison n'est entravée par aucun désordre consécutif.

Attendre que la fluctuation soit sensible dans la tumeur, serait s'exposer à laisser à la prostate le temps d'être complétement désorganisée, à cause de la difficulté qu'éprouve le pus à se frayer une voie à travers une aussi grande épaisseur de parties ; pendant ce temps la suppuration pourrait se diriger vers le rectum ou vers l'urèthre, dont elle est plus voisine que de la peau. Toutefois, il faut prévenir les malades de ce qui doit arriver ; sans cela, ne voyant pas de pus s'écouler à la suite de l'incision , ils pourraient croire qu'on s'est trompé, qu'on leur a pratiqué une opération inutile ou même nuisible.

L'observation 85 démontre de la manière la plus frappante tous les avantages de cette pratique, et les dangers d'une temporisation inopportune.

2° Lorsque la collection purulente a son siége principal dans la partie de la prostate qui est la plus voisine du rectum, il y a compression de l'intestin; le malade y éprouve, plus spécialement que dans les cas ordinaires, de la chaleur, des élancemens ; il a plus de pesanteur à la marge de l'anus; la pression du doigt sur la prostate est plus douloureuse; on sent une tumeur ronde, saillante dans l'intestin.

Après quelques jours de douleurs vives et d'accidens variables , suivant les diverses circonstances, un sentiment de déchirure se fait sentir ; une détente générale lui succède et les selles sont suivies ou précédées d'une suppuration *phlegmoneuse* abondante ; les matières fécales conservent leur forme et leur consistance normale. On peut avoir une idée de ce qui s'est passé dans les parties soustraites à nos sens, par ce qu'on observe dans les abcès sous-cutanés qui s'ouvrent spontanément à la surface de la peau ; l'inflammation a marché successivement jusqu'à la paroi du rectum, et celle-ci s'est perforée après avoir été ramollie.

Il est difficile de confondre cette suppuration produite par des abcès de la prostate avec les matières purulentes fournies par les ulcérations intestinales dans les diarrhées chroniques. Dans les abcès prostatiques, le pus se fait jour subitement dans le rectum ; il conserve son aspect phlegmoneux ; tandis que , dans les entérites, la sanie qui provient des ulcérations délaye les matières fécales et forme avec elles un mélange diarrhéique. D'un autre côté, tant que le pus prostatique reste phlegmoneux et que les matières fécales conservent leur consistance , on peut être certain qu'il ne s'écoule pas d'urine dans le rectum. Ces caractères sont

donc importans pour le diagnostic et le pronostic de ces affections.

Dans les cas ordinaires, les malades rendent d'abord du
pus phlegmoneux plusieurs fois dans 24 heures, ensuite tous
les jours, puis tous les deux ou trois jours; l'abcès vidé, son
ouverture se referme et ne se rouvre qu'après que le foyer
s'est rempli de nouveau. Quand la constitution est bonne, la
guérison peut être spontanée et même très-prompte. L'usage
des sondes n'est pas nécessaire ici, puisque les urines ne
peuvent pas s'introduire dans le foyer. La consistance des
matières fécales ne leur permet pas non plus d'y pénétrer;
il n'y a donc aucune indication locale à remplir.

Mais si la destruction gagne la partie supérieure du foyer,
l'urèthre se déchire aussi; l'urine peut donc s'engager alors
dans cet orifice fistuleux et sortir par le rectum, de manière
à constituer une fistule uréthro-prostatique.

Cependant nous avons rapporté plusieurs observations
dans lesquelles les urines n'ont jamais passé par le rectum,
bien que la suppuration se soit fait jour dans l'urèthre et dans
l'intestin, soit en même temps, soit successivement, ou même
alternativement et à plusieurs reprises : dans tous ces cas, le
canal était parfaitement libre; donc les urines avaient plus
de facilité à s'en échapper qu'à pénétrer dans le foyer prostatique; voilà pourquoi les malades ont pu guérir sans le
secours de la sonde.

Toutefois, il arrive souvent, quand la maladie traîne en
longueur, que l'ouverture de communication avec l'urèthre
s'agrandit assez pour donner passage aux urines; dès lors,
la maladie prend un caractère beaucoup plus grave, suit une
marche bien plus fâcheuse, et devient infiniment plus difficile
à guérir (*Obs.* 91).

On observe quelque chose de semblable dans les abcès
par congestion qu'on laisse percer spontanément; l'ouverture
se ferme d'abord assez facilement, la cicatrice se rompt quand

une nouvelle quantité de pus s'est accumulée sous la peau ; puis, après bien des alternatives, l'ouverture s'agrandit et ne se ferme plus ; mais elle peut être encore bouchée par les débris mêlés au pus; enfin, il arrive un moment où l'air pénètre librement jusqu'au foyer, et l'on sait avec quelle rapidité la maladie suit dès lors une marche funeste.

En résumé, tant que le pus rendu par le rectum reste épais et visqueux, tant que les matières fécales conservent leur consistance, on peut être certain que l'urine ne s'introduit pas dans ce foyer prostatique ; sans quoi la suppuration et les selles, délayées par les urines, ressembleraient bientôt à la matière des diarrhées ; d'autant plus que la présence des urines est pour la membrane muqueuse intestinale une cause puissante d'irritation.

Ceci n'est pas seulement important pour le diagnostic et pour le pronostic, mais encore pour le traitement ; car, tant qu'on a la certitude que les urines ne pénètrent pas dans le foyer prostatique, on doit s'abstenir de laisser des sondes à demeure dans le canal ; elles ne seraient d'aucune utilité, et leur présence continuelle exaspérerait inévitablement l'inflammation de la prostate. Nous avons fait remarquer qu'on s'en était abstenu dans tous les cas de cette nature, et que la guérison n'en avait pas été retardée (*Obs.* 86, 87, 89). Tout récemment encore, M. Lallemand a vu un abcès de la prostate, vidé dans le rectum, se fermer spontanément dans l'espace de dix jours.

Si l'ouverture uréthrale du foyer prostatique vient à s'agrandir, soit parce que la constitution du malade est détériorée, soit parce que l'inflammation a suivi une marche chronique, etc., alors il s'établit une fistule qui donne passage aux urines à chaque émission ; et, si la destruction s'étend du côté de la vessie, il en résulte une fistule vésico - rectale par laquelle l'urine s'écoule continuellement, comme nous allons le voir ; car lorsque les désordres sont arrivés à ce point, il importe peu que l'abcès de

la prostate se soit d'abord vidé dans le rectum, dans l'urèthre ou dans la vessie ; les résultats et les indications sont les
mêmes.

3° Lorsque le phlegmon siége plus particulièrement à la
partie supérieure de la prostate, le pus se 'fait jour dans le
canal. La rétention d'urine est prompte à se manifester,
parce que le gonflement inflammatoire est très-voisin du
canal et soulève bientôt sa membrane muqueuse. Quand
celle-ci est distendue par le pus et ramollie par l'inflammation, le bec de la sonde en produit facilement la rupture, pendant une tentative de cathétérisme, surtout si l'on se sert d'un
instrument délié ou conique, comme on a l'habitude de le
faire toutes les fois qu'on éprouve de la difficulté à pénétrer
dans la vessie. Aussitôt que l'abcès est ouvert ou plutôt
rompu, il s'en échappe une grande quantité de pus ; néanmoins on ne peut pas pénétrer dans la vessie, parce que le bec
de la sonde s'est engagé dans le foyer. On a simplement produit une ponction qui aurait d'ailleurs été spontanée un peu
plus tard, et il vaut mieux, sous tous les rapports, qu'elle
soit devancée autant que possible. L'écoulement continue ; le
malade très-effrayé est tenté d'attribuer cet accident à l'im-
péritie du praticien ; cependant, ses douleurs se calment, il
s'assoupit, et quand il se réveille il peut, à son grand étonnement, vider sa vessie sans le secours de la sonde.

Lorsque le canal est libre et l'ouverture de l'abcès très-
petite, l'urine a plus de difficulté pour y pénétrer pendant la
miction que pour s'échapper au-dehors. Alors l'écoulement
diminue rapidement, les parois du foyer se rapprochent, si
l'individu est jeune et robuste, si l'inflammation est aiguë,
récente, de bonne nature, ce dont on peut juger par
les qualités du pus comme dans tous les autres phlegmons ;
les parois du foyer se trouvent en contact dans les conditions les plus favorables à leur réunion, et ne tardent pas
à se cicatriser ; l'écoulement cesse complétement en dix ou
quinze jours. Quelquefois la suppuration reparaît pendant

un jour ou deux, lorsque l'ouverture s'est fermée avant que le foyer soit entièrement oblitéré ; elle peut même se montrer à plusieurs reprises, tantôt par le rectum, tantôt par l'urèthre ; mais enfin tout disparaît spontanément et pour toujours. (*Obs.* 87, 89).

La terminaison de ces phlegmons ouverts dans le canal n'est pas toujours aussi heureuse ; l'abcès vidé, la suppuration continue, devient moins épaisse, moins visqueuse, semblable aux divers écoulemens du canal ; les parties s'affaissent, mais l'ouverture de la muqueuse ne se ferme pas, l'urine s'y introduit en sortant de la vessie, et son contact habituel avec les parois du foyer y dénature l'inflammation, l'entretient, la renouvelle et devient la cause de désordres plus ou moins étendus. Une sonde laissée à demeure dans la vessie peut empêcher le contact de l'urine avec l'ouverture de l'abcès, et par suite son introduction dans le foyer purulent, en même temps qu'elle rapproche les parois, qui peuvent alors se réunir.

Si le praticien n'est pas appelé à temps, l'affection ne marche pas vers la guérison, la prostate se détruit, se vide et s'affaisse ; le doigt introduit dans le rectum, reconnaît qu'il ne reste plus de l'organe que la coque fibreuse ; tout au plus, en avant ou en arrière on sent des débris de la prostate qui n'ont pas encore suppuré.

Le séjour de l'urine dans cette cavité y entretient une inflammation qui bientôt s'étend plus loin ; la coque fibreuse s'enflamme, suppure à son tour ; le tissu cellulaire, le rectum se prennent, une fistule uréthro-rectale s'établit, comme lorsque la suppuration s'est étendue vers l'urèthre après s'être ouverte dans le rectum ; les malades tourmentés par des coliques, mais d'une manière bien plus prompte et même inévitable à cause de l'influence fâcheuse des urines, vont fréquemment à la selle et rendent, après chaque miction, de l'urine mêlée à une petite quantité de pus et de matières fécales liquides. On croit souvent dans ce cas à l'existence d'une diarrhée, non-seulement parce que les selles sont délayées par les urines, mais encore parce que ce liquide agit d'une manière irritante sur la membrane muqueuse intestinale qui n'est pas accoutumée à son action, et provoque du ténesme, des coliques, des tranchées, en même temps qu'une sécrétion plus abondante de mucosités, symptômes ordinaires d'une inflammation commençante de l'extrémité du gros intestin ; ce qui n'est pas surprenant, puisque les urines y entretiennent pour le moins une vive irritation.

Mais il est facile de reconnaître la véritable cause de ces accidens en voyant disparaître l'écoulement du canal et diminuer la quantité des urines rendues pendant la miction. Le rapprochement est encore plus remarquable quand il s'établit une espèce d'oscillation entre les deux ordres de phénomènes, par l'oblitération ou l'obstruction momentanée du trajet fistuleux. (*Obs.* 91).

Malgré la gravité des désordres qu'on doit supposer dans la prostate, on peut encore espérer d'obtenir la réunion des parois du foyer en plaçant une sonde à demeure dans la vessie, si le malade est jeune et robuste, si l'inflammation est aiguë et de bonne nature, car l'urine ne s'introduit dans le foyer qu'en traversant le canal.

Cependant, malgré l'importance qu'on doit attacher à prévenir l'introduction de l'urine dans le trajet fistuleux, il ne faut pas s'obstiner à la maintenir en place lorsque sa présence provoque de la douleur, de la fièvre, etc. ; plus nuisible qu'utile, elle augmenterait l'inflammation de la prostate et accélérerait sa destruction ; bien plus, dans les violentes contractions de la vessie, l'urine passe souvent entre le canal et la sonde, de sorte qu'elle ne peut plus remplir l'indication qu'on s'était proposée (*Obs.* 90).

Les faits que nous avons rapportés prouvent qu'on peut obtenir l'oblitération complète de ces fistules urèthro-rectales, en se contentant de replacer les sondes dès que les accidens provoqués par leur présence sont dissipés ; d'ailleurs, nous ne saurions trop le répéter, on ne gagnerait rien à vouloir les maintenir dans le canal, quand elles ne peuvent plus être supportées sans inconvéniens.

4° Lorsque l'abcès occupe spécialement la partie postérieure de la prostate, la suppuration se dirige vers la vessie et produit dans ce point les mêmes effets qu'à la partie supérieure, lorsqu'elle marchait vers l'urèthre ; il y a ténesme, rétention d'urine, ou tout au moins difficulté très-grande dans la miction, parce que le col de la vessie est soulevé par le gonflement inflammatoire des tissus sous-jacens. Toutefois, on pénètre dans la cavité, sans beaucoup de peine, avec une sonde de moyen calibre ; enfin, l'abcès se fait jour dans la vessie, et les urines deviennent purulentes à partir de ce moment. Comme elles s'introduisent continuellement dans le foyer sans que rien ne puisse s'y opposer, elles amènent rapidement la destruction du reste de la prostate, et se font bientôt jour par le rectum ; de là une fistule vésico-rectale, la plus fâcheuse de toutes.

Dans les cas de cette nature, l'écoulement des urines dans l'intestin a lieu d'une manière continue. Aussi les malades n'éprouvent-ils pas le besoin d'uriner, ou ne rendent-ils par le canal qu'un peu de matière bourbeuse, et seulement à de longs intervalles ; parce que les urines s'échappent par la fistule à mesure qu'elles arrivent dans la vessie. C'est ce qui fait le caractère distinctif de ces fistules vésico-rectales ; dans les autres, l'urine ne s'introduit dans le trajet fistuleux que pendant la miction ; les malades éprouvent, comme à l'ordinaire, le besoin d'uriner, car la vessie se remplit comme en santé ; seulement l'émission par le canal est plus ou moins diminuée, suivant qu'il passe plus ou moins d'urine par le trajet fistuleux, et les malades ont la conscience de son arrivée dans le rectum par les sensations qu'ils y éprouvent, et par le besoin d'aller à la selle qui ne tarde pas à se manifester. Ceux qui ont des fistules vésico-rectales n'éprouvent pas ces intermittences, le passage des urines dans le rectum étant continu, et c'est aussi ce qui en fait le danger; non-seulement parce que l'action de l'urine sur les parties altérées est incessante, mais encore parce que la présence d'une sonde à demeure dans la vessie ne peut être d'aucun secours. L'ouverture vésicale de la fistule se trouvant dans la position la plus déclive, l'urine a plus de facilité à s'y introduire pour descendre dans l'intestin, qu'à passer par les yeux de la sonde qui se trouvent au dessus, et à remonter au niveau des pubis pour s'échapper au dehors. On se trouve donc par là complétement privé du moyen qu'on emploie avec le plus de succès contre les fistules urthro-rectales.

Le seul qui reste à tenter dans ces cas désespérés, c'est la division de la prostate par le procédé Dupuytren pour la taille bilatérale. En effet, l'incision médiane faite par le bistouri tomberait alors sur l'ouverture vésicale de la fistule; toutes les trois ouvriraient au pus et aux urines une issue facile au-dehors, par des ouvertures plus déclives que le fond du foyer, et plus larges que le pertuis de l'intestin; des cautérisations pratiquées avec le nitrate d'argent entretiendraient facilement l'inflammation des surfaces désorganisées dans l'état le plus favorable à la réunion ; celle-ci procéderait de la profondeur vers la surface, et tout porte à croire qu'elle aurait lieu comme à la suite des opérations de taille ordinaire, et sans entraîner les mêmes dangers. On n'aurait d'ailleurs à redouter aucune hémorrhagie grave, puisqu'on ne serait pas obligé de donner une grande étendue aux incisions; on n'aurait pas non plus à craindre les délabremens qui résultent des efforts nécessités pour l'extraction d'un calcul volumineux, délabremens qui sont, de l'aveu de tous les praticiens, la cause la plus puissante des accidens redoutables provoqués par la cystotomie. Ajoutons que les changemens produits par l'opération dans les clapiers exposés au séjour du pus et des urines amèneraient une heureuse modification dans les parties voisines , et par suite dans toute l'économie, comme le prouve l'observation que nous avons rapportée n° 92.

Cette opération devrait encore être tentée dans les cas de fistule urèthrale ou urèthro - rectale qui ne guérissent pas malgré l'usage habituel de la sonde, et lorsque sa présence provoque facilement des accidens graves.

Lorsque la réunion des parois du foyer n'a pas lieu promptement, l'inflammation passe bientôt à l'état chronique, et dès lors elle n'a plus les caractères indispensables pour amener la cicatrisation. La cautérisation de la surface prostatique ne peut agir sur les parois du foyer purulent, ni sur les trajets fistuleux. D'ailleurs , il ne suffirait plus d'y provoquer une inflammation aiguë pour en obtenir la réunion, il faudrait encore pouvoir mettre en contact les surfaces convenablement enflammées , et c'est ce qu'aucune compression ne pourrait opérer, soit par le canal, soit par le rectum, dès que la destruction de la prostate a fait de grands progrès, comme cela s'observe toujours dans ces cas invétérés. Enfin, l'état de marasme dans lequel tombent bientôt tous ces malades est encore un obstacle puissant à leur guérison par l'absorption de la graisse qui environnait la prostate, et par l'amaigrissement des autres tissus. Dans cet état d'atrophie générale, les parois du foyer prostatique ne peuvent tendre qu'à s'écarter, en même temps que la destruction inflammatoire fait des progrès. Il n'est plus possible d'espérer qu'un pareil état cesse, à moins que la disposition des parties ne change complétement, et l'incision de la prostate peut seule opérer une pareille révolution.

Il n'y a donc pas à hésiter en pareil cas, puisque la mort est certaine si l'on n'opère pas. Mais dès que cette nécessité est bien reconnue, il ne faut pas tarder à prendre ce parti ; tout le temps qu'on perdrait diminuerait les chances de succès de l'opération , et il pourrait se faire qu'elle devînt même impossible à cause de l'état de faiblesse du malade, ou par l'apparition d'une grave complication.

C'est ce qui est arrivé dans le premier cas de ce genre qui s'est présenté à M. Lallemand (*Obs.* n° 91); mais ses hésitations n'étaient pas seulement dues à l'état fâcheux du malade, qui a succombé peu de jours après, elles tenaient encore au défaut d'antécédens ; l'innovation la plus rationnelle est regardée comme une témérité dangereuse, inexcusable si elle n'est couronnée de succès, et le blâme encouru par l'opérateur retarde quelquefois les progrès de l'art. Aujourd'hui que cette nouvelle voie est ouverte de la manière la plus heureuse et dans les conditions les plus défavorables, il faut espérer que les chirurgiens ne reculeront pas devant la seule ressource qui leur reste, et tout doit les engager à ne pas attendre trop longtemps lorsqu'il leur sera bien démontré que l'usage des sondes n'amène aucune amélioration.

Enfin, s'ils se déterminent à suivre cette indication, il ne suffit pas qu'ils le fassent assez à temps, il faut encore qu'ils le fassent complétement; une simple incision ne suffirait pas pour obtenir l'affaissement des parois du foyer, leur contact facile et complet : la coque fibreuse de la prostate est très-épaisse, très-résistante, et les portions de l'organe qui n'ont pas été détruites sont tuméfiées, altérées, elles ont besoin de se dégorger pour se transformer, pour permettre aux parties voisines de se rapprocher, de se réunir.

Dans tout ce que nous ayons dit des abcès de la prostate, nous n'avons parlé que de la portion inférieure de cet organe. Ce n'est pas parce qu'elle présente des considérations plus importantes pour la pratique; mais parce que nous n'avons pas trouvé dans toutes les observations de M. Lallemand un seul exemple dans lequel les parties latérales ou supérieures aient suppuré isolément. Bien plus, dans les affections chroniques de la prostate, elles ne sont pas engorgées, tuméfiées, etc., sans la portion inférieure ; elles sont moins affectées, et tout indique qu'elles ne l'ont été que consécutivement.

C'est aussi toujours dans la portion inférieure que se développent les calculs prostatiques.

Cette différence constante semble devoir être attribuée à l'influence des lois de la pesanteur sur tous les liquides. En effet, le fluide blennorrhagique, le pus, l'urine, doivent avoir plus de facilité à pénétrer dans les follicules muqueux qui s'ouvrent à la surface inférieure de l'urèthre et dont les tubes sont dirigés perpendiculairement en bas. D'un autre côté, les produits de ces follicules et les abcès formés dans cette portion inférieure, ont beaucoup plus de peine à se vider dans le canal ; de sorte que, toutes choses égales d'ailleurs, le dégorgement des portions de la prostate situées au-dessus de l'urèthre ou sur les côtés, est beaucoup plus facile et doit être plus complet que celui de la portion inférieure.

Observation 9 5. Inflammation de la prostate persistant à l'état chronique. Traitement antiphlogistique. — Sondes à demeure. — Guérison.

M. ***, d'Arles, âgé de 70 ans, d'une bonne constitution, ancien capitaine de navire, éprouva pour la première fois, dans le mois d'avril 1845, une légère excitation du côté de la vessie ; les urines, dont l'excrétion devint plus fréquente, étaient rouges, sédimenteuses ; le malade, quand il vidait sa vessie, ressentait quelque douleur, principalement après avoir bu du vin pur ; toujours l'emploi des délayans suffisait pour calmer l'irritation.

Le 8 avril, étant à Marseille, il monta en voiture pour retourner à Arles, avec un besoin pressant d'uriner qu'il n'eut pas le temps de satisfaire avant de partir ; il est bon de noter aussi qu'il avait beaucoup marché pendant la journée. Arrivé au premier relais, M. *** voulut uriner ; ses efforts furent inutiles, et ce fut ainsi qu'il arriva chez lui, au milieu des souffrances les plus aiguës. Un médecin appelé sur-le-champ vida la vessie au moyen d'une sonde, prescrivit 25 sangsues au périnée, des cataplasmes émolliens, un bain, des boissons rafraîchissantes. Le malade fut considérablement soulagé par ces moyens ; il fallut cependant continuer de le sonder : rarement il pouvait uriner librement. A cette époque, le médecin qui portait au doigt une bague chevalière, crut reconnaître en le sondant, la présence d'un calcul dans la vessie ; il engagea le malade à venir à Montpellier, où celui-ci arriva dans les premiers jours du mois de mai 1843.

La vessie, explorée dans tous les sens par M. Lallemand, ne parut contenir aucun corps étranger ; le choc de la sonde contre la bague de l'opérateur avait probablement fait naître une erreur dont les exemples ne sont malheureusement pas très-rares. Il n'existait aucun rétrécissement dans le canal ; cependant une sonde d'argent peu courbée, d'un fort calibre (n° 11), n'amena pas d'évacuation d'urine ; une autre sonde d'une courbure plus forte et d'une dimension plus longue, franchit le col de la vessie et donna issue à une abondante quantité d'urine ; ce qui fit aussitôt supposer que la tuméfaction générale de la prostate avait produit un allongement dans le diamètre antéro-postérieur. L'introduction du doigt dans le rectum confirma cette opinion.

Quant aux symptômes morbides, ils se bornaient à l'impossibilité d'uriner et à des douleurs insupportables au périnée et à l'hypogastre. Les urines muqueuses, purulentes, indiquaient un catarrhe vésical, résultat de l'inflammation de la prostate et de la durée de la rétention. Une cautérisation avec le nitrate d'argent fut en conséquence pratiquée sur le col vésical. Ensuite deux applications de sangsues à la marge de l'anus, des demi-lavemens simples, des bains de siége, furent administrés pour dégager la prostate. Le malade fut sondé de quatre en quatre heures.

L'emploi de ces moyens, continué jusqu'au 2 juin, procura une grande amélioration ; alors une sonde volumineuse en gomme élastique fut introduite dans la vessie et laissée à demeure *six à huit heures*, pendant plusieurs jours ; peu à peu

Pages.

CHAPITRE II.

RÉTRÉCISSEMENS DE L'URÈTHRE.

CHAPITRE III.

AFFECTIONS DE LA PROSTATE.

Extrait du catalogue du même libraire.

BARRAS, docteur en médecine de la Faculté de Paris, médecin des prisons. — TRAITÉ SUR LES GASTRALGIES ET LES ENTÉRALGIES, ou maladies nerveuses de l'estomac et des intestins, tome Ier, 4e édition, 1844. 1 vol. in-8.　　　　　　　　　　　　　　　　　　　　　　7 fr. 50 c.

Tome 2e, 2e édition, revue et considérablement augmentée, 1 vol. in-8.　7 fr.
Prix des deux volumes ensemble.　　　　　　　　　　　　　　　14 fr.

BARRAS. — PRÉCIS ANALYTIQUE SUR LE CANCER DE L'ESTOMAC, et sur ses rapports avec la gastrite chronique et les gastralgies, in-8, 1842. 2 fr. 50 c.

BARTH, professeur agrégé à la Faculté de médecine da Paris, médecin du Bureau central des hôpitaux, ancien chef de clinique de l'Hôtel-Dieu, etc., et **ROGER** (Henri), docteur en médecine, médecin du Bureau central des hôpitaux, etc. — TRAITÉ PRATIQUE D'AUSCULTATION, ou Exposé méthodique des diverses applications de ce mode d'examen à l'état physique et morbide de l'économie, suivi d'un PRÉCIS DE PERCUSSION. DEUXIÈME ÉDITION, soigneusement revue et augmentée, 1 fort vol. in-18, grand raisin. Paris, 1844
Prix : Broché,　　　　　　　　　　　　　　　　　　　　　　　6 fr.
Relié à l'anglaise,　　　　　　　　　　　　　　　　　　　　　7 fr.

CABANIS. — RAPPORT DU PHYSIQUE ET DU MORAL DE L'HOMME, 4e édition revue et augmentée de notes par E, PARISET, secrétaire perpétuel de l'Académie royale de médecine de Paris, 1824, 2 vol. in-8, imprimés sur papier satiné. Au lieu de 14 fr.　　　　　　　　　　　　　　　8 fr.

CASTELNEAU (H. de), ancien interne des hôpitaux civils de Paris, membre titulaire de la société médicale d'observation, secrétaire de la société anotomique, lauréat de l'Académie royale de médecine. — TRAITÉ ÉLÉMENTAIRE COMPLET DES MALADIES SYPHILITIQUES. 1 fort vol. in-8, contenant l'exposé précis des connaissances actuelles sur l'histoire, la pathologie et la thérapeutique de ces maladies (SOUS PRESSE).

CAZENAVE, docteur en médecine, médecin de l'hôpital Saint-Louis, professeur agrégé à la Faculté de médecine de Paris, etc., et **SCHEDEL**, docteur médecin ancien interne de l'hôpital Saint-Louis. — ABRÉGÉ PRATIQUE DES MALADIES DE LA PEAU, d'après les auteurs les plus estimés et surtout d'après les documents puisés dans les leçons de clinique de M. le docteur BIETT, médecin de l'hôpital Saint-Louis, 3e édition revue et considérablement augmentée, suivie d'un NOUVEAU FORMULAIRE, ou Recueil des principales formules employées par M. BIETT, à l'hôpital Saint-Louis, et dont un grand nombre ont été introduites par lui dans la thérapeutique des maladies de la peau, 1 fort vol. in-8., fig. col. 11 fr.

CAZENAVE, médecin de l'hôpital Saint-Louis, professeur abrégé à la Faculté de médecine, etc. — TRAITÉ DES SYPHILIDES, OU MALADIES VÉNÉRIENNES DE LA PEAU, précédé de considérations sur la syphilis, son origine sa nature, etc. Paris 1843. 1 volume grand in-8. accompagné d'un Atlas in-folio, de 12 planches dessinées d'après nature, gravées avec beaucoup de soin.   34 fr.

Le texte seul, 1 vol. grand in-8.   13

L'Atlas séparément.   22

CAZENAVE. — LEÇONS PRATIQUES SUR LES MALADIES DE LA PEAU, professées à l'Ecole de médecine en 1841-1843, publiées par fascicules avec planches gravées et coloriées. L'ouvrage paraît par livraisons, tous les deux mois; chaque livraison est composée de 3 à 4 feuilles de texte format in-folio, et de cinq planches gravés et coloriées avec beaucoup de soin. Prix : 12 fr. chaque livraison la première livraison est en vente. (L'ouvrage se composera de 10 à 12 livraisons).

COLOMBAT (de l'Isère). — TRAITÉ COMPLET DES MALADIES DES FEMMES et de l'hygiène de leur sexe. Nouvelle édit., augmentée des lésions relatives à la conception, à la grossesse, à l'accouchement, à l'allaitement. 3 vol. in-8. 1843. Prix   17 fr.

COOPER (Astley). — OEUVRES CHIRURGICALES COMPLÈTES, traduites de l'anglais, avec des notes, par E. CHASSAIGNAC, professeur agrégé à la Faculté de médecine de Paris, et G. RICHELOT, docteur en médecine de la Faculté de Paris.

Les œuvres chirurgicales de sir A. Cooper se composent de quatre Traités généraux et d'un grand nombre de Mémoires sur plusieurs des points les plus importants de la chirurgie, tel que les *anévrysmes, les maladies des voix urinaires, les tumeurs, la surdité, etc.*

Les quatres Traités sont les suivants : TRAITÉ DES LUXATIONS ET DES FRACTURES DES ARTICULATIONS; TRAITÉ DES HERNIES, TRAITÉ DES MALADIES DU TESTICULE, TRAITÉ DES MALADIES DU SEIN. Paris, 1837, 1 fort vol. in-8.   14 fr.

FUSTER. — DES MALADIES DE LA FRANCE dans leurs rapports avec les saisons, ou histoire médicale et météorologique de la France; ouvrage qui a reçu de l'Académie des sience des Paris un prix de 3,000 fr. 1 fort vol. in-8.   6 fr.

MERCIER (Aug.). — RECHERCHES ANATOMIQUES, PATHOLOGIQUES, ET THÉRAPEUTIQUES SUR LES MALADIES DES ORGANES URINAIRES ET GÉNITAUX, considérés spécialement chez les hommes âgées. Ouvrage, entièrement fondé sur de nouvelles observations. 1 volume in-8; 1831.   6 fr.

MERCIER (Aug.). — RECHERCHES SUR LA NATURE ET LE TRAITEMENT D'UNE CAUSE FRÉQUENTE ET PEU CONNUE DE RÉTENTION D'URINE, et sur ses rapports avec les inflammations et les rétrécissements de l'urèthre, les maladies des organes génitaux, les pertes séminales, l'inertie et le catarrhe de la vessie, les inflammations et les calculs de l'appareil urinaire, etc., suivies d'un mémoire sur un nouveau moyen d'extraire les fragments, après la lithotritie, dans les cas compliqués de rétention d'urine. 1 vol. in-8; 1844. 6 fr.

www.ingramcontent.com/pod-product-compliance
Lightning Source LLC
Chambersburg PA
CBHW061432060726
47597CB00002B/305